新世纪乡村医生培训教材

生 理 学

（供乡村医生培训用）

主 编 曲英杰
副主编 尹秀花 孙秀玲 贾银花
　　　　李 萍 王素兰
编 委（以姓氏笔画为序）
　　　　王 枫 王素兰 尹秀花
　　　　孔德萍 曲英杰 曲晓媛
　　　　孙秀玲 李 萍 贾世磊
　　　　贾银花

中国中医药出版社
·北京·

图书在版编目（CIP）数据

生理学/曲英杰主编. —北京：中国中医药出版社，2010.7
新世纪乡村医生培训教材
ISBN 978-7-5132-0024-0

Ⅰ.①生… Ⅱ.①曲… Ⅲ.①人体生理学-乡村医生-教材 Ⅳ.①R33

中国版本图书馆 CIP 数据核字（2010）第 110807 号

中国中医药出版社出版
北京市朝阳区北三环东路 28 号易亨大厦 16 层
邮政编码 100013
传真 010 64405750
北京泽明印刷有限责任公司印刷
各地新华书店经销

*

开本 787×1092 1/16 印张 12.25 字数 295 千字
2010 年 7 月第 1 版 2010 年 7 月第 1 次印刷
书 号 ISBN 978-7-5132-0024-0

*

定价 16.00 元
网址 www.cptcm.com

如有印装质量问题请与本社出版部调换
版权专有 侵权必究
社长热线 010 64405720
读者服务部电话 010 64065415 010 84042153
书店网址 csln.net/qksd/

乡村医生中医学专业培训教材

编审委员会

主 任 委 员　武继彪　金鲁明
副主任委员　盖一峰
委　　　员　（按姓氏笔画排序）
　　　　　　史　梅　刘健美　苏培庆
　　　　　　李广元　张钦德　赵美芹
　　　　　　战文翔　徐传庚　黄学英
秘　　　书　宋永刚

前 言

为了贯彻落实《中共中央、国务院关于进一步加强农村卫生工作的决定》和卫生部、教育部等五部委《关于加强农村卫生人才和队伍建设的意见》、国家中医药管理局《关于农村中医药人才培养和队伍建设的实施意见》等文件精神，各省、自治区相继开展了乡村医生中医学专业的培训工作，以满足广大的农村基层和城镇社区对实用性技能型中医药人才的迫切需求。能否培养出高素质的实用性技能型中医药人才，教材的选用是关键因素之一，为此，我们组织编写了乡村医生培训教材。

教材编写的指导思想与目标：以科学发展观为指导思想，以农村基层和城镇社区的在职、在岗中医药人员教育培训为重点，提高乡村医生中医药基本理论、基本知识和基本技能水平，突出实用性，侧重中医药临床能力的培养，提高其实际工作能力，使乡村医生通过接受中医药知识与技能培训，掌握基本知识，提高整体素质和服务水平，为农村基层和城镇社区培养出综合素质较高、技能水平过硬的实用性中医药人才。

教材编写的原则和基本要求：①教材科学定位：以培养高素质的乡村医生、提高乡村医生学历层次和业务水平为出发点，降低理论深度上的要求，建立实用技能体系。②突出中医药特色：教材在内容选取和编写上，要保持中医药特色，贯穿以能力培养为主线的思想，理论知识要宽泛，实践技能要突出，实践课要占到50%的比例。③教学体系合理：重视知识体系和能力体系的统一，重视理论和实践的结合，要充分体现乡村医生在学习中的主体性，教材编写要有利于学生学习。④实行主编负责制：由主编组建各教材编委会，并提出主导意见和编写大纲，经编委会充分讨论修改、完善后执行。由主编落实各参编人员的编写任务。各参编人员根据讨论通过的编写原则、要求，负责分工编写，在规定时间内完成参编部分的稿件。最后由主编统稿、定稿，交付出版社。

编写科目：编写的科目主要分为中医与西医两大类，具体包括：中医基础学、中药学、方剂学、人体解剖学、生理学、药理学、诊断学基础、中医内科学、内科学、中医外科学、中医妇科学、中医儿科学、心身医学、卫生法规、卫生防疫概论、常见急症处理、古典医著选、针灸推拿学、常用护理技术、中草药基础知识等共 20 门课程。

　　由于乡村医生培训教材是我国第一套针对乡村医生中医学专业的系统而全面的系列教材，涉及面较广，是一项全新而复杂的系统工作，从教材的选定到内容的确定，我们做了大量的探索性的工作。即使如此，本套教材也难免有不足甚至是疏漏之处，敬请各教学单位、各位教学人员在使用过程中发现问题时，多提宝贵意见，以便我们及时改进，使教材的质量不断提高，真正地为"培养出综合素质较高、技能水平过硬的实用性中医药人才"而编写出高质量的培训教材。

乡村医生培训教材编审委员会
2009 年 12 月

编写说明

为贯彻落实《中共中央、国务院关于进一步加强农村卫生工作的决定》和卫生部、教育部等五部委《关于加强农村卫生人才培养和队伍建设的意见》，按照《国家中医药管理局办公室关于实施乡村医生中医专业学历教育项目的通知》的要求，在乡村医生中医学专业教材编写委员会的组织领导下，我们编写了"乡村医生培训教材"《生理学》。

教材编写中，强调教材内容必须服务、服从于乡村医生中医学专业教育的科学定位与人才培养目标，遵循"基础理论够用、适度，技术应用能力强"的宗旨；把握"基本知识、基础理论、基本技能"的要点；体现思想性、科学性、先进性、实用性和启发性的要求。本教材力求克服内容偏多的弊端，突出"简明扼要"的特色，删繁就简、重点突出。特别注重密切联系相邻课程和临床，阐明人体生理功能和疾病发生的生理学基础，为乡村医生学习其他基础医学和临床医学课程奠定扎实的基础。教材注重突出乡村医生工作的特点，达到学而知其用，为乡村医生从事农村卫生工作奠定必要的基础。

本教材中的专业名词、数据和单位名称，是按国家规定标准或参考高等医药院校有关教材编写的。教材中的插图有的引用于高等医药院校及医学院校有关教材，特此说明，并致谢忱。

本教材在编写过程中，得到许多生理学同道们的帮助和大力支持、并得到中国中医药出版社的指导，在此一并致以衷心的感谢。

由于编者水平所限，教材中错误和缺点在所难免，敬请乡村医生、广大医务工作者提出宝贵意见，以便再版时修订提高。

《生理学》编委会
2010 年 3 月

目　　录

第一章　绪论 ··· 1
　第一节　概述 ·· 1
　　一、生理学研究的对象与任务 ··· 1
　　二、生理学与医学的关系 ·· 1
　　三、生理学的研究与学习方法 ··· 2
　第二节　生命的基本特征 ·· 3
　　一、新陈代谢 ··· 3
　　二、兴奋性 ·· 3
　　三、生殖 ··· 4
　第三节　体液与内环境 ·· 4
　　一、体液 ··· 4
　　二、内环境及其稳态 ·· 4
　第四节　人体功能活动的调节 ·· 5
　　一、人体功能活动的调节方式 ··· 5
　　二、人体功能活动调节的自动控制 ·· 6
第二章　细胞的基本功能 ··· 8
　第一节　细胞膜的基本结构和物质转运功能 ·· 8
　　一、细胞膜的基本结构 ··· 8
　　二、细胞膜的物质转运功能 ·· 8
　　三、细胞膜的受体功能 ··· 11
　第二节　细胞的生物电现象 ··· 11
　　一、静息电位 ·· 11
　　二、动作电位 ·· 12
　　三、局部电位 ·· 13
　　四、兴奋在同一细胞上的传导 ··· 14
　第三节　肌细胞的收缩功能 ··· 15
　　一、神经-骨骼肌接头处的兴奋传递 ··· 15
　　二、骨骼肌的收缩形式 ··· 16
　　三、影响骨骼肌收缩的主要因素 ··· 16
第三章　血液 ·· 18
　第一节　血液的组成和理化特性 ··· 18
　　一、血液的基本组成 ·· 18
　　二、血液的理化特性 ·· 20

第二节 血细胞 …… 22
一、红细胞 …… 22
二、白细胞 …… 24
三、血小板 …… 26
第三节 血液凝固和纤维蛋白溶解 …… 27
一、血液凝固 …… 27
二、纤维蛋白溶解 …… 31
第四节 血量和血型 …… 32
一、血量 …… 32
二、血型 …… 33

第四章 血液循环 …… 36
第一节 心脏生理 …… 36
一、心肌细胞的生物电现象 …… 36
二、心肌的生理特性 …… 38
三、心脏的泵血功能 …… 41
四、心音和心电图 …… 44
第二节 血管生理 …… 46
一、动脉血压与动脉脉搏 …… 46
二、静脉血压和静脉血流 …… 49
三、微循环 …… 50
四、组织液与淋巴液 …… 51
第三节 心血管活动的调节 …… 53
一、神经调节 …… 53
二、体液调节 …… 55
第四节 器官循环 …… 57
一、冠脉循环 …… 57
二、脑循环 …… 58

第五章 呼吸 …… 59
第一节 肺通气 …… 59
一、肺通气的动力 …… 59
二、肺通气的阻力 …… 61
三、肺容量与肺通气量 …… 62
第二节 气体的交换和运输 …… 64
一、气体交换 …… 64
二、气体在血液中的运输 …… 66
第三节 呼吸运动的调节 …… 69
一、呼吸中枢 …… 69
二、呼吸的反射性调节 …… 70

第六章 消化与吸收 …… 72
第一节 概述 …… 72
一、消化与吸收的概念 …… 72
二、消化道平滑肌的生理特性 …… 72
第二节 消化道内机械性消化 …… 73
一、咀嚼与吞咽 …… 73
二、胃的运动 …… 73
三、小肠的运动 …… 74
四、大肠的运动和排便 …… 75
第三节 消化道内化学性消化 …… 76
一、唾液及其作用 …… 77
二、胃液及其作用 …… 77
三、胰液及其作用 …… 78
四、胆汁及其作用 …… 79
五、小肠液的作用 …… 79
六、大肠液的作用 …… 79
第四节 吸收 …… 80
一、吸收的部位及机制 …… 80
二、小肠内主要营养物质的吸收 …… 80
第五节 消化器官活动的调节 …… 82
一、神经调节 …… 82
二、体液调节 …… 85
第六节 肝脏生理 …… 85
一、肝脏在物质代谢中的作用 …… 85
二、肝脏在生物转化中的作用 …… 87
三、肝脏与胆色素代谢 …… 88

第七章 能量代谢与体温 …… 91
第一节 能量代谢 …… 91
一、能量的来源和去路 …… 91
二、影响能量代谢的因素 …… 92
三、基础代谢 …… 92
第二节 体温 …… 93
一、人体正常体温及生理变动 …… 93
二、人体的产热与散热 …… 94
三、体温调节 …… 97

第八章 肾的排泄功能 …… 99
第一节 概述 …… 99
一、排泄的概念与途径 …… 99
二、肾的主要功能 …… 99

三、肾的结构特点 ………………………………………………………… 100
第二节　尿的生成过程 ……………………………………………………… 102
　　一、肾小球的滤过功能 …………………………………………………… 102
　　二、肾小管和集合管的重吸收功能 ……………………………………… 105
　　三、肾小管和集合管的分泌与排泄功能 ………………………………… 108
第三节　尿液的浓缩与稀释 ………………………………………………… 109
　　一、肾髓质渗透压梯度的形成和保持 …………………………………… 110
　　二、尿液浓缩和稀释过程 ………………………………………………… 111
第四节　肾泌尿功能的调节 ………………………………………………… 111
　　一、抗利尿激素 …………………………………………………………… 111
　　二、醛固酮 ………………………………………………………………… 112
第五节　尿液及其排放 ……………………………………………………… 113
　　一、尿液 …………………………………………………………………… 113
　　二、尿的输送和贮存 ……………………………………………………… 114
　　三、尿的排放 ……………………………………………………………… 114

第九章　感觉器官的功能 …………………………………………………… 117
第一节　概述 ………………………………………………………………… 117
　　一、感受器、感觉器官的概念和分类 …………………………………… 117
　　二、感受器的一般生理特性 ……………………………………………… 117
第二节　眼的视觉功能 ……………………………………………………… 118
　　一、眼折光系统的功能 …………………………………………………… 118
　　二、眼感光系统的功能 …………………………………………………… 121
　　三、视敏度与视野 ………………………………………………………… 122
　　四、双眼视觉 ……………………………………………………………… 123
第三节　耳的位听觉功能 …………………………………………………… 123
　　一、外耳和中耳的传音功能 ……………………………………………… 123
　　二、内耳耳蜗的感音功能 ………………………………………………… 124
　　三、内耳前庭器官的位置觉功能 ………………………………………… 125

第十章　神经系统的功能 …………………………………………………… 126
第一节　反射中枢活动的一般规律 ………………………………………… 127
　　一、反射中枢的概念 ……………………………………………………… 127
　　二、突触与突触传递 ……………………………………………………… 127
　　三、中枢神经元间的联系方式 …………………………………………… 128
　　四、中枢兴奋传递的特征 ………………………………………………… 129
　　五、中枢抑制 ……………………………………………………………… 130
第二节　神经系统的感觉功能 ……………………………………………… 131
　　一、脊髓和脑干的感觉传导功能 ………………………………………… 132
　　二、丘脑及感觉投射系统 ………………………………………………… 132
　　三、大脑皮层的感觉分析功能 …………………………………………… 133

四、痛觉 ··· 134
第三节 神经系统对躯体运动的调节 ································· 135
一、脊髓对躯体运动的调节 ··· 135
二、脑干对躯体运动的调节 ··· 137
三、小脑对躯体运动的调节 ··· 138
四、基底核对躯体运动的调节 ·· 139
五、大脑皮层对躯体运动的调节 ······································· 139
第四节 神经系统对内脏活动的调节 ································· 140
一、自主神经系统的结构与功能特征 ································· 141
二、自主神经的递质及其受体 ·· 143
三、内脏活动的中枢调节 ·· 145
第五节 脑的高级功能 ··· 146
一、条件反射 ··· 146
二、人类大脑皮层活动的特征 ·· 147
三、大脑皮层的电活动 ·· 148
四、觉醒与睡眠 ··· 149

第十一章 内分泌 ··· 151
第一节 概述 ·· 151
一、内分泌系统的概念与组成 ·· 151
二、激素的概念与分类 ·· 151
三、激素作用的一般特征 ·· 151
四、激素的作用机制 ··· 152
第二节 下丘脑与垂体 ·· 154
一、下丘脑与垂体的功能联系 ·· 154
二、腺垂体 ·· 155
三、神经垂体 ··· 157
第三节 甲状腺 ·· 158
一、甲状腺激素的合成与运输 ·· 158
二、甲状腺激素的生理作用 ··· 158
三、甲状腺激素分泌的调节 ··· 159
第四节 甲状旁腺和甲状腺C细胞 ······································· 160
一、甲状旁腺激素的生理作用 ·· 160
二、降钙素的生理作用 ·· 160
三、维生素D_3的生理作用 ·· 160
第五节 肾上腺 ·· 161
一、肾上腺皮质激素 ··· 161
二、肾上腺髓质激素 ··· 162
第六节 胰岛 ·· 163
一、胰岛素 ·· 163

二、胰高血糖素 …… 164
第十二章　生殖 …… 165
　第一节　男性生殖 …… 165
　　一、睾丸的功能 …… 165
　　二、睾丸功能的调节 …… 166
　第二节　女性生殖 …… 167
　　一、卵巢的功能 …… 167
　　二、卵巢功能的调节 …… 169
　　三、月经周期及其形成机制 …… 169
　第三节　妊娠 …… 171
　　一、受精与着床 …… 171
　　二、胎盘的内分泌功能 …… 172
　　三、分娩与哺乳 …… 173
第十三章　老年生理 …… 175
　第一节　概述 …… 175
　　一、寿命、衰老、老年的概念 …… 175
　　二、老化因素 …… 175
　　三、老化过程的生物学机制 …… 176
　第二节　老年人的生理变化 …… 177
　　一、内脏器官的变化 …… 177
　　二、生殖与感觉器官的变化 …… 178
　　三、调节系统的变化 …… 178
　第三节　老年人的生物化学变化 …… 179
　　一、代谢的改变 …… 179
　　二、能量代谢的改变 …… 180
　　三、酶的改变 …… 180
　第四节　延缓衰老 …… 180
　　一、良好的情绪和心理状态 …… 180
　　二、适当的劳动和运动 …… 181
　　三、合理的休息和睡眠 …… 181
　　四、科学的饮食调养 …… 181
　　五、积极防治疾病 …… 182
　　六、创造良好的社会环境 …… 182

第一章 绪 论

第一节 概 述

一、生理学研究的对象与任务

生理学是生物科学的一个分支,是研究机体正常生命活动规律的科学。机体是包括从单细胞生物到复杂的人体在内的一切有生命物体的总称。机体所表现的各种功能活动统称为生命活动。

生理学是以人体为研究对象,专门研究正常人体及其细胞、组织、器官等组成部分的生命活动规律的科学。这种与人类医疗实践紧密相关的生理学,称为人体生理学。随着科学的发展和社会生产的需要,人们用不同的方法从不同的角度多方面对机体的功能进行研究,动物和植物及一切有生命物体的功能活动相继纳入生理学的研究范围,也就相应产生了动物生理学、植物生理学等。

生理学的任务在于阐明生命活动的具体过程、产生原理,以及机体内外环境变化对这些功能活动的影响和机体所进行的相应调节,从而揭示各种功能活动在整体生命活动中的意义。

二、生理学与医学的关系

生理学的发展和医学的发展是紧密相连的,在漫长的医学史上,人们在寻求对疾病医治的过程中,必然要求对疾病的产生原理及人体正常功能的诸多知识进行探索,而生理学的知识是随人类社会的发展,尤其是在医学实践、科学研究和技术发展的过程中不断积累起来的。

生理学是一门重要的基础医学理论课程。它以人体解剖学、组织学为基础,同时又是病理学、药理学等后续课程的基础,起着承前启后的重要作用。医学的主要目的是防治疾病,促进人类健康。只有全面系统掌握机体各系统、各器官的正常生命过程和规律,才能正确认识、正确预防和治疗各种疾病。而生理学则正是解答正常生命过程和规律的科学,也就是说生理学是指导临床工作者做好一切临床医疗、护理工作的理论基础。同时临床实践工作也不断为生理学提出新的研究课题,从而推动了生理学的不断向前发展。

三、生理学的研究与学习方法

（一）生理学的研究方法

生理学是一门实验性科学。一般来说，生理学实验是在人工创造的条件下，对生命活动的现象进行客观观察和分析，以获得人体生理学知识的一种研究手段。在进行人体生理学的实验时，往往需要对完整机体、器官、组织或细胞某一特定功能活动进行实验分析。生理学的某些研究可在不损害人体健康的前提下直接在人体上进行观察，但大多数情况下需要利用活体动物实验进行研究，以获得人体功能知识，探讨人体的某些生理功能。动物实验可分为急性动物实验和慢性动物实验两大类。

1. 急性动物实验 可分为离体与在体实验两种方法。离体实验是从活着的或刚处死的动物身上取出所需要的器官、组织或细胞，放置于适宜环境下观察其功能状态；在体实验是在动物麻醉条件下，手术暴露出需要观察的组织器官，当即进行实验。急性动物实验的优点是条件控制较好，便于进行直接的观察和细致的分析；结论比较可靠；但与机体正常、完整的功能状态有一定区别；尤其是离体实验的结果。

2. 慢性动物实验 是以完整、清醒的动物为研究对象，且尽可能地在接近正常状态下进行实验，以便能在较长时间内观察和记录某些生理功能的改变。慢性实验的结论更接近正常整体状态，但实验周期长，干扰因素难于全部消除，实验条件不易控制。

（二）生理学的学习方法

要学好生理学，除了遵循一般的学习规律之外，还必须根据生理学的学科特点，在学习过程中特别要加强以下四个方面的相互联系：

1. 结构与功能联系 生物进化理论认为，机体的结构与功能是相适应的，各器官、组织和细胞的结构是一切功能活动的物质基础，而功能活动则是这些结构的运动形式。临床经验表明，一旦结构变化，功能随之变化；而功能长期改变，也可逐渐演变成结构的改变。因此学习各器官、系统功能时，及时复习有关形态结构对理解和掌握相应功能活动是十分必要的。

2. 局部与整体联系 重视和强调机体的整体性、统一性是学习医学的主要特点。构成机体整体的各器官、各系统虽然各具独特的结构与功能，但这些局部的结构和功能并非孤立的，而是机体不可分割的组成部分。本教材的编写和本课程教学按器官系统分章进行只是为了便于学习和理解。因此我们在学习各器官、各系统的功能时，一定要有一个明确的各部分功能相互联系、相互影响的整体观念，决不可片面孤立地理解各器官、各系统的功能活动。

3. 机体与环境联系 机体生活于环境之中，并通过与环境不断进行的物质、能量和信息交换而生存。这样，环境的变化必然直接或间接地影响到机体的功能。中医学早有"天人相应"的思想，认为机体的功能活动与天时、地理、气候条件等变化是相适应的。特殊环境下机体的功能活动必然表现为特殊的变化，我们在学习和理解生命活动时，一定要注意环境条件对人体功能活动的影响。

4. 理论与实践联系 正如前述，生理学是一门实验科学，因此实验教学与课堂、书本理论教学是相辅相成的。在实验教学中需要积极参与，认真观察，仔细分析，养成严谨的科学态度。特别是一些非损伤性的人体实验，如正常心音听诊、正常体温与血压测量等，一定要在本课程教学中达到熟练掌握的要求。通过动物实验操作训练，要达到培养观察问题、分析问题、解决问题的能力以及动手操作能力的最终目的。

第二节 生命的基本特征

一切有生命的结构，都具有一些生命活动的基本特征。包括新陈代谢、兴奋性和生殖等。

一、新陈代谢

机体与环境之间不断进行物质和能量交换，以实现自我更新的过程称为新陈代谢。新陈代谢包括合成代谢（同化作用）和分解代谢（异化作用）。前者指机体不断从外界摄取营养物质并转化为自身成分，以实现生长、发育、更新、修复、并贮存能量的过程称为合成代谢。例如，利用氨基酸合成机体本身的组织蛋白。后者指机体不断将自身成分分解、转化为代谢产物排出体外，并释放能量的过程称为分解代谢。例如，组织蛋白质最终分解为 CO_2 和水等。在物质代谢过程中，同时伴随能量的产生、转化、贮存、释放和利用的过程称能量代谢。

新陈代谢是机体与环境之间最基本的联系，也是生命活动的一个最基本的特征，一旦新陈代谢停止，生命活动也就随之终止。

二、兴奋性

机体生存的环境经常发生变化，当环境突然改变时，其功能活动也会发生相应的变化。

（一）刺激与反应

凡能引起机体功能活动改变的内外环境变化称为刺激。例如，光亮引起瞳孔缩小，触及角膜时引起眼睑闭合，寒冷引起皮肤血管收缩等等。机体接受刺激后引起功能活动的变化称为反应。刺激的种类很多，按其性质不同可分为物理性刺激（电流、机械、温度、声波、放射）；化学性刺激（酸碱度）和生物性刺激（细菌、病毒）等。刺激必须要达到一定的强度，才能引起组织发生反应。能引起组织发生反应的最小刺激强度称为阈强度（刺激阈或阈值）。刺激强度等于阈值的刺激称为阈刺激；大于刺激强度的刺激称为阈上刺激；小于刺激强度的刺激称为阈下刺激。阈刺激和阈上刺激都能引起组织发生反应，所以称有效刺激。

（二）兴奋与抑制

根据机体接受刺激后功能活动的变化情况，可将反应分为兴奋和抑制两种形式。机体接受刺激后，由相对静止转变为活动状态，或由弱活动变为强活动状态称为兴奋。相反，机体接受刺激后由活动状态转变为相对静止状态，或活动由强变弱的状态则称为抑制。

（三）兴奋性与阈强度

机体接受刺激后发生反应的能力或特性称为兴奋性。机体不同的组织以及机体在不同状态下其兴奋性是不同的。肌肉、神经、腺体三类组织兴奋性较高，只需要很小的刺激即可引起明显的反应，称为可兴奋组织。生理学常以阈强度的大小作为衡量机体组织兴奋性高低的指标。对于组织而言，阈强度越小，其兴奋性越高；反之，阈强度越大则兴奋性越低。

三、生殖

生物体生长发育到一定阶段后，能产生与自己相似的子代个体，这一生理功能称为生殖或自我复制。生物个体均具有一定的生存寿限，为了延绵种族，延缓生命过程，只有通过生殖过程产生新的个体来延续种系。

第三节 体液与内环境

一、体液

人体的绝大多数细胞并不直接与外环境相接触，而是生活在体内的液体环境中。人体内的液体总称为体液，约占体重的60%。按其所在部位分为细胞内液和细胞外液两大部分。存在于细胞内的体液称为细胞内液，约占体液总量的2/3（约占体重的40%）；其余1/3（约占体重的20%）存在于细胞外的称为细胞外液。细胞外液包括血浆、组织液、淋巴液、脑脊液、房水等。

体液的各部分彼此隔开而又互相沟通。在细胞内液与细胞外液之间隔有细胞膜，而血浆与组织液之间则隔有毛细血管壁。细胞膜和毛细血管壁都具有一定的通透性，水分和一切能透过细胞膜和毛细血管壁的物质均可在细胞内液、组织液和血浆之间进行交换。血浆的组成与性质不仅可反映机体与外环境之间物质交换情况，而且成为沟通各部分体液与外界环境进行物质交换的媒介，并能反映组织代谢与内环境各部分之间物质交换的情况。

二、内环境及其稳态

由于细胞外液是体内细胞直接生存的环境，在生理学上为区别于整个机体所处的大自然外环境，将细胞外液称为内环境。正常情况下，内环境的化学成分和理化特性，如O_2和CO_2的含量、离子的组成与浓度、温度、渗透压和酸碱度等，虽然经常处于变动中，但变动范围很小，这说明内环境具有相对稳定性。内环境的化学成分和理化特性保持相对稳定的状态，称为内环境稳态。内环境稳态是细胞进行正常生命活动的必要条件。

机体在生命活动过程中，外界环境经常发生剧烈的变化；体内细胞又不断地通过细胞外液与外环境进行物质交换，随时都在影响或破坏内环境稳态。由于体内各器官、系统在神经系统和体液因素的调节下，进行各种复杂的生理协调活动，因而能保持内环境相对稳态。一旦内环境稳态遭受破坏，将引起内环境中各种理化因素的平衡发生紊乱，细胞新陈代谢障碍，导致某些疾病。

第四节 人体功能活动的调节

人体功能活动的调节是指人体对内、外环境变化所产生的适应性反应的过程。它能根据体内外环境的变化来调整和控制机体的各种活动，使机体内部各器官与系统功能活动协调一致，维持内环境的相对稳态。

一、人体功能活动的调节方式

人体对各种功能活动调节的方式主要有神经调节、体液调节和自身调节三种调节机制。

（一）神经调节

神经调节是指通过神经系统的活动实现对机体生理功能的调节过程。神经调节的基本方式是反射。反射是指在中枢神经系统参与下，机体对内外环境变化的刺激所做出的规律性反应。反射的结构基础是反射弧，它由感受器、传入神经、中枢神经、传出神经和效应器五个部分组成（图1-1）。反射活动的完成有赖于反射弧的完整。反射弧任何一部分结构破坏或功能障碍，反射活动都将不能产生。

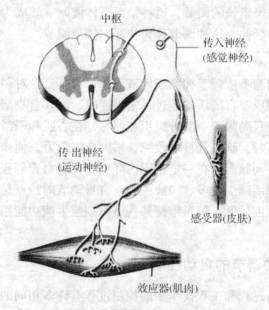

图1-1 反射与反射弧示意图

反射的种类很多，按其形成过程、条件和反射弧特点的不同，可将反射分为非条件反射和条件反射两大类。

1. 非条件反射 由种族遗传因素决定，人与动物共有的一种初级反射。例如触及角膜引起的角膜反射、叩击髌韧带引起膝关节伸直的膝跳反射等。其特点是：反射弧较固定、结构简单、数量有限、中枢在大脑皮层以下，多与维持生命的本能活动有关，对个体生存及种族繁衍具有重要意义。

2. 条件反射 经后天获得，是在非条件反射的基础上根据个体生活实践建立起来的反射。例如"望梅止渴"等。其特点是反射弧不固定，反射活动灵活多变，数量无限，中枢在大脑皮层，是一种较高级的神经调节方式。它能使机体对复杂多变环境作出精确而完善的反应，从而极大地提高了人体对环境变化的生存与适应能力。

神经调节的特点是：反应迅速、作用精确，时间短暂，范围较小等。适合于调节快速的生理过程。

（二）体液调节

体液调节是指体内某些特殊的化学物质通过体液途径，对人体器官或组织功能活动进行的调节。参与体液调节的化学物质主要是由内分泌腺和散在的内分泌细胞所分泌的激素。除激素外，体内某些组织、细胞产生的一些化学物质或代谢产物如组胺、5-羟色胺、CO_2、H^+、乳酸、腺苷、激肽等，虽不能随血液到达机体其他部位发挥作用，但可以在局部的组织液内扩散，调节邻近组织的功能活动。如局部血管扩张、通透性增加等，其作用主要是使局部与全身的功能活动相互配合、协调一致。

体液调节与神经调节比较，其特点是：作用缓慢，范围广泛，持续时间较长。主要适合对机体新陈代谢、生长发育、水与电解质平衡及器官功能活动水平的调节。

神经调节和体液调节各有特点，但两者的作用是相辅相成，密切相关。神经调节在多数情况下处于主导地位。神经系统与全身各器官有广泛的联系，大多数内分泌腺或内分泌细胞直接或间接地接受神经系统的调节，这种情况下体液调节就成为神经调节的一个传出环节，是反射传出途径的延伸，这种调节称为神经-体液调节。

（三）自身调节

自身调节是指组织细胞不依赖于神经或体液调节，由其自身对刺激产生的一种适应性反应过程。通常是在组织或器官的活动超过一定限度时，由其自身活动进行调节，使之不发生过度活动。这种调节只局限于小部分组织和器官，在心肌和平滑肌表现较明显。当体动脉压在一定范围内升高时，脑血管自动收缩，增大血流阻力，使脑的血流量不因血压增高而过度增多；反之，体动脉血压在一定范围内降低时，脑血管舒张，降低血流阻力，保障脑血流量不因血压下降而减少过多。一般说来，自身调节的特点是作用准确，稳定与局限，影响范围较小，灵敏度较低，但对维持某些组织细胞生理功能相对稳定仍具有重要的意义。

二、人体功能活动调节的自动控制

人体功能的各种调节过程和工程技术中的控制过程有许多相同的规律，按照控制论的原理，可将人体的各种功能调节系统看作是一种自动控制系统。人体的自动控制系统由控制部分和受控部分组成。在人体，控制部分相当于反射中枢或内分泌腺；受控部分相当于效应器或靶细胞。将后者的状态或所产生的效应称为输出变量。控制部分与受控部分存在着双向的信息联系，通过一种闭合环路来完成（图1-2）。控制部分发出的指令作为控制信息到达受控部分改变其功能活动状态，来自受控部分反映输出变量变化情况的反馈信息返回到控制部分，使控制部分不断的根据反馈信息来调整其功能活动，从而实现自动精确的调节。这种由受控部分发出的反馈信息影响控制部分功能活动的过程称为反馈。反馈包括负反馈与正反馈两种方式。

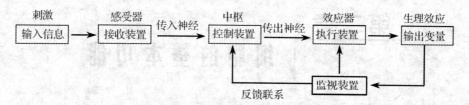

图1-2 机体自动调控系统示意图

1. 负反馈 负反馈是指受控部分发出的反馈信息减弱控制部分功能活动的过程。在正常生理功能调节中负反馈较为多见。例如，动脉血压的调节、血糖浓度的调节等。负反馈调节是机体维持内环境稳态的最重要的一种调节方式。

2. 正反馈 正反馈是指受控部分发出的反馈信息加强控制部分功能活动的过程。这种反馈在机体调节控制中常见于需要快速完成的一些生理过程，如血液凝固、排尿反射、排便反射、分娩等均为正反馈的实例。其生理意义在于促使某些生理功能一旦发动起来就会迅速加强，保障在最短的时间内得以完成。

第二章 细胞的基本功能

细胞是构成机体结构和功能的基本单位，机体的各类生命活动也都是在细胞基本功能的基础上产生的。只有了解细胞的基本功能，才能对人体的功能及其发生机制有深入的理解和认识。

第一节 细胞膜的基本结构和物质转运功能

一、细胞膜的基本结构

细胞膜是覆盖在细胞表面、分隔细胞内容物与细胞外环境的膜性屏障。细胞膜主要有脂质、蛋白质及少量的糖类等物质组成。按照液态镶嵌模型学说，其基本内容是：液态的脂质双分子层构成细胞膜的基本基架，其内镶嵌着具有不同结构和功能的蛋白质，统称为膜蛋白，糖链连在脂质或蛋白质分子之上，伸出细胞膜外。

二、细胞膜的物质转运功能

在正常新陈代谢的条件下，细胞与内环境的物质交换是非常活跃的。它不断地摄取营养物质和及时排除代谢产物。不同性质的物质通过不同方式进行交换。

（一）被动转运

细胞膜本身不需直接消耗生物能量，物质顺电－化学梯度（浓度差或电位差）进行跨膜转运的过程称为被动转运。被动转运的形式一般有扩散、渗透和滤过等。溶质分子或离子因浓度差由高浓度一侧向低浓度一侧的转运称为扩散；水分子由渗透压低的一侧向渗透压高的一侧的转移称为渗透；溶液因静水压由压力高的一侧通过膜孔向压力低的一侧的转移称为滤过。在细胞膜上被动转运的主要形式是扩散。根据是否需要膜蛋白的帮助，可将扩散分为单纯扩散和易化扩散两种。

1. 单纯扩散 是指脂溶性小分子物质从高浓度侧向低浓度侧（顺浓度差）跨细胞膜转运的过程。单纯扩散不需要细胞代谢提供能量，也不需要膜蛋白的帮助。浓度差决定着物质扩散量、方向及速度。在人体内以单纯扩散方式进出细胞的物质很少，主要有 O_2、CO_2 和 NO 等气体分子。

2. 易化扩散 非脂溶性或脂溶性较小的小分子物质，在膜蛋白帮助下，顺浓度差或电位差的跨膜转运称为易化扩散。易化扩散不需要细胞提供能量，但必须要有膜蛋白的帮助。根据膜蛋白的不同将易化扩散分为：通道蛋白帮助的易化扩散（简称通道转运）和载体蛋白帮助的易化扩散（简称载体转运）。

（1）通道转运：是在镶嵌于膜上的通道蛋白的帮助下完成的。通道蛋白是一类贯穿脂质双层的、中央带有亲水性孔道的膜蛋白。孔道开放时，物质顺浓度差或顺电位差经过通道转运；孔道关闭时，物质不能通过。各种离子主要是通过这种方式进出细胞膜的。细胞膜上有多种通道，如钠通道、钾通道、钙通道等，它们可分别让 Na^+、K^+、Ca^{2+} 等离子通过。

（2）载体转运：是在镶嵌于膜上的载体蛋白的帮助下完成的。细胞膜的载体蛋白在高浓度一侧与被转运物质结合，引起载体蛋白的构象改变，把物质转运到低浓度的一侧，然后与物质分离。一些小分子亲水性物质，例如，葡萄糖、氨基酸等就是依靠载体转运进入细胞内的。载体转运具有以下特点：①特异性：即载体的结合位点只能选择性地与具有特定化学结构的物质结合；②饱和现象：由于载体是镶嵌于膜上的蛋白，其数量有限，因此所能结合的物质的数量也就受到限制；③竞争性抑制：如果一种载体可以同时转运两种物质，由于载体数量是一定的，因此一种物质的增多，将会减弱对另一种物质的转运（图2-1）。

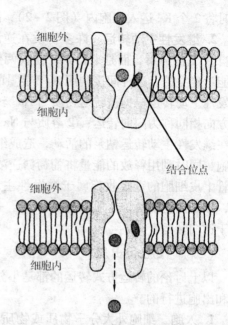

图2-1　载体转运模式图

（二）主动转运

物质逆电-化学梯度，在生物泵的帮助下需要细胞代谢供能的跨膜转运方式称为主动转运。主动转运分为两种：原发性主动转运和继发性主动转运。

1. 原发性主动转运　细胞直接利用代谢产生的能量将物质逆浓度差或逆电位差转运的过程称为原发性主动转运。介导这一过程的膜蛋白称为离子泵。离子泵可将细胞内的 ATP 水解为 ADP，并利用高能磷酸键贮存的能量完成离子的跨膜转运。由于离子泵具有水解 ATP 的能力，所以也把它称作 ATP 酶。离子泵种类很多，例如转运 Na^+ 和 K^+ 的钠-钾泵，转运 Ca^{2+} 的钙泵，在各种生物泵中，钠-钾泵的作用最重要。钠-钾泵简称为钠泵，具有 ATP 酶的活性，当细胞内 Na^+ 浓度升高或细胞外 K^+ 浓度升高时，钠泵即被激活，使 ATP 分解为 ADP，释放的能量用于 Na^+、K^+ 的主动转运。1 分子 ATP 分解释放的能量可以将 3 个 Na^+ 运到细胞外，

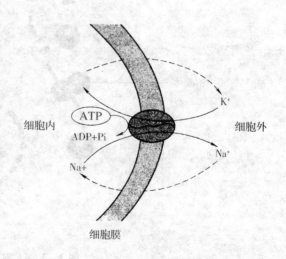

图2-2　Na^+、K^+ 通过钠-钾泵的跨膜转运

同时将2个K^+运入细胞内（图2-2），故钠泵也称为Na^+-K^+依赖式ATP酶。

2. 继发性主动转运 许多物质在逆浓度差或电位差跨膜转运时，所需能量并不直接来自ATP的分解，而是来自Na^+在膜两侧的浓度势能差，后者是钠泵利用分解ATP释放的能量建立的。这种间接利用ATP能量的主动转运过程称为继发性主动转运或联合转运。继发性主动转运根据被转运物质与Na^+转运的方向不同分为两种形式：①溶质与Na^+转运的方向相同称为同向转运；②溶质与Na^+转运方向相反称为逆向转运。例如葡萄糖、氨基酸在继发性主动转运钠泵的活动，造成细胞外Na^+的高浓度，转运体将Na^+顺浓度差转入细胞，同时利用释放的能量将葡萄糖逆浓度差移入细胞，小肠黏膜上皮细胞的吸收和在肾小管上皮细胞的重吸收都属于继发性主动转运，由于Na^+、葡萄糖、氨基酸都是进入细胞，故是同向转运。心肌细胞上的Na^+-Ca^{2+}交换，由于是Na^+入细胞，Ca^{2+}出细胞，故属于逆向转运。

（三）入胞和出胞

以上讨论的转运方式转运的都是小分子物质，大分子或团块状物质进出细胞是通过入胞和出胞进行的。

1. 入胞 细胞外大分子物质或物质团块进入细胞的过程称为入胞。例如，血浆中的脂蛋白、细菌、异物等进入细胞（图2-3）。这些物质先被细胞识别并接触，然后接触处的细胞膜向内凹陷或伸出伪足把物质包裹起来，此后包裹的细胞膜融合、断裂，物质连同包裹它的细胞膜一起进入细胞，形成吞噬小泡，吞噬小泡与溶酶体融合，溶酶体中的蛋白水解酶将被吞入的物质消化分解。入胞分为两种方式：如果进入细胞的物质是固态，称为吞噬；如果进入细胞的物质是液态，则称为吞饮。

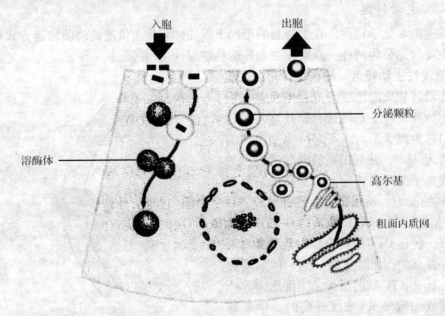

图2-3 入胞和出胞示意图

2. 出胞 大分子物质被排出细胞的过程称为出胞。主要见于细胞的分泌，例如，消化腺细胞分泌消化酶、内分泌细胞分泌激素、神经末梢释放递质等（图2-3）。大分子物质在细胞内形成后，被一层膜性物质包裹形成囊泡，当分泌时，囊泡向细胞膜移动，囊泡膜与细胞膜融合、破裂，囊泡内贮存的物质一次性地全部排出细胞。

三、细胞膜的受体功能

受体是细胞的某一特殊部分，它能与某种化学分子特异性结合，引发细胞特定生理效应的一类大分子蛋白质和酶系。例如，一些神经递质、激素、药物等，一般是通过与受体结合发挥作用的。根据受体存在的部位不同分为膜受体、胞质受体和核受体。

受体的主要功能是：识别能与它特异性结合的化学分子，并与之结合形成受体-化学分子复合物，通过激活细胞内多种酶系统而产生不同的生理效应。

受体的特征：①特异性：受体只能与它对应的某种化学分子结合，产生特定的生理效应；②饱和性：细胞膜某种受体的数量和能力是有限的，因此它结合某种化学分子的数量也有一定的限度；③可逆性：即化学分子与受体既可以结合，又能够分离。

能与受体结合的化学物质依据所引起的不同效应分为两类：一类在与受体结合后引发特定的生理效应，称为该受体的激动剂。另一类虽然能与受体结合，但不能引发特定的生理效应或使生理效应减弱，称为该受体的阻断剂。

第二节 细胞的生物电现象

一切活细胞都具有带电现象，这种电现象称为生物电。由于生物电发生在细胞膜的两侧，故称为跨膜电位，简称膜电位。生物电现象主要包括静息电位、动作电位和局部电位。

一、静息电位

（一）静息电位的概念与意义

静息电位是指细胞处于静息状态时，存在于细胞膜两侧的电位差。用电生理仪器测量细胞的带电情况（图2-4），当参考电极和测量电极（微电极）均置于细胞膜的外表面时不存在电位差。但是，如果把参考电极置于细胞膜外表面，而把微电极插入细胞内时；荧光屏上的光点立即向下移动，并停留在一个较稳定的水平上。由此可见，细胞内、外之间存在着电位差，表现为细胞外带正电荷，细胞内带负电荷，即"内负外正"。细胞在安静状态下所保持的膜外带正电、膜内带负电的状态称为极化。

如规定细胞膜外电位为0，则细胞内为负电位，膜内电位大都在-50mV~-100mV之间。例如，哺乳动物的神经细胞和肌细胞的静息电位为-70mV~-90mV；平滑肌细胞为-50mV~-60 mV。若静息电位减小（如由-80 mV~-60 mV），表明膜内外电位差变小，这种现象称为去极化；反之，如果静息电位增大（如从-60 mV到-80 mV），表明膜内外电位差增大，称为超极化。细胞发生去极化后膜电位又恢复到静息电位的过程，称为复极化。

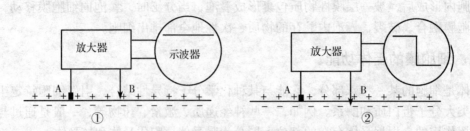

图2-4 静息电位测量示意图
①电极A与电极B均置于细胞外表面 ②电极A置于细胞外
电极B插入细胞内,记录细胞内外的电位差

(二)静息电位的产生机制

静息电位一般用离子流学说来解释。其主要观点:①细胞内外离子的浓度分布不均,即存在浓度差;②在不同状态下,细胞膜对不同离子的通透性不同(表2-1)。哺乳动物骨骼肌内的阳离子主要是K^+,阴离子主要是大分子的蛋白质离子(A^-),而细胞外的阳离子主要是Na^+,阴离子主要是Cl^-。细胞内外Na^+和K^+的浓度差是由钠-钾泵的活动来维持的。细胞处于静息状态时,细胞膜对K^+的通透性较大,对Na^+的通透性很小,而对A^-几乎没有通透性。因此,细胞静息时K^+顺浓度差外流,K^+外流必然带有正电荷的向外转移,膜内的A^-不能通过细胞膜而留在细胞内,这样就形成了细胞膜外侧带正电荷,细胞膜内侧带负电荷。当浓度差形成的促使K^+外流的力量与电场力形成的阻止K^+外流的力量达到平衡时,K^+外流停止。此时,细胞膜两侧就形成了一个相对稳定的电位差,也就是静息电位。因为静息电位主要是K^+外流达到平衡时的电位,所以又称为K^+平衡电位。

表2-1 哺乳动物骨骼肌内外离子的浓度和流动趋势

	[K^+]	[Na^+]	[Cl^-]	[A^-]
胞浆(mmol/L)	155	12	3.8	155
细胞外(mmol/L)	4	145	120	
细胞内外浓度比	39:1	1:12	1:31	
离子流动趋势	外向流	内向流	内向流	外向流

二、动作电位

(一)动作电位的概念

动作电位是指细胞受到有效刺激时,在静息电位的基础上产生一次迅速、可扩布性的电位变化(图2-5)。动作电位是细胞兴奋的标志。

动作电位的上升支达到顶点(+30 mV)后立即快速下降,膜内由正电位又回到负电位,直到接近静息电位水平,构成动作电位的下降支。膜内电位迅速下降的过程即为复极化。动作电位形成尖锋样波形,故称为锋电位,锋电位后膜内电位下降较缓慢,最后回到静息电位水平。锋电位后膜电位经历的这段微小而缓慢的过程,称为后电位。

（二）动作电位的产生机制

动作电位产生的机制也用离子流学说来解释。当细胞受到刺激而兴奋时，细胞膜上少量的钠通道开放，少量 Na^+ 顺浓度差内流，使静息电位减小。当静息电位减小到阈电位时，膜上大量钠通道开放，细胞外的 Na^+ 快速、大量内流，导致膜内电位急剧上升，形成膜的去极化和反极化，构成动作电位的上升支。当膜内正电位增大到足以制止 Na^+ 内流时，膜电位达到了 Na^+ 的平衡电位形成锋电位。随后大量钠通道失活而关闭，导致 Na^+ 内流停止，此时钾通道被激活而开放，并产生 K^+ 的快速外流，使膜内电位迅速下降，直至恢复到静息电位水

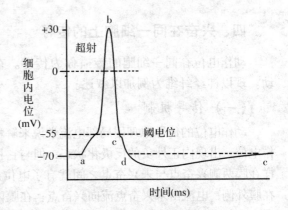

图 2-5 动作电位示意图
ab：锋电位上升支　bc：锋电位下降支
cd：负后电位　de：正后电位

平，形成动作电位的下降支，也就是复极化。这时膜电位虽已基本恢复，但离子分布状态并未恢复，这就需要通过钠泵的活动，恢复细胞膜两侧原先的 Na^+、K^+ 不均衡分布状态。

动作电位的上升支主要是由于 Na^+ 大量、快速内流形成 Na^+ 平衡电位；下降支主要是由于 K^+ 快速外流形成 K^+ 平衡电位。

（三）动作电位的特点

动作电位的特点：①"全或无"现象：动作电位一旦产生，就达到它的最大值，其变化幅度不会因刺激的加强而增大；②不衰减性传导：动作电位的幅度不会因为传播距离的增加而减小；③脉冲式：由于绝对不应期的存在，动作电位不能重合在一起，它们之间总有一定间隔而形成脉冲样图形。

（四）动作电位的引起与阈电位

刺激作用于细胞，引起细胞膜上钠通道少量开放，出现 Na^+ 少量内流，使膜的静息电位减小而发生去极化，当去极化到一个临界值时，就可引起钠通道大量开放，导致 Na^+ 大量内流而触发动作电位。这个能触发动作电位的膜电位临界值称为阈电位。因此静息电位去极化达到阈电位是产生动作电位的必要条件。阈电位的数值约比静息电位小 10mV～20mV。细胞兴奋性的高低一般与细胞的静息电位和阈电位的差距呈反变关系，即差距愈大，细胞的兴奋性愈低；差距愈小，细胞的兴奋性愈高。刺激引起膜去极化，只是使膜电位从静息电位达到阈电位水平，而动作电位的爆发则是膜电位达到阈电位后其本身进一步去极化的结果，与刺激的强度没有关系。

三、局部电位

细胞受阈下刺激时，膜电位达不到阈电位的去极化称为局部反应或局部电位。局部电位的特点：①呈衰减性传导，即局部电位随传播距离的增加而减小，直到消失。②非'全或无'式的传导，即局部反应随阈下刺激的增强而增大；③可以总和，即在同一部位连续给予多个阈下刺激或多个阈下刺激在相邻部位同时给予，产生的多个局部电位通过时间总和或空间总和，就可能使膜的去极化达到阈电位而引发动作电位。

四、兴奋在同一细胞上的传导

动作电位在同一细胞的传播称为传导。在神经纤维上传导的动作电位又称为神经冲动。现以神经纤维为例加以叙述。

（一）传导机制

动作电位的传导原理用局部电流学说来解释。当轴突膜的刺激达阈电位时，该处产生动作电位，出现内正外负的反极化状态，但与它相邻的未兴奋点仍为外正内负的极化状态，这样在膜两侧兴奋点与未兴奋点之间就有了电位差，因此会产生电流流动。其流动的方向是，在膜外侧，电流由未兴奋点流向兴奋点；在膜内侧，电流则由兴奋点流向未兴奋点，这种在兴奋点与未兴奋点之间产生的电流称为局部电流。局部电流的流动造成与兴奋点相邻的未兴奋点的膜内电位上升，膜外电位下降，使膜产生去极化，去极化达到阈电位，即爆发动作电位，使它转变为新的兴奋点（图2-6）。这样的过程在膜上连续进行下去，就表现为动作电位在整个细胞膜上的传导。可见，动作电位的传导是局部电流作用的结果。

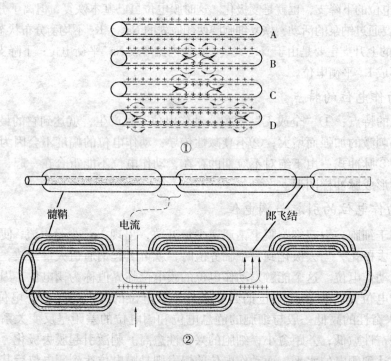

图2-6 动作电位传导机制
①表示无髓神经纤维的传导；②表示有髓神经纤维的传导过程；
箭头示最先产生动作电位的部位。

（二）神经纤维兴奋传导的特点

动作电位从受刺激的兴奋点可向两侧未兴奋点传导，称为双向传导。无髓纤维动作电位的传导是从兴奋点依次传遍整个细胞的，故传导的速度较慢。

有髓神经纤维的髓鞘具有绝缘作用，动作电位的传导只能在没有髓鞘的郎飞结处进行。郎飞结的膜上 Na^+ 通道密集，易产生动作电位。传导时，出现动作电位的郎飞结与它相邻的郎飞结之间产生局部电流，使相邻的郎飞结产生动作电位，这样动作电位就从一个郎飞结传给相邻的郎飞结，称为跳跃式传导（图2-6）。因为有髓神经纤维动作电位呈跳跃式传导，故其传导速度比无髓神经纤维传导快得多。有髓纤维跳跃传导的优点不仅仅是传导速度加快，从能量消耗的观点看，跳跃传导是一种很有效的节能方式，因为Na^+内流和K^+外流比无髓纤维少，Na^+-K^+泵只需消耗较少的能量即可将它们泵出和泵入，以维持原有的离子分布。神经系统有一些疾病，例如多发性硬化可以出现脱髓鞘，当髓鞘破坏或缺乏时，将引起传导的速度减慢，甚至阻滞，导致严重后果。

生物电已被广泛应用于医学的实验研究和临床。例如，临床上常用的心电图、肌电图、脑电图就是用特殊仪器将心肌细胞、骨骼肌细胞、大脑皮层神经细胞产生的电位变化，进行检测和处理后记录的图形，它们对相关疾病的诊断有重要的意义。

第三节 肌细胞的收缩功能

骨骼肌、心肌和平滑肌在结构和功能上虽有差异，但收缩的原理基本相同。因此，我们以骨骼肌为例讨论肌细胞的收缩功能。

一、神经-骨骼肌接头处的兴奋传递

（一）神经-骨骼肌接头处的结构

神经-骨骼肌接头是运动神经末梢与骨骼肌细胞膜之间相互接触形成的。运动神经末梢接近骨骼肌细胞时失去髓鞘，末梢部位膨大。在神经末梢中含有许多囊泡，称为接头小泡，内含乙酰胆碱（Ach）递质。神经-骨骼肌接头由接头前膜、接头后膜和接头间隙三部分组成。接头前膜是运动神经末梢嵌入肌细胞膜的部位。接头后膜是与接头前膜相对应的肌细胞膜，又称运动终板或终板膜。在接头后膜上有能与乙酰胆碱特异结合的受体。接头前膜和接头后膜之间有一个充满细胞外液的间隙，即接头间隙。

（二）神经-骨骼肌接头处兴奋的传递过程

传递是指兴奋由一个细胞传给另一个细胞的过程（图2-7）。当神经冲动沿神经纤维传到轴突末梢时，引起接头前膜上钙通道开放，Ca^{2+}从细胞外液顺电-化学梯度进入轴突末梢，触发轴浆中的囊泡向接头前膜方向移动，囊泡膜与接头前膜融合、破裂，以出胞的方式使乙酰胆碱释放进入接头间隙，乙酰胆碱扩散到达终板膜，立即与终板膜上的乙酰胆碱受体结合，使Na^+、K^+通道开放，允许Na^+、K^+通过，但以Na^+内流为主，产生终板膜的去极化，称为终板电位。当终板电位达到阈电位时，使肌膜上的Na^+通道大量开放而爆发动作电位，引起骨骼肌细胞的兴奋。接头前膜释放到接头间隙中的乙酰胆碱并没有进入肌细胞，它只起到传递信息的作用，很快就被存在于接头间隙和终板膜上的胆碱酯酶分解为胆碱和乙酸而失去作用，这样就保证了一次神经冲动仅引起肌细胞兴奋一次。否则，释放的乙酰胆碱在接头间隙中积聚起来，将使骨骼肌细胞持续地兴奋和收缩而发生痉挛。

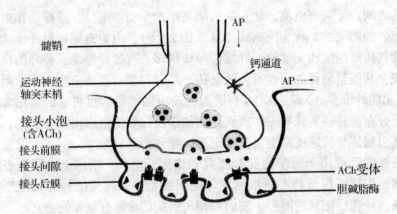

图 2-7 神经-骨骼肌接头的结构及其传递过程示意图

二、骨骼肌的收缩形式

骨骼肌在体内的功能，就是在它们受到刺激时能产生收缩，藉以完成躯体的运动或抵抗某些外力的作用。在不同情况下，肌肉收缩有不同的表现形式。

（一）等长收缩

肌肉收缩时只有张力的增加而无长度的缩短称为等长收缩。等长收缩的作用主要是维持人体的姿势。例如，维持站立姿势的肌肉活动（颈后部肌肉，比目鱼肌等），以及用手去提一个提不动的重物时，上肢肌肉的活动等。

（二）等张收缩

肌肉收缩时只有长度的缩短而无肌张力的变化称为等张收缩。此时，肌肉缩短，使负荷发生位移，而张力不再增加。例如，肢体的自由屈、伸主要是等张收缩。

人体骨骼肌的收缩大多数情况下是混合式的，就是说既有张力的增加又有长度的缩短，而且总是张力增加在前，长度缩短在后。当肌肉开始收缩时，一般只有肌张力的增加，当肌张力等于或超过负荷时，肌肉才会出现缩短。

三、影响骨骼肌收缩的主要因素

影响骨骼肌收缩的主要因素有前负荷、后负荷和肌肉收缩能力。

（一）前负荷

前负荷是指肌肉收缩前所承受的负荷。肌肉收缩前在前负荷作用下所处的长度称为肌肉的初长度。在一定范围内，前负荷增加时肌肉的初长度增加，可使肌肉收缩时产生的张力增大。当给予最适前负荷时，肌肉处于最适初长度，可使肌肉产生最大的收缩张力，收缩所表现的效果最好。肌肉若不处于最适初长度时，收缩产生的效果降低。

（二）后负荷

后负荷是指肌肉收缩过程中所承受的负荷。它是肌肉收缩的阻力或做功对象。肌肉在有后负荷的作用下收缩，总是先有张力的增加以克服后负荷的阻力，然后才有长度的缩短。当后负荷为零，肌肉缩短速度最快，而张力不变。随着后负荷的增加，收缩张力增加而缩短速度减小,当后负荷增大到一定程度时肌肉产生最大的张力,而缩短速度为零。显然,后负荷过小或过大都会降低肌肉做功的效率。适度的后负荷才能获得肌肉做功的最佳效率。

(三) 肌肉收缩能力

把不依赖前、后负荷而影响肌肉收缩效能的肌肉内在特性,称肌肉收缩能力。其他条件不变时,肌肉收缩能力增强,可以使肌肉收缩的张力增加、收缩的速度加快,使它做功效率增加。体内许多神经递质、体液物质或疾病的病理变化及一些药物等都是通过调节肌肉收缩能力来影响肌肉收缩效能的。例如 Ca^{2+}、肾上腺素使肌肉收缩能力增强,而酸中毒、缺氧则使肌肉收缩能力减弱。

第三章 血液

血液是存在于心血管中的一种液体组织。在心脏推动下不断循环流动，担负着机体的运输、防御、保持内环境相对稳态和实现体液调节等功能。血液在机体代谢中也起着十分重要的作用，如果流经体内任何器官的血流量不足，均可能造成严重的代谢混乱和组织损伤。如机体患较严重的疾病，在其病程达到某阶段时常能引起血液性质或成分的变化。另一方面，血液疾病也常能引起机体各器官系统的功能紊乱。因此，人体大量失血、血液成分或性质的严重改变、血液循环的严重障碍等，都将危及生命。

第一节 血液的组成和理化特性

一、血液的基本组成

血液由液态的血浆和混悬于血浆中的血细胞组成。血细胞又分为红细胞、白细胞、血小板三类，其中，红细胞占绝大部分。

血液的组成见图3-1。

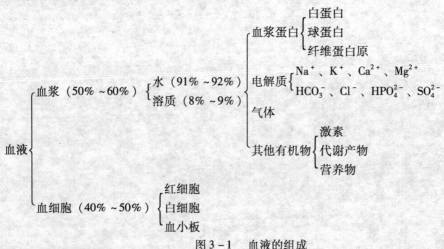

图3-1 血液的组成

（一）血细胞比容

血浆和血细胞合在一起称为全血。血细胞在全血中所占的容积百分比，称为血细胞比容。若将经抗凝处理的血液置于分血计玻管内，经离心沉淀后，分血计中的血液分为两层（图3-2）：上层淡黄色透明液体为血浆；下层红色不透明的为红细胞，在红色沉淀的表面有一白色的薄层为白细胞和血小板。正常成年男性的血细胞比容为40%～50%，女性为

37%~48%，新生儿约为55%。血细胞比容的数值反映了红细胞数量的相对值。当血浆量或红细胞发生改变时，都可使血细胞比容发生改变。如某些贫血的患者血细胞比容可减少，严重脱水病人的血细胞比容可升高。

（二）血浆的化学成分与功能

血浆为血液的液体部分，是血细胞生存的环境。血浆的主要成分为水，约占血浆的91%~92%。溶质占8%~9%，溶质中含量最多的是血浆蛋白，其余为无机盐及非蛋白含氮化合物等。血浆量及其成分的相对稳定，是维持血细胞正常功能活动的重要条件。测定血浆的成分，从中了解体内物质代谢或某些器官的功能状况，对诊断疾病有很大帮助。

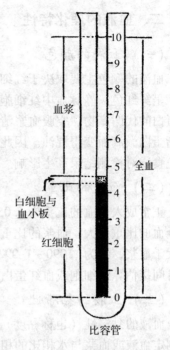

图3-2 血细胞组成示意图

1. 血浆蛋白 血浆蛋白是血浆中多种蛋白质的总称。用盐析法可将其分为白蛋白、球蛋白和纤维蛋白原三大类。正常成人血浆蛋白总量为60~80g/L，其中白蛋白分子量最小，而含量最多，为40~50g/L；球蛋白含量占20~30g/L，血浆球蛋白是多种球蛋白的混合物，用蛋白电泳法又可分为α_1、α_2、β、γ四种。其中γ球蛋白几乎全部是抗体，又叫做免疫球蛋白，它是血液防御功能的重要组成部分。纤维蛋白原分子量最大，而含量最少，为2~4g/L，主要参与凝血。白蛋白与球蛋白的比值（A/G）为1.5~2.5:1，全部白蛋白和大多数球蛋白主要由肝脏合成，而有的球蛋白可由肝外组织合成。临床上测定A/G比值，主要用于肝功能检查。当肝脏病变时（如肝硬化），可致A/G比值下降，严重者甚至出现倒置。

血浆蛋白的主要功能有：①形成血浆胶体渗透压的功能；②运输功能：血浆蛋白可作为载体运输激素、脂类物质、离子、维生素及多种代谢产物；③缓冲血浆酸碱度的功能；④免疫功能：血浆中免疫球蛋白和补体参与机体的免疫反应；⑤参与凝血和抗凝血功能：血浆中含有多种蛋白质类的凝血因子和抗凝血物质。

2. 非蛋白含氮化合物 血浆中除蛋白质以外的其它含氮物质总称为非蛋白含氮化合物。主要包括尿素、尿酸、肌酐、肌酸、氨和胆红素等。临床上把非蛋白含氮化合物所含氮的总量称为非蛋白氮（NPN）。正常成人血浆中NPN含量约为14.5~25mmol/L，其中1/3~1/2为尿素氮（BUN）。由于血中NPN主要经肾脏排出，故测定血中非蛋白氮或尿素氮含量，有助于了解肾脏功能和体内蛋白质的代谢情况。

3. 无机盐 无机盐约占血浆总量的0.9%，绝大部分以离子形式存在。血浆中的正离子主要为Na^+，还有少量K^+、Ca^{2+}、Mg^{2+}；负离子主要为Cl^-，还有HCO_3^-、HPO_4^{2-}等。这些离子可维持血浆晶体渗透压、神经和肌肉的正常兴奋性以及酸碱平衡等功能。

此外，血浆中还含有葡萄糖、脂类、乳酸、酮体等有机物质和微量的酶、激素、维生素以及少量的气体等。

二、血液的理化特性

(一) 血液的颜色

血液的颜色主要取决于红细胞内血红蛋白的颜色。动脉血中红细胞含氧合血红蛋白较多，呈鲜红色；静脉血中红细胞含去氧血红蛋白较多，呈暗红色。血浆呈黄色，来源于血红蛋白的代谢产物。空腹血浆清澈透明，进餐后，尤其摄入较多的脂类食物，血浆中悬浮着脂蛋白微滴而变得混浊。因此，临床上做某些血液化学成分检测时，要求空腹采血，以避免食物对检测结果产生影响。

(二) 血液的比重

正常成人全血的比重为 1.050~1.060，主要取决于红细胞的数量，红细胞的数量越多则全血的比重愈大；血浆的比重为 1.025~1.030，主要与血浆蛋白的含量有关；红细胞比重大于血浆，约为 1.090~1.092，它与其所含血红蛋白的量成正变。测定全血或血浆的比重可间接估算红细胞或血红蛋白的含量。

(三) 血液的黏滞性

血液的黏滞性（也称黏度）主要来源于液体内部分子或颗粒之间的摩擦力。通常在体外测定血液或血浆与水相比的相对黏滞性，如以水的黏滞性为1，则全血的黏滞性为水的 4~5 倍，血浆为水的 1.6~2.4 倍。全血的黏滞性主要取决于所含的红细胞数量，血浆的黏滞性主要取决于血浆蛋白的含量。严重贫血的患者红细胞减少，血液黏滞性下降；而大面积烧伤的患者，血中水分大量渗出血管，血液浓缩，黏滞性升高。此外，当血流速度很快时，血液黏滞性不随流速而变化；但当血流速度小于一定限度时，黏滞性与流速成反比关系。这主要是由于血流缓慢时，红细胞可叠连或聚集成团，使血液黏滞性增大，血流阻力增加，从而影响血液循环的正常进行。

(四) 血浆渗透压

1. 渗透现象和渗透压 渗透压是溶液的一种基本特性。当用半透膜隔开两种不同浓度的同种溶液时，则水分子从浓度低的一侧通过半透膜向浓度高的一侧扩散，这种现象称渗透现象。产生这种渗透作用的力称渗透压力。渗透压就是指溶液中的溶质颗粒透过半透膜吸引水分子的力量。渗透压的大小与溶液中溶质颗粒数目成正比；而与溶质的种类及颗粒的大小无关。因此，在单位容积的溶液中，溶质颗粒数目愈多，渗透压愈大；数目愈少，渗透压愈小。

2. 血浆渗透压的组成和数值 血浆渗透压由两部分构成。一部分是血浆中无机盐、葡萄糖、尿素（主要为 NaCl）等晶体物质，由血浆中晶体物质所形成的渗透压称血浆晶体渗透压；另一部分是血浆蛋白（主要为白蛋白）等胶体物质，由血浆中胶体物质所形成的渗透压称血浆胶体渗透压。血浆渗透压的数值约为 300mOsm/L（约相当于 5800mmHg、770kPa）。由于血浆中晶体物质的分子量小，颗粒数目多，所形成的晶体渗透压高；所以血浆的渗透压主要来自溶解于其中的晶体物质，特别是电解质；而血浆蛋白分子量大，颗粒数目少，因此所形成的胶体渗透压小，仅为 1.3mOsm/L（约相当于 25mmHg、3.3kPa）。

人体内的组织液和细胞内液的渗透压都和血浆渗透压相等。临床上所用的等渗、低渗和高渗溶液都是与血浆渗透压比较而言的。与血浆渗透压相等或相近的溶液称为等渗溶液，如 0.9% NaCl 溶液或 5% 葡萄糖溶液，所以 0.9% NaCl 溶液又称为生理盐水；而高于或低于血浆渗透压的溶液则相应的称为高渗或低渗溶液。常用的高渗溶液如 50% 葡萄糖、20% 甘露醇等溶液。

3. 血浆渗透压的生理意义　在体内，血浆所接触到的是两种生物半透膜，即细胞膜和毛细血管壁。由于细胞膜和毛细血管壁的通透性不同，因而表现出晶体渗透压与胶体渗透压不同的生理作用。

（1）血浆晶体渗透压的作用：细胞膜允许水分子自由通透，对某些无机离子等不易通透，对蛋白质则不允许通透。正常情况下，细胞膜内、外的渗透压保持相对稳定，细胞内、外水分相对平衡，血细胞也得以保持正常形态和功能。如果血浆晶体渗透压降低，因渗透作用进入红细胞内的水分增多，使红细胞膨胀，直至破裂，导致溶血。反之，血浆晶体渗透压增高，则红细胞内水分渗出引起皱缩变形，最后也可破裂溶血。因此，血浆晶体渗透压对维持细胞内外水分的正常交换，保持红细胞的正常形态和功能具有重要作用。

（2）血浆胶体渗透压的作用：毛细血管壁的通透性较大，水分子和晶体物质可以自由通透，因而毛细血管壁两侧的晶体渗透压基本相等。但毛细血管壁不允许大分子的蛋白质通透，因此，毛细血管内外水分的交换取决于血浆胶体渗透压，如肝脏、肾脏疾患等引起机体血浆蛋白（主要是白蛋白）浓度减少，血浆胶体渗透压降低，水分由血管向组织间隙渗透，引起组织液生成增多，造成组织水肿。相反，如大量呕吐、腹泻等使血浆胶体渗透压升高，水由组织向血管内渗透，使血浆量增加。因此，血浆胶体渗透压对调节毛细血管内外水分的交换，维持正常血浆容量有重要作用。在临床上静脉滴注大分子右旋糖酐具有扩充血容量的作用。

（五）血浆酸碱度

正常人血浆为弱碱性，pH 值保持在 7.35~7.45 之间。血浆酸碱度保持相对稳定，是组织细胞正常活动的必要条件。如果血中酸性物质过多，使 pH 值低于 7.35，称为酸中毒；相反，pH 值高于 7.45，则称为碱中毒。酸中毒或碱中毒都会影响组织细胞的正常生理活动。

血浆酸碱度能保持相对恒定，首先是依靠血液本身的缓冲作用。在血液中含有数对具有缓冲作用的物质，其中以血浆中的 $NaHCO_3/H_2CO_3$ 这一缓冲对最为重要。只要两者比值保持 20:1，pH 值就恒定在正常范围内。此外，血浆中的蛋白质钠盐/蛋白质、红细胞中的血红蛋白钾盐/血红蛋白等均是很有效的缓冲系统。其次，通过肺脏、肾脏的功能活动，不断地排出体内过剩的酸或碱，使血中的 $NaHCO_3/H_2CO_3$ 比值和血浆 pH 值保持在正常范围内。

第二节 血细胞

一、红细胞

(一) 红细胞的形态、数量与功能

正常成熟的红细胞（RBC）无核，呈双凹圆碟形，平均直径约8um，边缘厚，中央薄，这种形态使红细胞的表面积增大，因而与血浆之间的交换面积增大，有利于气体交换。同时也增加了红细胞的可塑性，在血液流经微小毛细血管和血窦孔隙时，红细胞形态可发生改变而通过。

红细胞是血液中数量最多的一种血细胞，也是人体数量最多的一种细胞。正常成年男性的红细胞数量为 $(4.5\sim5.5)\times10^{12}/L$，平均 $5.0\times10^{12}/L$；女性为 $(3.5\sim5.0)\times10^{12}/L$，平均为 $4.2\times10^{12}/L$；新生儿可超过 $6.0\times10^{12}/L$。出生后数周逐渐减少，6个月龄时降至最低。儿童时期内，红细胞一直保持在较低水平，到青春发育期逐渐增加接近于成人水平。红细胞数量不仅有性别和年龄的差异，还可因其他条件而发生改变。如长期居住高原者的红细胞数多于居住平原者；运动时多于安静时。

红细胞的主要功能是运输 O_2 和 CO_2，并对血液酸碱度变化起缓冲作用。这两项功能都是由所含的血红蛋白来完成的。一旦红细胞破裂，血红蛋白释入血浆，其功能即丧失。正常成年男性血红蛋白含量约为 $120\sim160g/L$；女性为 $110\sim150g/L$，血液中血红蛋白含量的多少既与每个红细胞中的含量有关，也与红细胞的数量有关。红细胞数量或血红蛋白含量低于正常最低值，称为贫血。贫血患者的血液运氧能力不足，常可引起组织缺氧。

(二) 红细胞的生理特性

1. 红细胞的可塑变形性 红细胞在血液循环中通过小于其直径的毛细血管和血窦孔隙时发生变形，通过后又恢复原状，这种特性称可塑变形性。红细胞的表面积与体积的比值愈大，其变形能力也愈大。故正常双凹圆碟形的红细胞变形能力大于异常球形红细胞的变形能力。衰老、受损红细胞的变形能力常降低。

2. 红细胞的悬浮稳定性 红细胞的比重虽大于血浆，但如将抗凝血注入血沉管垂直静置，发现红细胞下沉十分缓慢。红细胞悬浮于血浆中不易下沉的特性，称为红细胞的悬浮稳定性。通常以红细胞在第1小时末下沉的距离来表示红细胞的沉降速率，称为红细胞沉降率（ESR），简称血沉。用魏氏法检测血沉的正常值为：成年男性为 $0\sim15mm/h$；女性为 $0\sim20mm/h$。血沉的快慢是衡量红细胞悬浮稳定性的指标。血沉加快表示红细胞的悬浮稳定性降低。妇女在月经期或妊娠期，血沉一般较快。某些疾病，如活动期肺结核和风湿热、恶性肿瘤等，血沉可明显加快。故测定血沉有助于某些疾病的诊断。

红细胞的悬浮稳定性，来源于红细胞在下降时与血浆之间产生的摩擦力、红细胞膜彼此之间相同电荷所产生的排斥力，阻碍了红细胞的下沉。血沉的快慢取决于红细胞的叠连与否。叠连是指许多红细胞彼此以凹面相贴，重叠在一起的现象。当红细胞发生叠连时，

红细胞与血浆的接触总面积减少,与血浆间的摩擦力减少,血沉加快。影响血沉快慢的因素,主要取决于血浆的成分,而不是红细胞本身。一般情况下,血浆中白蛋白和卵磷脂增多,可减少红细胞叠连,延缓血沉;而球蛋白、纤维蛋白原和胆固醇增多,可加速红细胞叠连,使血沉加快。

3. 红细胞的渗透脆性 正常情况下,红细胞内外液体之间的渗透压基本相等,使红细胞保持正常形态和大小。如将红细胞置于一系列渗透压不同的低渗溶液中,水分子将渗入红细胞内,使红细胞膨胀,甚至破裂而溶血,这种现象称渗透性溶血。如将红细胞置于 0.8%~0.6% NaCl 溶液中,水分渗入红细胞使之膨胀,但不破裂;置于 0.45%~0.40% NaCl 溶液中,部分红细胞由于过度膨胀而开始破裂;若置于 0.35%~0.30% NaCl 溶液中,则全部红细胞发生破裂,出现溶血。这说明红细胞膜在低渗溶液中对水分渗入所引起的膨胀有一定的抵抗力。红细胞膜对低渗溶液抵抗力的大小,称为红细胞渗透脆性。观察红细胞对低渗溶液抵抗力的大小,称为脆性试验。其抵抗力的大小与脆性呈反变关系。即抵抗力大的脆性小,反之则脆性大。一般来说,初成熟的红细胞脆性小,抵抗力大;衰老的红细胞脆性大,抵抗力则小。如遗传性球形红细胞增多症患者,红细胞的脆性明显增大;巨幼红细胞性贫血患者,红细胞的脆性显著减小。因此,红细胞脆性试验具有一定的临床意义。

(三) 红细胞的生成与破坏

红细胞的生成与破坏呈动态平衡,使其在血液中的数量保持在一定范围之内。如果这种平衡破坏,则会导致疾病。

1. 红细胞的生成过程 成人红细胞的生成来自骨髓中红系定向祖细胞,然后分化为原红母细胞,再经四次有丝分裂,由早幼红细胞、中幼红细胞、晚幼红细胞、网织红细胞至成熟红细胞。一个原红母细胞通过增殖分化,可形成 16 个成熟的红细胞。因此红骨髓造血功能的正常与否是红细胞生成的前提。当机体受到大剂量放射线照射或某些药物(如抗癌药、氯霉素)作用时,骨髓的造血功能会受到抑制,不仅导致红细胞数量及其血红蛋白含量减少,而且使白细胞和血小板数量也明显减少,这种由于骨髓造血功能受到抑制而引起的贫血,临床上称之为再生障碍性贫血。

2. 红细胞生成的原料 在红细胞生成过程中,与红细胞发育成熟有关的物质主要有以下几种:

(1) 蛋白质和铁:蛋白质和铁是合成血红蛋白的主要原料。一般饮食中蛋白质的供应大致能满足需要。铁的来源有两个途径:由食物供应的铁称外源性铁;由红细胞衰老破坏释放出的铁可为机体再利用,称内源性铁。成人每天约需 20~30mg,其中 95% 来自于内源性铁。若铁的摄入不足或吸收障碍,或长期慢性失血以致机体缺血时,导致血红蛋白合成减少,引起缺铁性贫血,也称小细胞低色素性贫血。临床上可用硫酸亚铁等药物加以治疗;并多吃含铁量较多的食物,如动物肝、蛋类、黄豆及有色蔬菜等。

一般来讲,日常膳食中所含蛋白质已足够造血之需。但对于贫血患者,则应补充质量较高的蛋白质。

(2) 叶酸和维生素 B_{12}:在红细胞发育成熟过程中,还需要有微量的叶酸和维生素 B_{12}。它们都是红细胞成熟所必需的物质,称为红细胞成熟因子。叶酸和维生素 B_{12} 均与胞核中 DNA 的合成密切相关。叶酸的转化需要维生素 B_{12} 的参与。当维生素 B_{12} 缺乏时,叶酸的利用率可下降，引起叶酸的相对不足，影响红细胞的分裂增殖，引起巨幼红细胞性贫血。另外，维生素 B_{12} 需与胃腺壁细胞分泌的内因子（一种糖蛋白）结合成一种复合物，才能在回肠内被吸收。因此，当胃大部分切除或萎缩性胃炎等，均可引起内因子分泌不足，影响维生素 B_{12} 吸收，造成红细胞成熟障碍，也可导致巨幼红细胞性贫血或称大细胞性贫血。

3. 红细胞生成的调节 正常血液中红细胞数量的维持，主要受促红细胞生成素和雄激素的调节。

（1）促红细胞生成素：促红细胞生成素是调节红细胞生成的主要因素。肾脏是产生促红细胞生成素的主要部位。任何原因引起肾脏氧供不足，如贫血、缺氧或肾血流量减少时，均可刺激肾脏促红细胞生成素的合成与分泌增多，其随血液循环进入骨髓后，加速红细胞增殖分化，并促进骨髓释放网织红细胞。待红细胞数量增加，机体缺氧缓解后，肾脏产生的促红细胞生成素随之减少，靠这种负反馈调节，使红细胞数量维持在正常水平。高原居民比平原居民的红细胞数量及血红蛋白含量较多，就是由于缺氧造成的。慢性肾病和肾切除患者，血中促红细胞生成素降低，红细胞生成减少，由此造成的贫血称肾性贫血。

（2）雄激素：雄激素一方面直接刺激骨髓造血细胞，促进有核细胞分裂和加速血红蛋白的合成；另一方面又可作用于肾脏，使其合成分泌促红细胞生成素增多，从而间接地使红细胞生成增加。因此，成年男性的红细胞数量和血红蛋白含量均高于女性。故临床上常采用雄激素来治疗骨髓造血功能降低所造成的贫血。相反，雌激素可抑制红细胞生成。这可能是女性红细胞数量和血红蛋白含量低于男性的主要原因。

4. 红细胞的破坏 红细胞在血液中的平均寿命约为 120 天。衰老的红细胞主要被肝、脾等器官中的巨噬细胞所吞噬和分解。血红蛋白分解为珠蛋白、铁和血红素。铁可供再造血红蛋白，珠蛋白参加体内蛋白质的代谢，血红素则转化为胆红素及其衍生物经肠道及肾排出体外。

正常红细胞的生成与破坏呈动态平衡，当脾功能亢进时，可使红细胞破坏增加，引起脾性贫血。

二、白细胞

白细胞（WBC）为无色、有核的圆球形细胞，体积比红细胞大。按其形态特点可分为两类：一类细胞质中有特殊颗粒，称为有粒白细胞或粒细胞，包括中性粒细胞、嗜酸性粒细胞和嗜碱性粒细胞；另一类细胞质中没有特殊颗粒，称为无粒白细胞，包括淋巴细胞和单核细胞。

（一）白细胞的总数与分类计数

正常成人白细胞总数为 $(4.0 \sim 10) \times 10^9/L$。其中中性粒细胞最多，淋巴细胞次之，单核细胞、嗜酸性粒细胞和嗜碱性粒细胞较少。分别计算每一类白细胞的百分比率，称为白细胞分类计数（表3-1）。

表 3-1　我国健康成人血液白细胞正常值及主要功能

名称	均值	百分比（%）	主要功能
粒细胞			
中性粒细胞	$4.5 \times 10^9/L$	50~70	吞噬细菌与坏死细胞
嗜酸性粒细胞	$0.1 \times 10^9/L$	0.5~5	抑制组胺释放
嗜碱性粒细胞	$0.025 \times 10^9/L$	0~1	释放组胺与肝素
无粒细胞			
淋巴细胞	$1.8 \times 10^9/L$	20~40	参与特异性免疫
单核细胞	$0.45 \times 10^9/L$	3~8	吞噬细菌与衰老的红细胞
总数	$7.0 \times 10^9/L$		

当白细胞数量超过 $10 \times 10^9/L$ 时，称为白细胞增多；低于 $4.0 \times 10^9/L$ 时，称为白细胞减少。白细胞数量在不同情况下波动范围较大，如饭后、运动时、女子月经期等，白细胞数均有所增加。一天之内，下午较早晨多。新生儿血液中白细胞总数可达 $20 \times 10^9/L$，但于出生后 2 周左右就接近于正常成人的最高值。

临床通过检测血液中白细胞总数和分类计数的变化，有助于某些疾病的诊断。也是临床医学中应用最为广泛的检测项目。

（二）白细胞的功能

1. 中性粒细胞　中性粒细胞是机体发生急性炎症时的主要反应细胞，具有十分活跃的变形能力、化学趋向性、吞噬和消化作用。它能吞噬入侵的病原微生物、机体自身的坏死组织及衰老的红细胞等。当细菌入侵，局部有炎症时，炎症组织及细菌产生的某些物质以及某些活化的补体具有趋向性，可吸引中性粒细胞通过变形运动从毛细血管壁的缝隙中渗出，趋向炎症部位，将细菌吞噬，并在细胞内溶酶体酶作用下将其消化分解。溶酶体释放的酶还可将粒细胞本身、死亡细菌及周围组织溶解液化形成脓液。脓液中死亡而未破裂的中性粒细胞称为脓细胞。因此，中性粒细胞是机体发生急性炎症时的主要反应细胞，它实际上处于机体抵制微生物病原体特别是化脓性细菌入侵的第一线。故急性感染时，血中白细胞总数增多，尤其是中性粒细胞增多；若中性粒细胞减少到 1×10^9 时，机体抵抗力明显下降，极易引发感染。

2. 单核细胞　单核细胞是白细胞中体积最大的一种。单核细胞也具有变形运动、化学趋向性和吞噬作用，但吞噬能力较弱，它们在血液中停留约 2~3 天后迁移到周围肝、脾、肺和淋巴结等组织，进入组织中的单核细胞称为巨噬细胞。巨噬细胞体积进一步增大，溶酶体颗粒也增多，吞噬能力大为增强。它们的主要功能有：①吞噬并杀灭入侵的致病物质，如病毒、疟原虫和结核分枝杆菌等；②能识别和杀伤肿瘤细胞；③清除坏死组织和衰老的红细胞、血小板等；④参与免疫反应，在免疫反应的初级阶段和淋巴细胞相互作用，激活淋巴细胞的特异性免疫功能；⑤巨噬细胞能产生集落刺激因子，调节粒系造血祖细胞的增殖和分化。另外，还分泌一种白细胞介素，对细胞分化、干扰素及抗体的产生均有调节作用。在某些慢性炎症时，其数量常常增加。

3. 嗜碱性粒细胞 嗜碱性粒细胞的功能与肥大细胞相似,能释放肝素、组胺、过敏性慢反应物质、嗜酸性粒细胞趋化因子等。肝素具有抗凝血作用;组胺和过敏性慢反应物质可使小血管扩张,毛细血管壁通透性增加,使平滑肌收缩,特别是支气管的平滑肌收缩而引起哮喘、荨麻疹等过敏反应症状;嗜酸性粒细胞趋化因子可吸引嗜酸性粒细胞聚集于反应局部以限制嗜碱性粒细胞在过敏反应中的作用。

4. 嗜酸性粒细胞 嗜酸性粒细胞的主要功能有两方面:一方面抑制嗜碱性粒细胞和肥大细胞合成与释放生物活性物质,还能释放组胺酶和芳香基硫酸酯酶,分别破坏组胺和过敏性慢反应物质,从而限制、减轻它们在速发型过敏反应中的作用;另一方面是参与对蠕虫的免疫反应,嗜酸性粒细胞能黏着于蠕虫体上,借助细胞内溶酶体内碱性蛋白质和过氧化物酶等,杀伤蠕虫。故患有过敏反应或某些寄生虫疾病时,血中嗜酸性粒细胞数量增多。

5. 淋巴细胞 淋巴细胞又称免疫细胞,参与机体的特异性免疫功能,它是构成机体防御功能的重要组成部分。按淋巴细胞发生和功能的不同分为两类:一类是由骨髓生成的淋巴干细胞,在胸腺激素作用下发育成熟的胸腺依赖式淋巴细胞(简称T淋巴细胞),参与细胞免疫;另一类是在骨髓或肠道淋巴组织中发育成熟的非胸腺依赖式淋巴细胞(简称B淋巴细胞),参与体液免疫。此外,机体还存在第三类淋巴细胞,也称自然杀伤细胞(NK细胞),具有抗肿瘤、抗感染和免疫调节作用。

三、血小板

血小板是从骨髓成熟的巨核细胞质裂解脱落下来具有生物活性的细胞质碎片。其形态不规则,体积比红细胞小,血小板与其他细胞一样,具有代谢功能,它虽很小,可是含有十余种生物活性物质。

(一) 血小板的数量

正常成人血液中血小板的数值为 $(100 \sim 300) \times 10^9/L$。通常午后较清晨高;运动后、餐后及妊娠中晚期较高。血小板数量超过 $1000 \times 10^9/L$ 时,称血小板过多,易发生血栓;当血小板减少至 $50 \times 10^9/L$ 以下时,毛细血管脆性增加,微小的创伤就会使皮肤和黏膜下出现出血点或产生紫癜,临床上称为血小板减少性紫癜。血小板生成后,约有10%贮存于脾,当机体处于紧急状态时,这部分血小板可进入血液循环。

(二) 血小板的生理特性

1. 黏附 当血管内膜受损而暴露出胶原组织时,血小板立即黏附在暴露出来的胶原纤维上,这一现象称为黏附。血小板黏附是止血过程中十分重要的起始步骤。

2. 聚集 血小板一旦发生黏附,便彼此黏连而形成聚合体的过程,称为聚集。血小板聚集后膜的通透性发生改变,水分容易进入细胞,使血小板肿胀,导致细胞膜破裂,血小板解体。

3. 释放 当血小板接受刺激后可将其贮存颗粒中的物质排出的现象,称血小板释放。释放的物质如ADP、5-羟色胺、儿茶酚胺和血小板因子Ⅲ(PF_3)等生物活性物质,这些物质可参与止血和凝血过程。

4. 收缩 血小板内含有血小板收缩蛋白,它可在钙离子的促发下发生收缩,使聚集的血凝块回缩成坚实的止血栓，牢固地堵住伤口，使出血停止。

5. 吸附 血小板能将许多凝血因子吸附到它的表面。当血管破损时，随着血小板的黏附与集聚，吸附大量凝血因子，使破损局部凝血因子浓度显著增高，促进并加速凝血过程的进行。

（三）血小板的生理功能

1. 生理性止血功能 小血管因损伤引起出血，经一定时间后出血自然停止的现象，称生理性止血。从血管破损出血到出血自然停止的时间，称出血时。正常人出血时为1~4分钟。生理性止血是一个复杂的过程，它与血小板的功能和数量有密切关系。在整个生理性止血过程中，血小板发挥的作用是：①受损血管收缩；②血管受损处血小板聚集形成松软的止血栓，堵塞血管破裂口；③血小板释放一些与血液凝固有关的物质。上述三个生理止血过程密切相关，且血小板始终都起着重要作用。因此，对出血时间延长的人，应考虑是否与血小板数量减少或功能异常有关。

2. 参与凝血功能 血小板表面能吸附纤维蛋白原、凝血酶原等多种凝血因子，它本身也含有多种与凝血有关的血小板因子，最重要的是血小板因子Ⅲ（PF_3），它是凝血过程多个环节必不可少的因素，所以对血液凝固过程有很强的促进作用。

3. 维持血管内壁的完整性 正常情况下，血小板可随时沉着于血管内壁上，以填补内皮细胞脱落留下的空隙，也可与血管内皮细胞融合，这对保持血管内皮细胞完整和修复有重要作用。

第三节 血液凝固和纤维蛋白溶解

一、血液凝固

血液由流动的液体状态转变成不流动的凝胶状态的过程，称为血液凝固，简称凝血。血液从血管破损处流出，由流体变成凝胶状态的时间称为凝血时。正常人凝血时为2~8分钟。凝血是一个由许多凝血因子参与的循序发生的酶促反应过程。其最终反应是血浆中的可溶性纤维蛋白原转变为不溶性的纤维蛋白细丝，这些细丝交织成网，把血细胞网罗起来形成血凝块，起到止血作用。血液凝固的生理意义在于防止血管损伤后造成大量出血。

（一）凝血因子

凝血因子是指血浆和组织中直接参与凝血的各种物质的总称。根据各凝血因子被发现的先后次序，按照世界卫生组织（WHO）的统一命名法，用罗马数字编号的有12种（表3-2），其中因子Ⅵ是由因子Ⅴ转变而来，因而被取消。此外，也有的因子不用罗马数字命名的，例如，血小板第三因子（PF_3）和前激肽释放酶。

表3-2 按国际命名法编号的凝血因子

因子	同义名	合成部位	凝血过程中的作用
I	纤维蛋白原	肝	变为纤维蛋白
II	凝血酶原	肝	变为有活性的凝血酶
III	组织因子	内皮细胞和许多细胞	启动外源性凝血
IV	钙离子（Ca^{2+}）	—	参与多种过程
V	前加速素	内皮细胞和血小板	调节蛋白
VII	前转变素	肝	参与外源性凝血
VIII	抗血友病因子	肝为主	调节蛋白
IX	血浆凝血活酶	肝	变为有活性的Xa
X	斯多特-拍劳因子	肝	变为有活性的Xa
XI	血浆凝血活酶前质	肝	变为有活性的Xa
XII	接触因子	肝	启动内源性凝血
XIII	纤维蛋白稳定因子	肝细胞和血小板	不溶性纤维蛋白的形成

上述凝血因子，只有因子III来自组织细胞，其余因子均存在于血浆中。凝血因子的化学本质，除因子IV是Ca^{2+}和因子III是脂蛋白外，余者都属于蛋白质。除了因子IV和VIII外，其它凝血因子都在肝脏内合成，以无活性的形式存在于血浆中，只有被激活后才能发挥作用。这些被激活的因子，通常在其右下角加"a"（activated）。此外，因子II、VII、IX、X的合成需要有维生素K参加，属于维生素K依赖因子。所以，当肝功受损或缺乏维生素K时，均可影响血液凝固过程，常出现凝血障碍而发生出血倾向。

（二）血液凝固过程

血液凝固是上述凝血因子顺序激活的一系列酶促反应，形成"瀑布"样连锁反应的过程。整个过程可分为三个基本步骤：即凝血酶原激活物的形成、凝血酶的形成和纤维蛋白的形成。其间关系如图3-3所示：

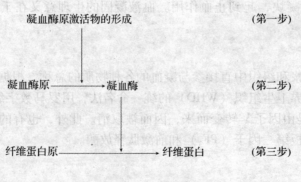

图3-3 血液凝固过程

1. 凝血酶原激活物的形成　凝血酶原激活物是 Ｘa、Ⅴ、Ca^{2+}、PF_3 同时并存的总称。其形成的关键是因子Ⅹ的激活，而因子Ⅹ的激活可分为内源性激活和外源性激活两条途径。

（1）内源性激活途径：由因子Ⅻ激活开始至因子Ⅹ被激活的过程，称为内源性激活途径。这个过程完全依靠血浆内的凝血因子。当血管内膜受损时暴露出来的胶原纤维使因子Ⅻ被激活成因子Ⅻa，Ⅻa 又能激活因子Ⅺ为Ⅺa，Ⅺa 在 Ca^{2+} 参与下激活因子Ⅸ生成Ⅸa。由Ⅸa 与因子Ⅷ、血小板因子3（PF_3）及 Ca^{2+} 形成的"因子Ⅷ复合物"，可使因子Ⅹ激活为Ｘa。其中因子Ⅷ本身不是蛋白酶，而是一种辅助因子，不能激活因子Ⅹ，但能使因子Ⅹ的激活加快几百倍。如遗传性或先天性缺乏因子Ⅷ、Ⅸ、Ⅺ时，使凝血过程十分缓慢，甚至微小的创伤亦可引起出血不止，并且也可有自发性皮下、黏膜、关节腔内出血，临床上分别称为甲型、乙型和丙型血友病。

（2）外源性激活途径：依靠血管外组织释放的因子Ⅲ参与激活因子Ⅹ的过程，称为外源性激活途径。当组织损伤、血管破裂时，组织细胞释放因子Ⅲ便启动外源性凝血过程。因子Ⅲ进入血管，与血浆中的 Ca^{2+} 和因子Ⅶ共同组成"因子Ⅶ复合物"促使因子Ⅹ激活成Ｘa。因子Ⅶ在血液中浓度很低，必须有因子Ⅲ同时存在才能发挥作用。因子Ⅲ是一种磷脂蛋白质，能为因子Ⅶ的催化过程提供磷脂表面，同时将因子Ⅶ和因子Ⅹ都结合于该表面上。一般来说，外源性激活途径启动的凝血反应涉及的凝血因子较少，耗时较短，所以比内源性凝血要快。

事实上，无论是组织创伤使血管穿破血液流出血管，或者仅是血管内皮损伤。体内单纯由一种途径引起的凝血过程并不多见，一般是内源性和外源性同时进行的。

2. 凝血酶原形成凝血酶　由内源性或外源性激活途径形成的复合物（Ｘa、γ、Ca^{2+} 和 PF_3）称凝血酶原激活物。在该激活物的作用下，可迅速地将血浆中的凝血酶原激活为凝血酶。

3. 纤维蛋白原转变为纤维蛋白　纤维蛋白原在凝血酶的催化下，水解转变为纤维蛋白单体。同时，凝血酶激活因子ⅩⅢ，ⅩⅢa 在 Ca^{2+} 参与下使纤维蛋白单体形成稳固的纤维蛋白多聚体，即不溶于水的血纤维（图3-4）。血纤维网罗血细胞而形成血凝块。

总之，凝血过程是许多凝血因子相继激活的一系列酶促反应过程，通过正反馈作用，加快了凝血反应过程的完成。当血液凝固一段时间后，血凝块逐渐回缩，析出的淡黄色透明液体为血清。血清与血浆的主要区别在于，血清中不含纤维蛋白原及某些被消耗的凝血因子。

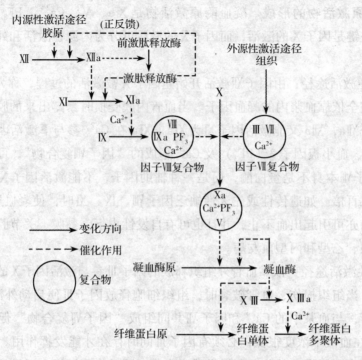

图 3-4 血液凝固过程示意图

（三）血浆中的抗凝因素

正常人血液中虽含有各种凝血因子，但血液是不会在血管中凝固的。究其原因，一方面是正常血管内皮完整光滑，因子Ⅻ不易发生表面激活，血液中又无因子Ⅲ，故不会启动内源性或外源性凝血过程；加之，血液流速很快，即使血浆中有一些凝血因子被激活，也会不断地被稀释运走，使凝血过程不能完成。另一方面是正常血浆中存在着抗凝系统，其中主要的是抗凝血酶、肝素等抗凝血物质。

1. 抗凝血酶 抗凝血酶是肝脏合成的一种脂蛋白，为血浆中主要的抗凝物质。它能够和凝血酶以及因子Ⅸa、Ⅹa、Ⅺa、Ⅻa结合，使其失去活性。在正常情况下，抗凝血酶的直接抗凝血作用非常慢而弱，但它与肝素结合后，可使其抗凝作用增加 2000 倍。

2. 肝素 肝素是一种酸性粘多糖，主要由肥大细胞和嗜碱粒细胞产生。肝素分布在体内大多数组织中，尤以肝、心、肺和肌组织中含量最多。肝素的主要作用有：①增强抗凝血酶的作用；肝素通过与抗凝血酶分子上的赖氨酸残基结合，使抗凝血酶与凝血酶的亲和力增加 100 倍，加速凝血酶的失活；②刺激血管内皮细胞释放纤溶酶原激活物，促进纤维蛋白溶解。因此，肝素在临床上作为一种抗凝剂广泛应用于防治血栓性疾病。

（四）血液凝固的加速与延缓

根据血液凝固的原理，在临床上可采取一些措施来加速、延缓或防止血液凝固，以便帮助对疾病的诊断和治疗。

1. 加速凝血的措施 在进行外科手术时，常用温热生理盐水纱布压迫伤口，原因就是利用粗糙面激活因子Ⅻ并促使血小板黏附、解体释放 PF_3 等，利用温热加速酶促反应，使血液凝固加速，有利于止血。此外，为防止维生素 K 缺乏病人在手术时大出血，常在术前给予一定量的维生素 K，促使肝脏合成 Ⅱ、Ⅶ、Ⅸ、Ⅹ 凝血因子，以加速血液凝固。中医学也有许多中草药能够促进血液凝固，如云南白药与三七等。

2. 延缓凝血的措施 若将血液置于光滑或温度较低的环境中均可延缓凝血。在临床输血、检验和科研中，常在抽出体外的血液中加入适量的抗凝剂。如加入枸橼酸钠，可与血浆中的 Ca^{2+} 形成不易电离的可溶性络合物，其用量适度对机体无害，所以常作为输血时的抗凝剂。加入草酸盐，可与血浆中的 Ca^{2+} 结合形成不易溶解的草酸钙沉淀，是化验室常用的抗凝剂，因草酸盐对机体有毒性，故不能用于临床输血。两者都是通过使血浆中的 Ca^{2+} 显著减少或消失，达到抗凝作用。

二、纤维蛋白溶解

血浆中纤维蛋白降解液化的过程，称为纤维蛋白溶解，简称纤溶。纤维蛋白溶解系统主要包括四种成分：①纤维蛋白溶解酶原（简称纤溶酶原）；②纤维蛋白溶解酶（简称纤溶酶）；③纤溶酶原激活物；④纤溶酶原抑制物。纤维蛋白溶解的基本过程大致分为两个主要步骤，即纤溶酶原的激活和纤维蛋白及纤维蛋白原的降解（图3-5）。

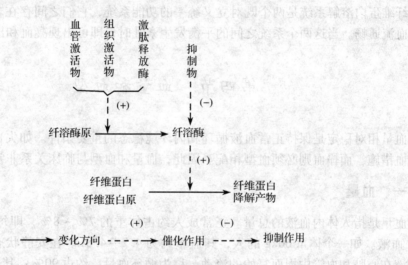

图 3-5 纤维蛋白溶解示意图

（一）纤溶酶原的激活

纤溶酶原是血浆中的一种 β 球蛋白，主要由肝脏合成。它经各种激活物的作用转变为纤溶酶。纤溶酶原激活物分布很广。主要有三类：①血管激活物：在小血管内皮细胞合成，当血管内出现血纤维时释放于血浆中，以促进血管内血凝块溶解；②组织激活物：这类激活物广泛地存在于体内组织中，其中以子宫、卵巢、肾上腺、前列腺、甲状腺和肺等组织中含量较多，当这些组织器官受损伤时，组织激活物便大量释放出来，促进纤溶。所以，这些器官手术时不易止血和手术后易发生渗血，妇女月经血液不凝固也是此原因。此外，肾合成和分泌的尿激酶，也属这类激活物，目前已从尿液中提取出来，作为血栓溶解剂应用于临床；③依赖于因子Ⅻa的激活物：血浆中的前激肽释放酶被Ⅻa激活生成激肽释放酶，即可激活纤溶酶原。

(二) 纤维蛋白和纤维蛋白原的降解

纤维蛋白和纤维蛋白原在纤溶酶的作用下可被分解成许多可溶性的小肽，称为纤维蛋白降解产物。纤维蛋白降解产物一般不再发生血液凝固。

(三) 纤溶抑制物

血液中能抑制纤溶的物质统称为纤溶抑制物。按其作用环节分为两类：一类抑制纤溶酶原激活作用的称为抗活化素；另一类抑制纤溶酶活性的称为抗纤溶酶。这两类物质存在于血浆和组织中。正常血液中，抗纤溶酶的作用远强于纤溶酶，故纤溶酶难于发挥作用，不易对血浆中的纤维蛋白原和其它凝血因子起水解作用。在血凝块中，由于纤维蛋白能吸附纤溶酶原和激活物，而不吸附抑制物，因此，纤溶酶大量形成和发挥作用，使纤维蛋白溶解。纤溶的激活物和抑制物以及纤溶的酶促反应，总称为纤溶系统。

(四) 纤维蛋白溶解的生理意义

纤溶系统对保持血管内血液处于液体状态，保证血流通畅，防止血栓的形成具有十分重要的生理意义。纤溶和凝血都是机体的一种保护性生理过程。正常情况下，血液凝固系统和纤维蛋白溶解系统是两个既对立又统一的功能系统，它们之间存在着动态平衡，共同维持血流通畅。当这两个系统之间的平衡发生紊乱时，即可出现凝血和出血方面的异常。

第四节 血量和血型

血量相对稳定是保持正常血液循环和内环境稳态的重要条件。如失血过多通常需要采取输血措施，而输血则必须血型相配。因此，血量和血型与临床关系非常密切。

一、血量

血量是指人体内血液的总量。正常成人约占体重的7%～8%，即每千克体重有70～80ml血液。如一个体重60kg的人，其血量约为4.2～4.8L。在安静状态下，人体绝大部分血液在心脏和血管中周而复始的流动，称为循环血量，约占90%；其余一小部分血液在肝、脾、肺、腹腔静脉及皮下静脉丛等处，流动缓慢，这部分血量称为贮存血量，约占10%。当机体在剧烈活动或大失血时，贮存血量释放进入血液循环，增加或补充循环血量，以保证机体正常生命活动的需要。

正常人体内的血量总是维持相对恒定的，它使血管保持一定的充盈度，从而维持正常血压和血流，保证体内各器官、组织在单位时间内有充足的血液灌流。若血量不足将会引起血压下降，器官、组织、细胞缺血，导致体内代谢障碍。如机体一次失血不超过10%时（约500ml），可以通过贮存血量的补偿和心血管系统的调节反应，使血量很快恢复。失掉的水和电解质由组织液加速回流，可在1～2小时内补足，血浆蛋白可在24小时内补足。故一次献血200～300ml时，一般不会影响健康。若失血一次达20%时，则机体难以代偿，可出现血压下降、脉搏加快、四肢冰冷、眩晕、恶心、口渴等临床表现。如果失血量超过30%，将会危及生命，应尽快采取急救措施。最佳的方法是立即输血。

二、血型

血型是指血细胞膜上的特异性抗原类型。通常所谓血型，主要指红细胞血型。目前国际输血协会认可的人类红细胞血型系统多达29个，193种抗原。医学上较为重要的血型系统是 ABO、Rh、MNSs、Lutheran、Kell、Lew-is、Duff、Kidd 等，其中与临床关系较为密切的是 ABO 血型系统和 Rh 血型系统。

（一）ABO 血型系统

1. ABO 血型系统的分型　ABO 血型是根据红细胞膜上所含抗原的种类不同或有无来分型。将其血型分为 A 型、B 型、AB 型和 O 型四个基本类型。这一系统中，红细胞膜上含有两种不同的抗原（这些抗原在红细胞凝集反应中也称凝集原），分别称 A 抗原（A 凝集原）和 B 抗原（B 凝集原）。在血清中存在两种与抗原相对抗的天然抗体（能与红细胞膜上的凝集原起反应的特异抗体则称为凝集素），分别称为抗 A 抗体（抗 A 凝集素）和抗 B 抗体（抗 B 凝集素）。正常情况下，同一个体的血液中，相对抗的抗原和抗体是不会同时并存的。凡红细胞膜上只含有 A 抗原的为 A 型，其血浆中含有抗 B 抗体；膜上只含有 B 抗原的为 B 型，其血浆中含有抗 A 抗体；膜上 A、B 两种抗原均有的为 AB 型，其血浆中两种抗体均无；膜上两种抗原均无的为 O 型，其血浆中抗 A、抗 B 抗体均有（表3-3）。

表3-3　ABO 血型系统的抗原和抗体

血型	红细胞膜上的抗原	血清中的抗体
A 型	A	抗 B
B 型	B	抗 A
AB 型	A、B	无
O 型	无	抗 A、抗 B

2. ABO 血型与输血　临床输血应遵循的根本原则，就是要避免在输血过程中出现红细胞凝集反应。如果在输血时，当含有 A 抗原的红细胞与含有抗 A 抗体的血清相遇，或含有 B 抗原的红细胞与含有抗 B 抗体的血清相遇，且达到一定的浓度时，均会引起红细胞凝集反应，使红细胞破裂溶血。因此，临床上输血要求输同型血。只有在缺乏同型血的情况下，才可根据供血者的红细胞确实不被受血者的血清所凝集的原则，可缓慢、少量（一般不超过300ml）输入异型血液。O 型血液的红细胞膜上无抗原，故在必要时可输给其它血型者；而 AB 型血液的血清中无抗体，故可接受其它型血液（图3-6）。至于供血者输入的血清中抗体进入受血者的血循环后，很快被稀释，使其浓度降低到不足以引起同受血者的红细胞发生凝集反应。

3. 交叉配血试验　为确保输血安全，不论同型或异型输血，均应在输血前作交叉配血试验（图3-7）。即把供血者的红细胞与受血者的血清相混合，称为直接配血（主侧）；再把受血者的红细胞与供血者的血清相混合，称为间接配血（次侧）。如果两侧均无凝集反应时，则可输血。如果主侧凝集，不能输血。如果仅次侧凝集，可谨慎地少量输血，且要密切观察有无输血反应的发生。

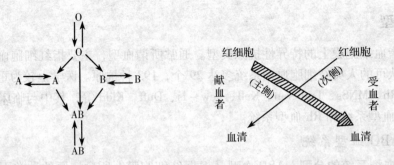

图3-6　ABO血型之间输血关系示意图　　图3-7　交叉配血试验示意图

4. 血型遗传　血型是先天遗传的。在人类ABO血型的遗传中,受细胞核染色体上A、B和O三个等位基因所控制。其中A和B属于显性基因,O属于隐性基因(表3-4)。每一种血型均由两个遗传基因所决定。血型基因由父母双方各遗传一个基因给子女。故知道父母亲血型,就能推算出子女可能有的血型(表3-5)。例如红细胞上表现型为O者只可能来自两个O基因;而表现型A和B者,有可能来自AO和BO基因,因此A型或B型的父母完全有可能生下O型的子女;而AB血型的人不可能生下O型子女。但在法医判断血缘关系时,只能作否定的参考依据,而不能作出肯定判断。由于血细胞上存在多种血型系统,测定血型的种类愈多,作出否定性判断的可靠性就愈高。

表3-4	ABO血型的遗传基因和表现型			
血型遗传基因	AA、AO	BB、BO	AB	OO
血型的表现型	A型	B型	AB型	O型

表3-5	ABO血型的遗传关系			
母亲血型	父亲血型			
	O型	A型	B型	AB型
O	O	O、A	O、B	A、B
A	O、A	A、O	O、A、B、AB	A、B、AB
B	O、B	O、B、AB	B、O	A、B、AB
AB	A、B	A、B、AB	A、B、AB	A、B、AB

(二) Rh血型系统

1. Rh血型系统的抗原　Rh血型是与ABO血型系统同时存在的另一类血型系统。因最早发现于恒河猴(Rhesus monkey)而得名。Rh血型系统是红细胞血型中最复杂的一个系统。目前已发现40多种Rh抗原(Rh因子),与临床关系密切的有C、c、D、E、e五种抗原,其中以D抗原的活性最强。通常将红细胞膜上含有D抗原者称为Rh阳性;不含D抗原者称Rh阴性。我国汉族绝大多数人属Rh阳性,Rh阴性者不足1%。但有些少数民族,Rh阴性者较汉族高,如塔塔尔族为15.8%,苗族为12.3%,布依族和乌孜别克族均为8.7%。因此,在Rh阴性较多的地区工作的医护人员,对Rh血型应当特别重视。

2. Rh 血型的特点及其临床意义 Rh 血型系统的主要特点是不论 Rh 阳性还是 Rh 阴性,其血清中不存在天然抗 Rh 抗体。只有 Rh 阴性的人接受 Rh 阳性者的血液后,产生后天获得性抗 Rh 抗体,即为免疫性抗体。抗 Rh 抗体可与 Rh 阳性者红细胞发生凝集反应。

(1) 输血溶血反应:在输血方面,当 Rh 阴性的受血者第一次接受 Rh 阳性的血液后,不会发生凝集反应。但可使受血者血清中产生抗 Rh 抗体。这样,在第二次再输入 Rh 阳性血液时,就会发生抗原-抗体免疫反应(即红细胞凝集反应),发生溶血。这就是临床上重复输同一供血者的血液时,也要做交叉配血试验的原因。

(2) 新生儿溶血反应:在妊娠方面,当 Rh 阴性的母亲孕育了 Rh 阳性的胎儿时,胎儿的红细胞因某种原因(如少量胎盘绒毛脱落)进入母体血液循环,也可产生抗 Rh 抗体。如果母亲第二次再孕育 Rh 阳性胎儿时,母亲体内的抗 Rh 抗体就可透过胎盘进入胎儿血液,使胎儿的红细胞凝集,发生溶血,重者可导致胎儿死亡。

由于血型种类较多,所以输血不仅要鉴定血型,而且每次输血之前均应进行交叉配血试验。

第四章 血液循环

血液在体内按一定的方向流动称为血液循环。循环系统由心脏和血管组成。心脏是推动血液流动的动力器官；血管是血液流动的管道，起着运输、分配血液和物质交换的作用。

第一节 心脏生理

心脏是一个中空的肌肉器官，能自动地、节律地发生兴奋和收缩，推动血液循环不停地流动。心脏的生理功能取决于心肌细胞的生理特性，而心肌细胞的生理特性与心肌细胞的生物电活动有直接关系。

一、心肌细胞的生物电现象

心肌细胞同其他可兴奋细胞一样，细胞膜也存在着跨膜电位。心肌细胞跨膜电位包括安静时的静息电位和兴奋时的动作电位。各种心肌细胞的跨膜电位及其产生机制是不相同的。现着重讨论心室肌细胞跨膜电位产生的原理，扼要介绍其他心肌细胞跨膜电位的特点。

(一) 心肌细胞的类型

心肌细胞根据结构和功能不同分为两大类。一类为工作细胞，包括心房肌细胞和心室肌细胞。工作细胞含有大量的肌原纤维，具有执行心脏的收缩和射血功能；另一类为自律细胞，是特殊分化了的具有自动节律性或起搏功能的心肌细胞。它们构成了心脏的特殊传导系统。这类细胞所含肌原纤维甚少，基本上无收缩性。自律细胞的主要功能是产生和传导兴奋，控制心脏活动的节律。

(二) 心室肌细胞的跨膜电位及其形成机制

1. 静息电位 心室肌细胞的静息电位约为 $-90mV$，形成机制与神经纤维基本相同，主要是 K^+ 向细胞外扩散产生的电-化学平衡电位。

2. 动作电位 与神经纤维比较，心室肌细胞动作电位有明显不同，其复极过程比较复杂。通常将心室肌细胞的动作电位分为 0、1、2、3、4 五个时期（图 4-1）。

(1) 0 期：为去极化过程。心室肌细胞兴奋时，使细胞膜上部分 Na^+ 通道开放，少量 Na^+ 内流，造成膜部分去极化，当去极化达到 $-70mV$（阈电位）时，大量 Na^+ 通道开放，Na^+ 大量内流，使膜内电位由 $-90mV$ 迅速上升到 $+30mV$，构成了动作电位的上升支。此时膜电位由极化状态变成反极化状态。0 期去极化的幅度高（120mV），时间短（1~

2ms），速度快（200~300mV/ms）。Na^+通道激活快，失活也快，称为快钠通道。快钠通道可被河豚毒素阻断。

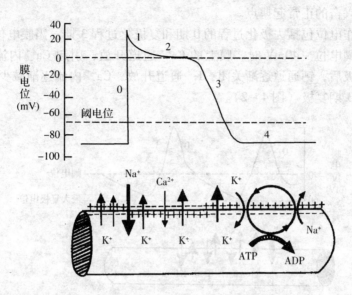

图4-1 心室肌细胞动作电位和主要离子的跨膜活动

（2）1期：又称快速复极初期。此期Na^+通道关闭，K^+通道激活开放，一过性K^+外流形成。动作电位到达峰值后，出现快速而短暂的复极化，膜内电位由+30mV迅速下降到0mV左右，0期和1期的膜电位变化速度快，形成高而尖的峰电位，历时约10ms。

（3）2期：又称平台期。此期主要由缓慢、持久的Ca^{2+}内流和少量K^+外流形成。表现为复极过程停滞于等电位状态，形成2期平台，历时100~150ms。是心室肌细胞动作电位时程长的主要原因，也是心室肌细胞动作电位区别于神经纤维和骨骼肌细胞动作电位的主要特征。

（4）3期：又称快速复极末期。此期Ca^{2+}通道完全关闭，Ca^{2+}内流停止，K^+通道开放，由于K^+外流迅速增加形成。此期复极速度加快，膜电位由0mV左右快速下降到-90mV，历时约100~150ms。

（5）4期：又称静息期或恢复期。此期心室肌细胞的膜电位虽已恢复至静息电位水平，但在动作电位形成过程中，膜内Na^+、Ca^{2+}增多，膜外K^+增多，致使膜内外的离子浓度有所改变。4期内细胞膜离子泵进行主动的逆浓度差转运，把进入细胞内的Na^+和Ca^{2+}排到细胞外，把外流的K^+摄回细胞内，以恢复细胞内外离子的正常浓度，保持心肌细胞的正常兴奋能力。

（三）窦房结细胞和浦肯野细胞跨膜电位及其形成机制

窦房结细胞和蒲肯野细胞均为自律细胞。自律细胞有一个共同特点，即4期膜内电位不稳定，可自动缓慢地逐渐去极化，称为4期自动去极。4期又称最大复极电位（或称最大舒张电位）。心肌自律细胞4期自动去极，是自律细胞与非自律细胞生物电现象的主要区别，也是形成自律性的基础。

1. 窦房结细胞的跨膜电位及其形成机制

窦房结的起搏细胞简称 P 细胞，是一种特殊分化的心肌细胞，具有很高的自动节律性，是控制心脏兴奋的正常起搏点。

窦房结的动作电位包括去极化过程的 0 期和复极化过程 3 期。当膜电位由最大复极电位自动去极化达阈电位 -40mV 时，膜上的 Ca^{2+} 通道开放，引起 Ca^{2+} 内流，形成 0 期去极。随着 0 期去极后，钙通道逐渐关闭，K^+ 通道开放，Ca^{2+} 内流逐渐减少，K^+ 外流的逐渐增加，形成了 3 期复极（图 4-2）。

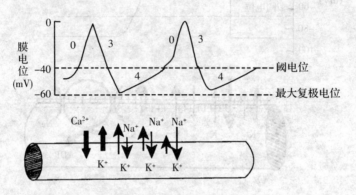

图 4-2 窦房结细胞的跨膜电位

2. 浦肯野细胞的跨膜电位及其形成机制

浦肯野细胞最大复极电位约为 -90mV。其动作电位的 0、1、2、3 期的膜电位变化及离子机制与心室肌细胞基本相似。不同之处在于存在 4 期自动去极。浦肯野细胞的 4 期自动去极速度比窦房结 P 细胞慢，因此其自律性比窦房结 P 细胞低。在正常情况下，浦肯野细胞受窦房结 P 细胞的控制，仅起传导兴奋的作用。

二、心肌的生理特性

心肌具有自动节律性、兴奋性、传导性和收缩性。前三者是以心肌细胞膜的生物电活动为基础，故称为电生理特性，它们反映了心脏的兴奋功能。收缩性是一种机械特性，它反映了心脏的泵血功能。电生理特性和机械特性共同决定着心脏的活动。

（一）自动节律性

心肌细胞在没有外来因素作用下，能够自动地发生节律性兴奋的能力或特性称为自动节律性，简称自律性。心肌的自动节律性主要表现在心内特殊传导系统，包括窦房结、房室交界、房室束及其分支。各部位的自律性高低不等，窦房结细胞的自律性最高，约 100 次/分；其次是房室交界，约 40～60 次/分；浦肯野纤维约 15～40 次/分。

窦房结是心脏的正常起搏点。由窦房结控制的心律，称为窦性心律。正常情况下，窦房结以外的心脏自律组织因受窦房结兴奋的控制，不表现其自律性，故称为潜在起搏点。在某些异常情况下，如窦房结自律性降低、或者潜在起搏点的自律性增高等，这些潜在起搏点可表现出自律性，称为异位起搏点。由窦房结以外的异位起搏点所控制的心脏节律，称为异位节律。

(二) 兴奋性

心肌细胞对刺激产生兴奋的能力或特性称为心肌细胞的兴奋性。

1. 心肌细胞兴奋性的周期性变化 当心肌细胞受到刺激产生一次兴奋时，兴奋性也随之发生一系列周期性变化。心室肌细胞兴奋性的变化分为以下几个时期（图4-3）。

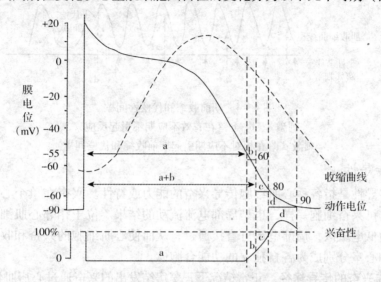

图4-3 心室肌动作电位期间兴奋性的变化与收缩的关系
a. 绝对不应期　　b. 局部反应期　　a+b. 有效不应期
c. 相对不应期　　d. 超常期

（1）有效不应期：从动作电位0期去极化开始至复极化3期达-60mV这段时间内，由于给予有效刺激不能引发动作电位，称为有效不应期。其中从0期去极开始至复极3期膜内电位为-55mV的时间内，无论给予多强的刺激都不会使心肌产生任何程度的去极化，称为绝对不应期。此时Na^+通道处于失活状态，心肌细胞兴奋性为零。从膜内电位-55mV到-60mV这段复极期间，由于少量Na^+通道开始复活，这时如给予强刺激，心肌可发生局部去极化，但仍然不能产生动作电位，称为局部反应期。

（2）相对不应期：有效不应期完毕，从3期膜内电位-60mV开始至-80mV这段时期内，用阈上刺激才能引起动作电位，称为相对不应期。此期内心肌的兴奋性已逐渐恢复，但仍低于正常。

（3）超常期：膜内电位由-80mV开始至复极-90mV这段时期内，用阈下刺激就能引起心肌产生动作电位，称为超常期。在此期间，心肌细胞的膜电位已基本恢复，但绝对值尚低于静息电位，距阈电位的差距较小，引起兴奋所需的刺激阈值减少，因此兴奋性高于正常水平。

2. 期前收缩与代偿性间歇 正常心脏是按窦房结自动产生的兴奋进行节律性的活动。如果在有效不应期之后（相对不应期和超常期之内），心室肌受到一次额外的人工刺激或异位起搏点产生的刺激，则可以产生一次兴奋和收缩，称为期前兴奋和期前收缩，又称早搏。在期前收缩之后，出现一段较长的舒张期，称为代偿性间歇（图4-4）。因为期前兴奋也有自己的有效不应期，当下一次窦房结兴奋传到心室肌时，正好落在期前兴奋的有效不应期内,因而不能引起心室的兴奋和收缩,出现一个较长的心室舒张期。期前收缩是临床上常见的一种异位心率。

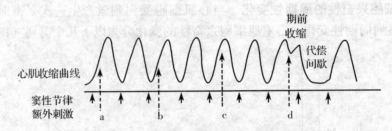

图4-4 期前收缩和代偿性间歇
刺激a、b、c落在有效不应期不引起反应,
刺激d落在相对不应期引起期前收缩和代偿间歇

(三) 传导性

心肌的传导性是指各种心肌细胞传导兴奋的能力或特性。兴奋在单个心肌细胞上传导的机制和其它可兴奋细胞一样,也是局部电流流动的结果。位于相邻心肌细胞间闰盘处的缝隙连接,为低电阻区,局部电流可直接通过,从而使心肌细胞的兴奋和收缩为同步性活动。使心房和心室分别成为各自独立的功能合胞体。

1. 心脏内兴奋的传导途径 正常情况下,窦房结发出的兴奋通过心房肌传播到两心房,并沿心房的"优势传导通路"迅速传到房室交界,再经房室束和左、右束支到达浦肯野纤维网,引起心室肌兴奋,兴奋由心内膜侧向心外膜侧扩布,使整个心室肌兴奋(图4-5)。

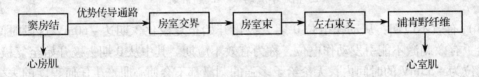

图4-5 心脏内兴奋的传导途径

2. 心脏内兴奋的传导速度 各类心肌细胞的传导速度是不同的。普通心房肌的传导速度较慢,约为0.4m/s,而"优势传导通路"的传导速度较快,约为1.0m/s,有利于两心房同步兴奋和收缩;心室肌的传导速度约为1.0m/s,而浦肯野纤维的传导速度可达4m/s,有利于两心室同步兴奋和收缩。房室交界区的传导速度很低,特别是结区的传导速度最慢,仅有0.02m/s。因此,兴奋传导在房室交界出现了延迟,称为房-室延搁。房-室延搁具有重要的生理意义,它保证了心室的收缩发生在心房收缩之后,有利于心室血液的充盈与射血。

(四) 收缩性

心肌细胞受到刺激产生兴奋发生收缩的能力,称为收缩性。与骨骼肌比较,心肌细胞收缩具有以下特点:

1. 同步收缩 由于心房和心室内特殊传导组织的传导速度快,加之心肌细胞之间的闰盘区电阻低,兴奋很容易通过。因此当心房或心室受到刺激后,兴奋几乎同时到达所有心房肌或心室肌,从而引起所有心房肌或心室肌同步收缩。同步收缩有利于心脏泵血。

2. 不发生强直收缩　心肌的有效不应期长，几乎占据了整个心肌收缩期和舒张早期。由于此期心肌对任何刺激均不会产生兴奋和收缩，因此与骨骼肌不同，心肌不会产生强直收缩，这对心脏交替性的收缩射血和舒张充盈活动非常有利。

3. 对细胞外液中 Ca^{2+} 依赖性较大　心肌细胞和骨骼肌细胞都是以 Ca^{2+} 作为兴奋-收缩耦联媒介的。虽然心肌细胞的终末池不发达，贮 Ca^{2+} 量比骨骼肌少，但心肌细胞横管系统发达，有利于细胞外液的 Ca^{2+} 内流。因此，心肌收缩所需 Ca^{2+} 主要来自细胞外液。在一定范围内，细胞外液 Ca^{2+} 浓度升高，可增强心肌收缩能力。反之，Ca^{2+} 浓度降低，心肌收缩能力减弱。

三、心脏的泵血功能

（一）心率与心动周期

1. 心率　心脏的舒缩活动称为心搏，每分钟心搏的次数称为心率。正常成人安静状态下，心率为 60~100 次/分。心率因不同年龄、不同性别和不同生理状况而有差异。新生儿心率可达 130 次/分以上，以后逐渐减慢，至青春期接近成年人。成年人的心率，女性较男性快；经常进行体力劳动或体育锻炼的人，平时心率较慢；同一个人，安静或睡眠时较慢，肌肉活动增加或情绪激动时较快。

2. 心动周期　心脏每收缩和舒张一次构成一个机械活动周期，称为心动周期。成人平均心率以 75 次/分计算，则每一心动周期约为 0.8s，其中心房收缩期为 0.1s，舒张期为 0.7s；而心室收缩期为 0.3s，舒张期为 0.5s。心房和心室都处于舒张期的时间为 0.4s，这一时期称为全心舒张期（图 4-6）。在一个心动周期中，无论心房或心室，舒张期都长于收缩期，这对于心脏持久不停地活动，以及保证心室有足够的充盈时间，都具有重要的意义。另一方面，心房和心室从不同步收缩，但却有一段较长的共同舒张时间，这对血液顺利回流心室是十分有利的。

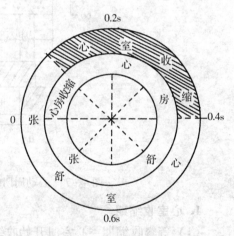

图 4-6　心动周期

心率对心动周期有直接的影响。心率加快，心动周期缩短，收缩期和舒张期均缩短，但舒张期的缩短更为显著，这样对心脏的充盈和持久活动不利。在临床上快速性心律失常有时可导致心力衰竭。

（二）心室射血和充盈过程

在心脏泵血过程中，左右心室呈同步性活动。心室所起的作用远比心房重要得多。因此，通常所说的心动周期是指心室的活动周期而言。在一个心动周期中，由于心室肌的收缩与舒张，可以伴随心室内压、瓣膜的启闭、心室内容积和血流方向等变化。通常把一个心动周期分为心室的收缩和舒张两个时期，以说明心室射血和心室充盈的整个泵血过程（图 4-7）。

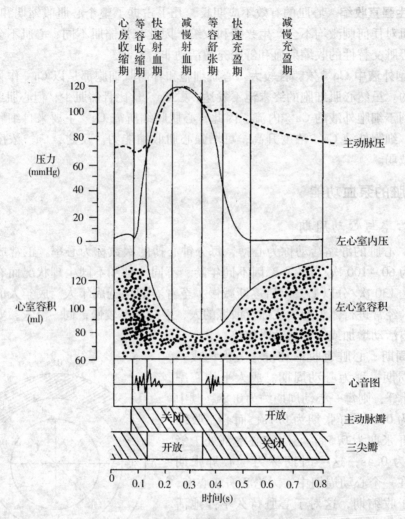

图 4-7 心动周期中左心室内压力、容积和瓣膜等变化

1. 心室收缩期

（1）等容收缩期：心室肌开始收缩，室内压迅速升高，当室内压超过房内压，推动房室瓣关闭。此时，室内压仍低于动脉压，动脉瓣仍处于关闭状态，心室成为一个密闭的腔。当房室瓣关闭动脉瓣尚未开放的时期，心室内容积不变，称为等容收缩期，历时约 0.05s。

（2）快速射血期：心室肌继续收缩，室内压继续上升，当室内压超过动脉压时，冲开动脉瓣，血液被迅速射入动脉，心室容积迅速减小，称为快速射血期。历时约 0.1 秒。此期射入到动脉的血量较大，约占总射血量的 2/3，而且血流速度很快。

（3）减慢射血期：快速射血期后，动脉内血液量增多，压力增大。此时心室内血量减少，心室肌收缩力下降，射血速度减慢，称为减慢射血期。历时约 0.15s。在此期心室内压已略低于动脉压，血液依其惯性作用逆着压力梯度继续流入动脉。

2. 心室舒张期

（1）等容舒张期：心室肌开始舒张，室内压急剧下降，当室内压低于动脉压，动脉瓣在血液推动下关闭,以阻止主动脉血液不能倒流入心室。此时室内压仍然明显高于房内压,房室瓣依然处于关闭状态,心室又成为一个密闭的腔。当动脉瓣关闭房室瓣尚未开放的时期,心室内容积不变,称为等容舒张期。历时约0.06s。

(2) 快速充盈期:等容舒张期末,室内压低于房内压,房室瓣即刻开放,心房和大静脉内血液顺着房室压力梯度被快速地抽吸进入心室,心室容积增大,称为快速充盈期。历时约0.11s。在这一时期内,进入心室的血量约占总充盈量的2/3,是心室充盈的主要阶段。

(3) 减慢充盈期:快速充盈期后,随着心室内血液不断增加,房室压力梯度逐渐减小,静脉内血液经心房流入心室的速度逐渐减慢,此期称为减慢充盈期,历时约0.22s。

(4) 心房收缩期:继减慢充盈期之后,心房开始收缩,房内压升高,进一步将心房内血液挤入心室,心房收缩期进入心室的血量约占心室总充盈量的1/3。历时约0.1s。在临床上心房纤颤的病人,尽管心房已不能正常收缩,心室的充盈量有所减少,但对心脏的泵血功能影响尚不严重,若发生心室纤颤,则心脏的泵血功能丧失,后果极为严重。

(三) 心脏泵血功能的评价

1. 每搏输出量和射血分数 一次心搏由一侧心室射出的血量,称为每搏输出量,简称搏出量。左右心室的搏出量基本相等。相当于心室舒张末期容积与收缩末期容积之差。正常成人在安静状态下的搏出量约为60~80ml。

搏出量占心室舒张末期容积的百分比称为射血分数。安静状态下,健康成人的射血分数约为55%~65%。正常心脏搏出量始终与心室舒张末期容积相适应。在一定范围内,心室舒张末期容积增加时,搏出量也相应增加,射血分数基本不变。在心室异常扩大,心功能减退时,搏出量可能与正常人没有明显区别,但与已经增大了的心室舒张末期容积不相适应,射血分数明显下降。因此,射血分数是评定心脏泵血功能较为客观的指标。

2. 每分输出量和心指数 每分钟由一侧心室射出的血量,称为每分输出量,简称心输出量,它等于搏出量乘以心率。如按心率75次/分计算,正常成人安静时心输出量约4.5~6L/min,平均约为5 L/min。心输出量与机体新陈代谢水平相适应,可因性别、年龄及其他生理情况而不同。成年女性比同体重男性心输出量约低10%,青年时期高于老年时期。重体力劳动或剧烈运动时,心输出量可比安静时提高5~7倍。情绪激动时心输出量可增加50%以上。

正常人安静时的心输出量与体表面积成正比,因此,把在空腹和安静状态下,每平方米体表面积的心输出量称为心指数。一般成人的体表面积约为$1.6~1.7m^2$,安静时心输出量按5~6L/min计算,则心指数约为$3.0~3.5 L/min·m^2$。心指数是分析比较不同个体心脏功能常用的指标。

3. 心力贮备 心输出量能随机体代谢需要而增长的能力称为心力贮备。健康人安静时,每分输出量约为5.0~6.0L,强体力活动时,每分钟心输出量可增加到30L。心力贮备包括心率贮备和搏出量贮备。健康成人安静时,心率平均为75次/分,活动加强时则心率加快,此称为心率贮备。正常人安静时搏出量约为70ml,剧烈活动时可增加到150ml左右,此称为搏出量贮备。搏出量增加的原因,一是心缩期射血量增加,二是心舒期充盈量增加。前者称为收缩期贮备,后者称为舒张期贮备。

(四) 影响心输出量的因素

1. 影响搏出量的因素 在心率不变的情况下,搏出量的多少取决于心室肌收缩的强度和速度,因此,凡能影响心肌收缩的因素都能影响搏出量,它们包括前负荷、后负荷和心肌收缩能力。

(1) 前负荷:心室收缩之前所承受的负荷称前负荷。心室肌的前负荷是由心室舒张末期充盈量决定的。此量等于静脉回心血量和心室射血后剩余血量的总和。其中静脉回心血量是影响心室舒张末期血液充盈量的重要因素。前负荷决定着心肌的初长度。在一定限度内,心室舒张末期容积愈大,心室肌的初长度愈长,则心肌收缩强度和速度就愈大、搏出量就愈多。因此,把通过改变心肌的初长度而使心肌的收缩强度和速度增大,搏出量提高的这种调节,称为异长自身调节。

(2) 后负荷:心室肌在收缩过程中所承受的负荷称后负荷。指心脏在射血过程中所遇到的阻力,即动脉血压。当心肌收缩能力、心率保持不变,则后负荷与搏出量呈反变关系。因为动脉血压的升高将使心室等容收缩期延长,射血期缩短,射血期心肌纤维缩短的程度和速度均随之减小,射血速度减慢,搏出量减少。

临床上高血压患者,因长期后负荷加重,心肌经常处于收缩加强的状态而逐渐肥厚,导致心肌缺血缺氧,心肌收缩能力减弱,最后左心泵血功能衰竭。

(3) 心肌收缩能力:指心肌不是通过初长度的改变,而是通过心肌本身功能状态的改变使其收缩强度和速度发生变化,而引起搏出量的改变,这种调节方式称为等长自身调节。

人体心肌收缩能力受神经和体液因素的影响。当交感神经活动增强,肾上腺素和去甲肾上腺素分泌增多时,心肌收缩能力增强,每搏输出量增多;当迷走神经活动增强,乙酰胆碱分泌增多时,则引起相反效应。

2. 心率 心率在一定范围内变动时,心输出量随之增减。然而心率过快,超过160~180次/分,因心室舒张期明显缩短,心室充盈量明显减少,将引起心输出量下降;心率过慢,低于40次/分,心输出量亦明显减少。

四、心音和心电图

(一) 心音

在每一个心动周期中,心肌收缩舒张、瓣膜启闭、血流撞击室壁和大动脉管壁等因素引起的机械振动,通过周围组织传导到胸壁,如将听诊器放在胸壁某些特定的部位听到的声音,称为心音。通常可听到第一心音和第二心音。在正常人偶尔可听到第三心音和第四心音。现主要介绍第一心音和第二心音。

1. 第一心音 发生在心室收缩期,标志着心室收缩的开始。产生原理是:当心室收缩时,由于房室瓣迅速关闭、心室肌的收缩以及血液撞击动脉管壁引起的振动而产生。第一心音在左侧第五肋间锁骨中线内听得最清楚。其特点是:音调较低,持续时间较长。第一心音的响度主要取决于心室肌的收缩力。心室肌收缩力量愈强、瓣膜关闭振动愈大,则第一心音愈响。

2. 第二心音 发生在心室舒张期,标志着心室舒张的开始。产生原理是:当心室舒张时，由于动脉瓣迅速关闭、血液反流冲击大动脉根部引起的振动而产生。第二心音在胸骨左右缘第二肋间听得最清楚。其特点是：音调较高，持续时间较短。第二心音的响度主要取决于主动脉和肺动脉压力的高低，压力愈高，动脉和心室之间压力差愈大，第二心音愈响。

第一心音和第二心音之间的时间相当于心室收缩期；第二心音至下一个第一心音之间的时间相当于心室舒张期，第一心音可反映心肌收缩的强弱和房室瓣的功能状态；第二心音可反映动脉瓣的功能状态。在心肌或心瓣膜发生病变时，心音也将随之改变，出现正常心音之外的附加音，称为"心杂音"。例如，动脉瓣狭窄或房室瓣关闭不全时，在心缩期内出现杂音，称为收缩期杂音；房室瓣狭窄或动脉瓣关闭不全时，在心舒期内出现杂音，称为舒张期杂音。根据心杂音发生的时间和表现的性质，有助于对心脏疾病的诊断。

（二）心电图

在每个心动周期中，由窦房结产生的兴奋，按一定的途径，依次传向心房和心室，引起整个心脏的兴奋。这种兴奋在传播过程中的生物电变化，可通过周围的导电组织和体液传导到全身，使体表各部位在每一心动周期中都发生有规律的电变化。因此，用引导电极置于身体表面的一定部位记录出来的心脏电变化曲线，称为心电图（ECG）。心肌细胞的生物电变化是心电图的来源，心电图每一瞬间的电位值都是许多心肌细胞电活动的综合效应在体表的反应。

1. 心电图的导联 在记录心电图时，将金属电极分别放在体表某两点，再用导线连接心电图机的正负两极，这种电极安放的位置和连接方式，称为导联。临床上常用的导联包括标准导联（Ⅰ、Ⅱ、Ⅲ），加压单极肢体导联（aVR、aVL、aVF）及加压单极胸导联（V1、V2、V3、V4、V5、V6）。标准导联描记的心电图波形，反映两极下的电位差；加压单极肢体导联和加压单极胸导联能直接反映电极下的心脏电变化。

2. 正常心电图各波及意义 心电图记录纸上纵线代表电压，每1mm为0.1mV；横线代表时间，标准纸速为25mm/s时，横线1mm为0.04s。根据记录纸可测量出心电图各波的电位值和时间。不同导联描记的心电图，具有各自的波形特征。标准导联Ⅱ的波形较典型，下面以它为例说明心电图的波形组成（图4-8）。

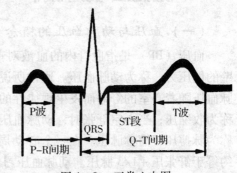

图4-8 正常心电图

（1）P波：是由左右心房去极化产生，反映兴奋在心房传导过程中的电位变化。历时0.08～0.11s。波幅不超过0.25mV。如其时间和波幅超过正常，则提示心房肥厚。

（2）QRS波群：简称QRS波。反映左、右心室去极化过程的电位变化。QRS波的起点标志心室兴奋的开始，终点表示左、右心室已全部兴奋。历时0.06～0.10s，代表兴奋在左、右心室传播所需要的时间。

（3）T波：反映两心室复极化过程的电位变化。历时0.05～0.25s。波幅一般为0.1～0.8mV。在以R波为主的导联中，T波不应低于R波的1/10，小于1/10为低平。T波的方向通常与QRS波的主波R波方向一致，方向相反为T波倒置。当心肌损伤、缺血等，T

波将发生变化。

(4) S-T段：指从QRS波终点至T波起点之间的线段。反映心室肌细胞全部处于去极化状态，各部分之间无电位差。若ST段上下偏离一定范围，表示心肌有损伤、缺血等病变。

(5) P-R间期（或PQ间期）：指从P波起点至QRS波起点之间的时间。历时0.12~0.20s。它反映从心房开始兴奋到心室开始兴奋所需要的时间，P-R间期延长，表示有房室传导阻滞。

(6) Q-T间期：指从QRS波起点至T波终点的时间，历时0.30~0.40s。它反映心室肌从去极化开始到完全复极化所需要的时间。Q-T间期与心率有密切关系，心率愈慢，QT间期愈长，反之亦然。

第二节 血管生理

血管分为动脉、毛细血管和静脉三大类。各类血管分别具有不同的结构和功能特点。主动脉和大动脉管壁较厚，含有丰富的弹性纤维，具有良好的弹性，称为弹性血管。中等动脉管壁上弹性纤维较少，开始出现平滑肌细胞，其主要功能是将血液输送到各器官，故称为分配血管。小动脉和微动脉管壁平滑肌丰富，血流阻力大，称为阻力血管。毛细血管数量多、口径小、血流慢，管壁薄，通透性大，是血液与组织液进行物质交换的部位，因此称为交换血管。静脉血管与相应的动脉血管相比，其口径大而管壁较薄，因而容量较大，循环系统中约有60%~70%的血液在静脉系统中，故称为容量血管。

一、动脉血压与动脉脉搏

（一）血压与动脉血压的概念

血压（BP）是指血管内的血液对单位面积血管壁的侧压力。血液对单位面积动脉管壁的侧压力，称为动脉血压。通常所说的血压是指动脉血压而言。在一个心动周期中，动脉血压随着心室的舒缩而发生规律性的波动。当心室收缩时，动脉血压上升达到的最高值称为收缩压；当心室舒张时，动脉血压下降到的最低值称为舒张压。收缩压与舒张压之差称为脉搏压，简称脉压。在一个心动周期中每一瞬间动脉血压的平均值称为平均动脉压，约等于舒张压+1/3脉压。动脉血压习惯用收缩压/舒张压表示。

（二）动脉血压的正常值及其生理差异

一般所说的血压是指体循环的主动脉血压。由于大动脉中血压的降落甚微，故上臂肱动脉处所测得的血压数值，基本上可以代表主动脉血压。因此，通常测量血压，是以肱动脉血压为标准。健康成人安静时收缩压为100~120mmHg（13.3~16.0kPa），舒张压为60~80mmHg（8.0~10.6kPa），脉压为30~40mmHg（4.0~5.3kPa），平均动脉压为100mmHg（13.3kPa）。

动脉血压有年龄、性别和不同生理状态等因素的差异。在年龄方面，健康人的动脉血压有随年龄的增长而增高的趋势，以收缩压增高较明显。在性别方面，男性略高于女性。

在情绪激动和运动状态下，血压特别是收缩压可增高。

临床上将收缩压持续低于 90mmHg（12.0kPa），舒张压持续低于 60mmHg（8.0kPa），可视为血压偏低。而高血压的诊断主要依赖于舒张压的水平，如舒张压持续超过 90mmHg（12.0kPa），则为高血压。

（三）动脉血压的形成

心血管系统是一个封闭的管道动力系统。心血管系统内有足够的血液充盈是形成动脉血压的前提。心室收缩射血的动力与血液在血管内流动时所遇到的阻力，特别是血液经小动脉和微动脉时遇到的阻力最大，称为外周阻力，这两者相互作用，是形成动脉血压的两个基本因素。如果动力和阻力失去任何一方，动脉血压将不复存在。另外，大动脉管壁的弹性对血压的形成也起着一定作用，当心室收缩射血时，大动脉管壁扩张，血管容积增大，血液对管壁的侧压力减小，使收缩压不致过高；心室舒张时，被扩张的动脉管壁弹性回缩，血管容

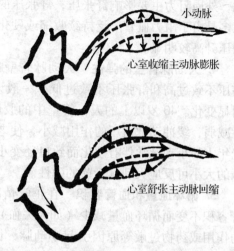

图 4-9　主动脉管壁弹性对血压及血流的作用

积相对减小，使血管内保持一定的压力，推动血液继续向外周流动，这样使心室间断射血变为血管内血液连续流动。因此，大动脉管壁弹性的主要作用是：缓冲收缩压，维持舒张压，将断续血流变为持续血流（图 4-9）。

（四）影响动脉血压的因素

1. 搏出量　搏出量的多少取决于心肌收缩力。在心率和外周阻力不变的情况下，当左心室收缩力加强、搏出量增加时，在心缩期进入到主动脉和大动脉的血量增多，对管壁侧压力增大，收缩压明显升高。由于主动脉和大动脉管壁被扩张的程度增大，心舒期其弹性回缩力量也增加，推动血液向外周流动的速度加快，因此，到心舒期末，主动脉和大动脉内存留的血量增加并不多，故舒张压升高的不明显，脉压增大。反之，左心室收缩力减弱，搏出量减少时，则主要表现为收缩压降低，脉压减小。故收缩压的高低可反映心脏搏出量的多少，也可反映心肌收缩力的强弱。

2. 心率　搏出量和外周阻力不变的情况下，心率增快，心舒期缩短，心舒期间流向外周的血量减少，致使心舒期末主动脉和大动脉内存留的血量增多，舒张压明显升高。由于动脉血压升高，可使血流速度加快，因此，在心缩期内仍有较多的血液从主动脉流向外周。所以，尽管收缩压也升高，但不如舒张压升高明显，因而脉压减小。反之，心率减慢时，舒张压比收缩压降低明显，故脉压增大。

3. 外周阻力　血流阻力是指血液在血管内流动时，血液与血管壁之间和血液成分之间的摩擦力，后者表现为血液黏滞度的大小。血液与血管壁的摩擦力决定于血管的口径和长度。在生理情况下，血管长度和血液黏滞度变化不大，因此血流阻力主要取决于血管口径的大小。

如果心输出量不变而外周阻力增加，收缩压和舒张压均有所升高，但以舒张压升高明

显。由于外周阻力的增加，使心舒期内血液向外周流动的速度减慢，心舒期末存留在主动脉和大动脉内的血量增多，舒张压明显升高。在心缩期内，由于动脉血压升高使血流速度加快，因此，在心缩期内仍有较多的血液流向外周，故收缩压升高不如舒张压升高明显，因而脉压减小。反之，当外周阻力减小时，舒张压降低比收缩压降低明显，脉压增大。可见，外周阻力主要影响舒张压，舒张压的高低可反映外周阻力的大小。原发性高血压病人大多是由于阻力血管广泛持续收缩或硬化而引起外周阻力过高，动脉血压升高，特别是舒张压升高较明显。

4. 大动脉管壁的弹性 大动脉管壁靠其弹性具有被动扩张和弹性回缩的能力，使收缩压不致过高和舒张压不致过低。一般说来，40岁以下的人，大动脉管壁的弹性不会有明显变化。40岁以上的人，管壁中的胶原纤维增生，逐步取代弹性纤维，以致管壁的弹性减弱，缓冲动脉血压的作用减小，使老年人的收缩压升高，舒张压降低，脉压增大。但老年人的小动脉常伴有硬化而致口径变小，外周阻力增大，故舒张压也可升高。所以，脉压的大小可反应大动脉管壁的弹性。

5. 循环血量和血管容积 在正常情况下，循环血量和血管容积是相适应的。如果血管容积不变而循环血量减少（如大失血），或循环血量不变而血管容积增大（因细菌毒素的作用或药物过敏等原因引起小动脉、微动脉扩张），都将使体循环的平均充盈压降低，动脉血压下降。

以上讨论是假定其他因素不变，单一因素改变对动脉血压的影响。实际上，在完整人体内，单一因素改变而其他因素不变的情况几乎是不存在的。在某些生理或病理情况下动脉血压的变化，往往是各种因素相互作用的综合结果（图4-10）。

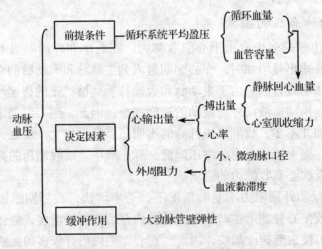

图4-10 动脉血压的形成及其影响因素

（五）动脉血压相对稳定的生理意义

动脉的主要生理功能是输送血液到全身各器官组织，供应其代谢的需要。动脉血压则是推动血液流向各器官组织的动力。一定水平的动脉血压，对于推动血液循环，维持血流速度、保持各器官有足够的血流量具有重要意义。因此，动脉血压是循环功能的重要指标之一。动脉血压过高或过低都会影响各器官的血液供应和心脏、血管的负担，如动脉血压过低，将引起器官组织血液供应减少，尤其是造成脑、心、肾等重要器官的供血不足，导致器官的功能障碍和衰竭。若动脉血压过高,则心脏和血管的负担过重。长期高血压患者往往引起心室代偿性肥大,心功能不全,甚至心力衰竭。血管长期受到高压作用,血管壁自身发生病理性改变(硬化),如脑血管硬化,被动扩张的能力降低,在高压力的作用下,容易破裂而引起脑出血等严重后果。所以保持动脉血压处于正常的相对稳定状态是十分重要的。

(六)动脉脉搏

动脉脉搏(P)是指心动周期中动脉管壁的周期性起伏搏动。正常脉搏的频率和节律与心搏的频率和节律是一致的。脉搏在一定程度上反映循环系统的机能状态,通过触摸桡动脉脉搏,可判断心率、心律、心缩力和动脉管壁的弹性等情况。

二、静脉血压和静脉血流

静脉血管是血液回流入心脏的通道。由于静脉易扩张,容量大,是机体的贮血库。静脉通过其舒缩活动,能有效地调节回心血量和心输出量。

(一)静脉血压

1. 中心静脉压 是指右心房和胸腔内大静脉的血压。正常成人中心静脉压约为 4～12cmH$_2$O。中心静脉压的高低取决于两个因素:①心脏泵血功能:心脏泵血功能良好,能及时将回流入心脏的血液射入动脉,则中心静脉压维持于正常水平。反之,心脏泵血功能减退,中心静脉压将会升高。②静脉回流速度:如果静脉回流速度加快,中心静脉压升高;反之,如果静脉回流速度减慢,则中心静脉压降低。可见,中心静脉压的高低取决于心脏的射血能力和静脉回心血量之间的相互关系,是反映心血管功能的又一重要指标。临床上中心静脉压可作为控制补液速度和补液量的指标。如果中心静脉压偏低,常提示输液量不足;如果中心静脉压偏高,则提示输液过快或心脏射血功能降低。故输液时必须慎重。

2. 外周静脉压 是指各器官的静脉血压。当心脏泵血功能减退,中心静脉压升高,同样影响外周静脉回流,使外周静脉压升高。

(二)影响静脉回流的因素

在体循环中,单位时间内静脉回流量取决于外周静脉压和中心静脉压之间的压力差。凡能影响这个压力差的因素,均能影响静脉回心血量。

1. 心肌收缩力 心肌收缩力改变是影响静脉回心血量最重要的因素。如果心室收缩力强,搏出量多,则心舒期室内压较低,外周静脉压与中心静脉压之间的压力差增大,静脉回流量就增多;反之则减少。如右心衰竭时,由于搏出量减少,致使舒张期右心室室内压升高,静脉回流受阻,大量血液淤积在心房和大静脉中,引起中心静脉压升高,导致体循环静脉系统淤血,患者表现出颈外静脉怒张,肝充血肿大及下肢浮肿等体征。同理,左心衰竭时,左心房和肺静脉压升高,会引起肺淤血和肺水肿。

2. 体位改变 静脉血管管壁薄,可扩张性大,因此,当体位改变时,血液重力可以影响静脉回流。平卧时,全身静脉与心脏基本处于同一水平,故各血管的静脉压基本相同。由平卧转为直立时,在重力的作用下,心脏以下静脉血管内的血液充盈量增加,静脉回心血量减少。长期卧床或体弱久病的患者,由于静脉管壁的紧张性较低,可扩张性较大，腹壁和下肢肌肉的收缩力量减弱，对静脉的挤压作用减小，当由平卧位迅速转为直立时，由于重力的影响，大量血液积滞在下肢，使静脉回心血量减少，动脉血压下降，引起脑和视网膜供血不足，出现头晕、眼前发黑，甚至昏厥等症状。

3. 骨骼肌的挤压作用 骨骼肌收缩时，肌肉间和肌肉内的静脉受到挤压，加速静脉血液的回流。骨骼肌舒张时，静脉压下降，又促使血液从毛细血管流入静脉。肌肉的交替舒缩活动对于站立时降低下肢静脉压和减少血液在下肢静脉滞留起着重要的作用。但肌肉这种作用的实现需要有健全的静脉瓣存在，使静脉内的血液只能向心脏方向流动而不能倒流。因此，骨骼肌节律性舒缩和静脉瓣的配合，对静脉回流起着一种"肌肉泵"的作用。

4. 呼吸运动 吸气时胸腔容积增大，胸膜腔负压增加，胸腔内大静脉和右心房被牵引而扩张，压力进一步降低，外周静脉压与中心静脉压之间的压力差增大，有利于静脉回流。反之，呼气时，静脉回流则减少。

三、微循环

（一）微循环的概念与组成

微循环是指微动脉和微静脉之间的血液循环。微循环的基本功能是进行血液和组织液之间的物质交换。典型的微循环由微动脉、后微动脉、毛细血管前括约肌、真毛细血管、通血毛细血管、动-静脉吻合支和微静脉等七个部分组成（图4-11）。

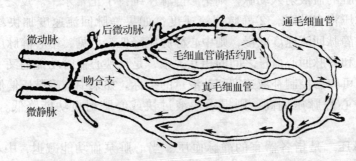

图4-11 典型微循环组成示意图

（二）微循环的血流通路与功能

1. 迂回通路 血液由微动脉经后微动脉、毛细血管前括约肌、真毛细血管网，最后汇流至微静脉。由于真毛细血管交织成网，迂回曲折，血流缓慢，加之真毛细血管管壁薄、通透性大，因此，此通路是血液与组织进行物质交换的主要场所，故又称营养通路。

真毛细血管是交替开放的，其开放的多少取决于所在器官的代谢水平。安静时骨骼肌中大约只有20%的真毛细血管处于开放状态，其余大部分处于关闭状态。

2. 直捷通路 血液从微动脉经后微动脉、通血毛细血管至微静脉。这条通路较直，流速较快，加之通血毛细血管管壁较厚，故经常处于开放状态。此通路的主要功能是使一部分血液通过微循环快速返回心脏。

3. 动-静脉短路 血液经微动脉通过动-静脉吻合支直接回到微静脉。动-静脉吻合支的管壁厚，有完整的平滑肌层。多分布在皮肤和皮下组织，特别是手指、足趾、耳廓等处。此通路开放可使皮肤血流量增加，促进皮肤散热，有调节体温的作用。

(三) 影响微循环血流量的因素

微动脉、后微动脉、毛细血管前括约肌和微静脉的管壁含有平滑肌，其舒缩活动直接影响到微循环的血流量。

1. 微动脉 微动脉是毛细血管前阻力血管，在微循环中起"总闸门"的作用，其口径变化决定了微循环的血流量。微动脉收缩，毛细血管前阻力增大，一方面可以提高动脉血压，另一方面却减少微循环的血流量。

2. 后微动脉和毛细血管前括约肌 后微动脉是微动脉的分支。毛细血管前括约肌位于真毛细血管的入口处，管壁环绕着平滑肌，在微循环中起着"分闸门"的作用，它的开闭直接影响真毛细血管的血流量。而该处的血流量对物质交换最为重要。后微动脉和毛细血管前括约肌的舒缩活动主要取决于局部组织的代谢水平。当局部组织代谢活动增强或血液供给不足时，氧分压降低和局部代谢产物堆积（CO_2、H^+、腺苷等）均可使后微动脉和毛细血管前括约肌舒张，真毛细血管开放，血流量增加，代谢产物随血流而被清除，氧的供应改善。随后后微动脉和毛细血管前括约肌收缩，真毛细血管血流量减少，又造成氧分压降低和局部代谢产物的堆积，使它们又舒张，血流量又增加。如此反复，真毛细血管网轮流交替开放。

3. 微静脉 微静脉是毛细血管后阻力血管。在微循环中起"后闸门"的作用。微静脉收缩，毛细血管后阻力加大，静脉回心血量减少。

四、组织液与淋巴液

(一) 组织液的生成与回流

血浆中水和营养物质透过毛细血管壁进入组织间隙称为组织液生成，其机制主要是滤过作用。组织液中水和代谢产物回到毛细血管内称为组织液回流，也叫重吸收。滤过的动力取决于四个因素：毛细血管血压、组织液静水压、血浆胶体渗透压和组织液胶体渗透压。其中毛细血管血压和组织液胶体渗透压是促进毛细血管内液体滤出的力量，而血浆胶体渗透压和组织液静水压则是将液体重吸收进血管内的力量。两种力量对比的结果，决定液体进出的方向。滤过力量与重吸收力量之差，称为有效滤过压，其关系可用下列算式表示：

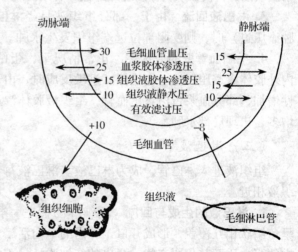

图4-12 组织液生成与回流示意图
（数字的单位为mmHg）

有效滤过压=（毛细血管血压+组织液胶体渗透压）-（血浆胶体渗透压+组织液静水压）。有效滤过压为正值时，液体从毛细血管滤出，生成组织液；有效滤过压为负值时，液体重吸收入毛细血管，成为血浆（图4-12）。

正常人体的血浆胶体渗透压约为25mmHg；动脉端毛细血管血压约为30mmHg；静脉

端毛细血管血压约为12mmHg；组织液胶体渗透压约为15mmHg；组织液静水压约为10mmHg。故：

毛细血管动脉端有效滤过压为：(30+15) - (25+10) = 10mmHg
毛细血管静脉端有效滤过压为：(12+15) - (25+10) = -8mmHg

由上表明，在毛细血管动脉端有效滤过压为正值，不断有液体滤出毛细血管形成组织液，而在毛细血管静脉端有效滤过压为负值，又不断有组织液被重吸收入血液。正常时，约90%组织液可在毛细血管静脉端重吸收入血。约10%的组织液则进入毛细淋巴管，生成淋巴液。

(二) 影响组织液生成与回流的因素

正常情况下，组织液的生成和回流维持着动态平衡，一旦因某种原因使动态平衡失调，将使组织液生成和回流受到一定影响。

1. 毛细血管血压 毛细血管血压是促进组织液生成的主要因素。毛细血管血压升高时，有效滤过压增大，组织液生成增多。毛细血管血压受毛细血管前阻力和后阻力的影响，炎症反应时，毛细血管前阻力降低，毛细血管血压升高、组织液生成增多，可形成局部水肿。心功能不全时，如右心衰竭，体循环静脉回流受阻，毛细血管后阻力增加，毛细血管血压升高，组织液生成增多，患者可出现肝大和下肢水肿等。

2. 血浆胶体渗透压 血浆胶体渗透压是促进组织液回流的因素，某些肝脏疾病（蛋白质合成减少）、营养不良（蛋白质摄入减少）以及肾脏疾病（蛋白质丢失过多）均可导致血浆蛋白减少，使血浆胶体渗透压降低，有效滤过压增大，组织液生成过多，引起组织水肿。

3. 淋巴液回流 由于一部分组织液是经淋巴管回流入血，故当淋巴液回流受阻（如肿瘤压迫）时，则受阻部位远端组织发生水肿。

4. 毛细血管壁的通透性 正常情况下，蛋白质分子不能透过毛细血管壁，毛细血管内外胶体渗透压保持一定比例。过敏反应时，由于局部组胺的大量释放，毛细血管壁通透性增加，部分血浆蛋白渗出血管，组织液胶体渗透压升高，有效滤过压增大，组织液生成增多，出现局部水肿。

(三) 淋巴液

组织液进入淋巴管，成为淋巴液。淋巴液每天生成约2~4L，淋巴液的成分大致与组织液相近。

1. 淋巴液的生成与回流 毛细淋巴管是一端封闭的盲端管道，管壁上内皮细胞之间呈鱼鳞状相互覆盖，形成开口于管内的单向活瓣，组织液只能流入，而不能倒流。组织液中的蛋白质及其代谢产物、漏出的红细胞、侵入的细菌以及经消化吸收的小脂滴都很容易经细胞间隙进入毛细淋巴管，最后经胸导管和右淋巴导管进入血液循环。因此，淋巴液的回流视为血液循环的一个侧支，是组织液向血液循环回流的一个重要辅助系统。

2. 淋巴循环的生理意义 淋巴循环的生理意义主要有：①回收组织液中的蛋白质，保持组织液胶体渗透压在较低水平，有利于毛细血管对组织液的重吸收；②调节血浆和组织液之间的液体平衡；③运输脂肪，由小肠吸收的脂肪，80%~90%是通过小肠绒毛的毛细淋巴管吸收的；④防御和免疫功能：淋巴结内巨噬细胞的吞噬和清除组织中的红细胞、细菌等，此外，淋巴结产生的淋巴细胞参与免疫反应。

第三节 心血管活动的调节

机体在不同生理情况下，各器官、组织的新陈代谢水平不同，对血流量的需要也就不同。机体通过神经系统和体液因素调节心脏和各部分血管的活动，协调各器官之间血流量的分配，来满足各器官、组织在不同情况下对血流量的需要。

一、神经调节

(一) 心脏的神经支配

心脏受心交感神经和心迷走神经的双重支配。

1. 心交感神经及其作用 心交感神经节后纤维组成了心上、心中和心下神经，进入心脏后支配窦房结、房室交界、房室束、心房肌和心室肌。

心交感神经节后纤维释放的递质是去甲肾上腺素，作用于心肌细胞膜上的 $β_1$ 受体，使心肌细胞膜对 Ca^{2+} 通透性提高，促进 Ca^{2+} 内流。使心率加快，房室传导加速，心肌收缩力加强，心输出量增多，血压升高。

2. 心迷走神经及其作用 心迷走神经的节后纤维支配窦房结、心房肌、房室交界、房室束及其分支。心室肌仅有少量的心迷走神经纤维分布。

心迷走神经节后纤维释放的递质是乙酰胆碱，作用于心肌细胞膜上的胆碱能 M 受体。乙酰胆碱与 M 受体结合，使细胞膜对 K^+ 通透性增大，促进 K^+ 外流，对心脏活动起抑制作用。表现为心率减慢，心房肌收缩力减弱，房室传导减慢，心输出量减少，血压降低。

(二) 血管的神经支配及其作用

除毛细血管外，几乎所有的血管都接受自主神经的支配。支配血管的神经纤维从机能上分为缩血管神经和舒血管神经两大类。

1. 交感缩血管神经 交感缩血管神经节后纤维末梢释放的递质是去甲肾上腺素。与血管平滑肌细胞膜上的 α 肾上腺素能受体结合后，使血管平滑肌收缩，外周阻力升高；与 β 受体结合后，则表现为血管舒张。去甲肾上腺素与 α 受体结合的能力较 β 受体更强，故该神经纤维兴奋时，引起的主要是缩血管效应。

人体内几乎所有的血管都受交感缩血管神经支配，但不同部位的血管中，其分布密度不同。皮肤中的密度最大、骨骼肌和内脏中的次之，冠状血管和脑血管较少。这种分布特点具有重要的生理和病理生理意义。如在急性失血时，交感缩血管神经纤维高度兴奋，使皮肤、内脏的血管强烈收缩，动脉血压升高，脑血管和冠状血管收缩反应极小，因此，可使有限的循环血量优先供应脑和心脏等重要器官。

2. 交感舒血管神经 这类神经主要分布在骨骼肌血管上，其节后纤维末梢释放的递质是乙酰胆碱，与血管平滑肌细胞膜上的 M 受体结合，产生舒血管效应。安静状态下，无紧张性活动，只有在机体处于激动、恐慌和剧烈运动时才有冲动发放，使骨骼肌血管舒张，血流量增加。

3. 副交感舒血管神经 属于副交感神经，末梢释放的递质是乙酰胆碱，作用于血管平滑肌细胞膜上的 M 受体，产生舒血管效应。这类神经纤维主要分布在脑、唾液腺、胃肠道的外分泌腺和外生殖器的血管。其作用主要是调节器官组织局部的血流量，对循环系统的总外周阻力影响很小。

（三）心血管中枢

位于中枢神经系统内与心血管反射有关的神经元集中的部位，称为心血管中枢。心血管中枢广泛分布在中枢神经系统的各级水平。但基本中枢位于延髓。

1. 延髓心血管中枢 包括位于迷走神经背核和疑核的心迷走中枢和位于延髓腹外侧部的心交感中枢和交感缩血管中枢，分别发出心迷走神经、心交感神经和交感缩血管神经。延髓心血管中枢神经元经常保持一定程度的兴奋性，称为心血管中枢的紧张性。心交感中枢与心迷走中枢的紧张性活动是相互拮抗的，安静时心迷走紧张大于心交感紧张，活动时则心交感紧张加强。

2. 延髓以上心血管中枢 延髓以上的脑干部分以及大脑和小脑中也存在着与心血管活动有关的神经元，参与心血管活动的调节。主要表现为对心血管与机体其他功能之间的整合作用，把许多不同的生理反应统一起来，使之相互协调，相互配合。

（四）心血管反射

神经系统对心血管活动的调节是通过各种心血管反射实现的。机体内外环境的变化被各种相应的感受器所感受，通过反射引起各种心血管效应。达到维持机体内环境稳态以及使机体适应内、外环境的各种变化。

1. 颈动脉窦和主动脉弓压力感受性反射 颈动脉窦位于颈总动脉分叉处的颈内动脉起始的膨大部。颈动脉窦和主动脉弓血管壁的外膜中有丰富的感觉神经末梢，它们能感受动脉血压对管壁的牵张刺激，并发放传入冲动。按其所在部位分别称为颈动脉窦压力感受器和主动脉弓压力感受器（图4-13）。

颈动脉窦压力感受器的传入神经为窦神经。它加入舌咽神经进入延髓。主动脉弓压力感受器的传入神经为主动脉神经，混合于迷走神经进入延髓。该反射的效应器是心脏和血管。

当动脉血压升高时，颈动脉窦和主动脉弓的压力感受器所受牵张刺激增强，经窦神经和主动脉神经传入延髓的冲动增多，使心迷走中枢紧张性增强，而心交感中枢和交感缩血管中枢紧张性减弱，经心迷走神经传至心脏的冲动增多，而经心交感神经传至心脏的冲动减少，故而心率变慢，心肌收缩力减弱，心输出量减少；同时，由交感缩血管神经传至血管平滑肌的冲动减少，故血管舒张，外周阻力降低。由于心输出量减少，外周阻

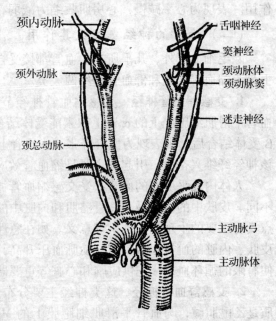

图4-13 颈动脉窦区与主动脉弓区的压力感受器和化学感受器

力降低，使动脉血压下降至正常水平，故这一反射又称为降压反射。实际上，在正常安静状态下，动脉血压已高于压力感受器的阈值水平，该反射平时就经常在起作用，以保持动脉血压在正常范围。相反，如果动脉血压降低，颈动脉窦和主动脉弓压力感受器受到的牵张刺激减弱，沿相应的传入神经传入冲动减少，使心交感中枢和交感缩血管中枢紧张性活动增强，而心迷走中枢紧张性活动减弱，从而引起心输出量增多，外周阻力增大，血压回升。

由此可见，压力感受性反射是一种负反馈调节方式，可防止或缓冲动脉血压的骤升骤降，这对保持机体动脉血压相对稳定有重要的生理意义。

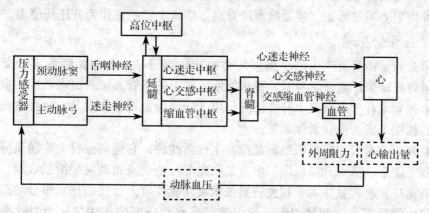

图4-14　压力感受器反射途径示意图

2. 颈动脉体和主动脉体化学感受性反射　颈动脉体和主动脉体分别存在于颈总动脉分叉处和主动脉弓区域的球形小体，能够感受血液中某些化学成分变化的化学感受器。颈动脉体的传入纤维走行于窦神经中，主动脉体的传入纤维走行于迷走神经内。

化学感受性反射在平时对心血管活动没有明显的调节作用。只有当血液中PO_2过低、PCO_2过高、H^+浓度过高均能刺激化学感受器，传入冲动经舌咽神经和迷走神经传入延髓。一方面使呼吸中枢兴奋，呼吸加深加快，同时使交感缩血管中枢紧张性增强，使皮肤、骨骼肌和内脏等阻力血管收缩，外周阻力增大，动脉血压升高。此时，全身绝大多数器官，如骨骼肌、内脏、肾等处的血流量因血流阻力增大而减少，但心、脑器官的血管却无收缩反应或略有舒张，使血液重新分配，以保证对心、脑等最重要器官的血液供应。

在正常生理状态下，颈动脉体和主动脉体化学感受性反射主要是调节呼吸运动，对心血管活动不起明显的调节作用。只有在机体发生低氧、窒息、失血、动脉血压低于60mmHg和酸中毒等情况才发挥作用。

二、体液调节

心血管活动的体液调节是指血液和组织液中一些化学物质对心肌和血管平滑肌的调节作用。其中激素主要是通过血液循环，广泛地作用于心血管系统。有些体液因素则是在组织中形成，主要作用于局部血管，对局部组织的血流起调节作用。

（一）肾上腺素和去甲肾上腺素

血液中的肾上腺素（E）和去甲肾上腺素（NE）主要来自肾上腺髓质，在化学结构上都属于儿茶酚胺类物质。对心血管的作用效果与交感神经所引起的效果相似。因此，可以说它们对心血管活动的调节是神经调节的继续和补充。

肾上腺素和去甲肾上腺素对心脏和血管的作用既有共性，又有特殊性。肾上腺素与心肌细胞膜上相应的受体结合后，使心率加快，心肌收缩力加强，从而使心输出量增多；与血管平滑肌细胞膜上相应的受体结合后，使皮肤、肾、胃肠道等器官的血管收缩，但对骨骼肌和肝脏的血管，小剂量时使其舒张，而大剂量时使其收缩。故小剂量肾上腺素，总的使外周阻力变化不大。在临床上肾上腺素主要作为强心药使用。

去甲肾上腺素对心肌的作用弱于肾上腺素，但它可使除冠状动脉以外的全身血管收缩，引起外周阻力明显增加，使动脉血压升高。临床上常把它作为升压药使用。

（二）血管紧张素

血管紧张素是由肝脏产生的一组多肽类物质。当肾缺血、血钠降低或肾交感神经兴奋，可刺激肾脏球旁细胞分泌肾素。肾素能使血浆中的血管紧张素原水解成为血管紧张素Ⅰ，血管紧张素Ⅰ在肺与血浆中转换酶的作用下转变为血管紧张素Ⅱ，血管紧张素Ⅱ又在氨基肽酶的作用下成为血管紧张素Ⅲ。

血管紧张素Ⅰ对大多数组织细胞是没有生理活性的，它能刺激肾上腺髓质分泌肾上腺素和去甲肾上腺素，从而升高血压。血管紧张素Ⅱ可使全身微动脉平滑肌收缩，外周阻力增大而升高血压；血管紧张素Ⅱ和血管紧张素Ⅲ均能使肾上腺皮质球状带分泌醛固酮，醛固酮促进肾小管重吸收钠和排出钾，起保钠、保水和排钾的作用，从而引起循环血量增多，血压升高。

由于肾素、血管紧张素、醛固酮三者关系密切，在功能上形成一个重要系统，被称为肾素-血管紧张素-醛固酮系统。正常情况下，肾素分泌很少，故肾素-血管紧张素系统对血压调节不起明显作用。但对于大失血患者，由于肾血流量显著减少，可引起肾素分泌增多，该系统起着使血压回升，阻止血压过度下降的作用。肾血管长时间痉挛或狭窄的患者，由于肾血流量长期减少，亦可引起肾素分泌增多，生成的血管紧张素增多，导致肾性高血压。

（三）血管升压素

血管升压素的主要生理作用是促进肾脏对水的重吸收，它还有调节心血管活动的作用。在正常情况下，血管升压素不参与对血压的调节。如果发生失血等情况，由于循环血量减少，可引起血管升压素合成和释放增多，对于维持动脉血压起到一定的作用。

（四）其他体液因素

1. 心房钠尿肽 又称心钠素或心房肽。是由心房肌细胞合成和释放的一类多肽。心房钠尿肽的主要生理作用是：促进肾脏排钠利尿，使血容量减少；舒张血管使外周阻力下降；抑制肾素和醛固酮等分泌。因此，心房钠尿肽是调节血容量、血压和水盐平衡的一个重要体液因素。

2. 激肽 血浆以及肾、唾液腺、胰腺、汗腺等组织中均有激肽释放酶，它作用于血浆中的激肽原，使其水解为血管舒张素和缓激肽。这类物质能使血管平滑肌舒张和毛细血管通透性增加，从而起到增加局部组织血流量的作用。

3. 组胺 组胺广泛存在于各种组织中，特别是皮肤、肺和胃肠黏膜组织中的肥大细胞含量最多。当组织受到损伤、发生炎症或过敏反应时大量释放。组胺有很强的舒张小动脉的作用，并能使毛细血管、微静脉管壁通透性增加，血浆渗出形成局部组织水肿。

4. 组织代谢产物 组织代谢增强或组织血流量不足时，均可导致代谢产物（如 CO_2、H^+、乳酸、腺苷等）在组织积聚，使局部血管舒张，局部血流量增加。

第四节 器官循环

由于体内各器官的结构和功能不同，器官血管分布也各有特点，因此其血液供应的具体情况和调节机制也各不相同。

一、冠脉循环

（一）冠脉循环的解剖特点

心脏接受左、右冠状动脉血液供应，冠状动脉主干行走于心脏表面，其较小分支由心肌外层垂直穿过心肌，然后在心内膜下分支成网。心肌毛细血管极为丰富，与心肌纤维数的比例为 1:1，且与心肌纤维并行，使心肌与冠脉血液之间的物质交换比较容易进行。冠状动脉之间有吻合支，可建立侧支循环。但冠状动脉的侧支循环建立较慢，一般需要 8~12 小时。

（二）冠脉循环的血流特点

1. 途径短，血流量大 冠状动脉直接开口于主动脉根部，其压力与主动脉一致，加之长度较短，所以具有很高的压力。在安静状态下，每百克心肌组织每分钟血流量为 60~80ml，人冠脉总血流量约为 225ml/分，占心输出量的 4%~5%，活动加强时则更多。

2. 心舒期供血 冠状动脉的分支垂直穿行于心肌组织之间，心肌节律性收缩对冠脉血流的影响很大，尤其左冠状动脉更为显著。心肌收缩时，血流阻力增大，冠脉流量减少，甚至倒流。心舒期主动脉压虽然降低，但由于心肌收缩的挤压作用解除，血流阻力减小，冠脉流量反而增加。心率加快时，心室的舒张期明显缩短，冠脉流量减少。

3. 动静脉氧差大 心肌摄氧能力强，耗氧量大。静脉血中氧含量较低，因此冠脉的动静脉氧差大。活动加强时，心肌耗氧量增加，必须通过增加冠脉流量才能满足心肌代谢的需要。

（三）冠脉循环的调节

1. 心肌代谢产物的作用 心肌代谢产物是影响冠脉流量的主要因素。心肌活动加强，代谢水平提高时，产生的代谢产物也随之增多，此时的冠脉流量可显著增加。心肌代谢产物有多种，如缓激肽、乳酸、腺苷、CO_2、H^+ 等，其中以腺苷的作用最为显著，具有强大的舒血管作用。

2. 神经调节 冠状动脉受交感神经和迷走神经支配。交感神经可直接使血管平滑肌收缩，冠脉流量减少。同时又使心率加快，收缩力加强，代谢产物增多，冠脉流量增加。迷走神经可以直接使冠脉舒张，但在完整机体内，刺激迷走神经对冠脉流量影响较小，这是由于迷走神经对心脏的抑制作用，使产生的代谢产物减少，故冠脉流量变化不明显。

二、脑循环

(一) 脑循环的血流特点

1. 血流量大 脑组织血流量大,安静情况下每百克脑组织血流量平均为 50~60ml/分,脑循环总血流量为 750ml/分,占心输出量的 15%。脑组织耗氧量也较大,整个脑组织耗氧量约占全身耗氧量的 20%。同时对缺血、缺氧耐受程度低,缺氧 5s 意识就会丧失,6 分钟大脑皮质出现不可逆损伤。

2. 血流量变化小 脑组织位于颅腔内,其体积相当固定,故脑血管的舒缩活动受到很大限制,所以脑血流量变化很小。

(二) 脑血流量的调节

1. 自身调节 脑血管舒缩范围小,血流阻力基本不变,脑血流量主要取决于动脉血压。动脉血压升高时,脑血流量增多;反之,脑血流量减少。脑血流量存在良好地自身调节机制,平均动脉压在 60~140mmHg 范围内变动时,脑血管可以通过自身调节使脑血流量保持相对稳定。当平均动脉压低于 60mmHg 以下时,脑血流量就会明显减少,导致脑组织功能障碍。

2. 神经和体液调节 脑血管接受交感缩血管神经和副交感舒血管神经的支配,但神经对脑血管活动的调节意义不大。缺 O_2 或 CO_2 分压升高、H^+ 浓度升高,均可使脑血管舒张,血流量增加,其中 CO_2 的作用最为显著。

(三) 血-脑屏障和血-脑脊液屏障

毛细血管和脑组织之间具有限制某些物质自由扩散的屏障,称为血-脑屏障。血中脂溶性物质如 O_2、CO_2 及某些麻醉药物和乙醇等很容易通过毛细血管壁,进入脑组织。青霉素和 H^+ 等则不易通过。血脑屏障对脑组织具有保护意义,防止有害物质进入,维持神经细胞的正常功能。

血液与脑脊液之间也存在屏障,称为血-脑脊液屏障。脑脊液与一般组织液形成的原理不完全相同,一部分来自脉络丛及室管膜细胞的分泌;一部分来自脑和软脑膜毛细血管的滤过。由于存在血-脑脊液屏障作用,使脑脊液中蛋白质含量极少,葡萄糖、K^+、HCO_3^-、Ca^{2+} 较少,Na^+ 和 Mg^{2+} 浓度则较高。其意义在于维持脑组织和脑脊液中内环境的相对稳定。

第五章 呼吸

机体与外界环境之间进行的气体交换过程称为呼吸。人体的呼吸过程由三个相互联系的环节组成（图5-1）：①外呼吸，它包括肺通气和肺换气；②气体在血液中的运输；③内呼吸，也称组织换气。通常所谓的呼吸，一般是指外呼吸。

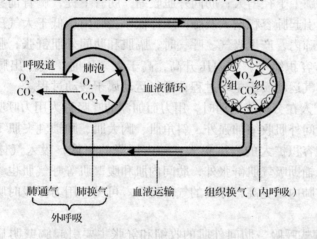

图5-1 呼吸全过程示意图

呼吸是维持人体生命活动最基本的生理活动之一。呼吸过程不仅靠呼吸系统来完成，还需要血液循环的协调配合。因此其中任何一个环节发生障碍，均可导致组织细胞缺O_2和CO_2堆积，引起内环境紊乱，从而影响新陈代谢的正常进行，甚至危及生命。

第一节 肺通气

肺通气是指气体经呼吸道进出肺的过程。实现肺通气的器官包括呼吸道、肺泡、胸廓等。呼吸道是气体进出肺泡的通道，同时还具有对吸入气加温、加湿、过滤清洁的作用；肺泡是吸入气体与肺毛细血管血液之间进行气体交换的场所；胸廓的节律性扩大和缩小则是实现肺通气的动力。气体进出肺取决于两方面因素的相互作用。一是推动气体流动的动力，二是阻止其流动的阻力，只有肺通气动力克服了肺通气阻力，才能实现肺通气。

一、肺通气的动力

肺通气的直接动力是肺内压与大气压之差。大气压通常是恒定的，故气体能否进出肺取决于肺内压的变化。而肺本身不具有主动扩张和回缩的能力，其扩张和回缩完全是被动地随着胸廓的扩大与缩小，而胸廓的扩大与缩小又是由呼吸肌的收缩与舒张引起的。因此，由呼吸肌的舒缩引起的呼吸运动是肺通气的原动力。

（一）呼吸运动

由呼吸肌收缩和舒张引起的胸廓节律性扩大与缩小的活动，称为呼吸运动。根据呼吸深度的不同，可将呼吸运动分为平静呼吸和用力呼吸。引起呼吸运动的肌肉统称为呼吸肌。吸气肌主要包括膈肌和肋间外肌；呼气肌主要包括肋间内肌和腹肌。此外，还有一些辅助吸气肌，如胸大肌、胸锁乳突肌、斜角肌等。

1. 平静呼吸和用力呼吸

（1）平静呼吸：安静状态下的呼吸称为平静呼吸。平静呼吸是由膈肌和肋间外肌交替性舒缩引起的。平静呼吸时，吸气运动是由膈肌和肋间外肌的收缩完成的。吸气时，膈肌收缩，膈顶下降，胸廓上下径增大；肋间外肌收缩，肋骨上提，胸骨前移，胸廓前后、左右径增大。胸廓扩大引起肺容积增大及肺内压降低，当肺内压低于大气压时，外界气体顺气压差经呼吸道进入肺内，产生吸气。呼气时，膈肌和肋间外肌舒张，膈穹隆、肋骨和胸骨均回位，胸腔和肺容积缩小，肺内压升高，高于大气压时，气体出肺，产生呼气。可见，平静呼吸时，吸气运动属于主动过程；呼气运动属于被动过程。

（2）用力呼吸：人在劳动或运动时，用力而加深的呼吸称为用力呼吸或深呼吸。用力吸气时，除膈肌和肋间外肌收缩加强外，斜角肌、胸大肌、胸锁乳突肌等辅助吸气肌也参与收缩，使胸廓和肺容积扩大的程度更大，肺内压降的更低，吸入气体更多。用力呼气时，除上述吸气肌、辅助吸气肌舒张外，肋间内肌和腹壁肌等呼气肌也参与收缩，使胸廓和肺容积更加缩小，肺内压更高，呼出的气体更多。可见，用力呼吸时吸气和呼气运动都属于主动过程。

2. 胸式呼吸和腹式呼吸 肋间外肌的收缩和舒张主要引起胸壁明显起伏；膈肌的收缩和舒张推动腹腔器官，主要引起腹壁明显起伏。通常将主要由肋间外肌参与的呼吸运动称为胸式呼吸；主要由膈肌参与的呼吸运动称为腹式呼吸。正常人的呼吸运动是胸式呼吸和腹式呼吸的混合型。女性和青年人胸式呼吸占优势；成年男性和婴儿腹式呼吸占优势。当胸部或腹部活动受限时，可出现单一的呼吸类型。胸廓有病变时，如胸膜炎或胸腔积液等，因胸廓活动受限，主要呈腹式呼吸；在妊娠后期、腹水、腹腔肿瘤时，膈肌活动受限，则主要呈胸式呼吸。

（二）肺内压

肺泡内的压力称为肺内压。在呼吸运动中，肺内压随呼吸运动呈周期性变化。吸气之初，肺容积扩大，肺内压降低，低于大气压 1~2mmHg（0.13~0.27kPa），气体进入肺泡，至吸气末期，肺内压与大气压达到相等。呼气之初，肺容积减小，肺内压升高，高于大气压 1~2mmHg（0.13~0.27kPa），气体呼出肺外，至呼气末期，肺内压又与大气压相等。临床上人工呼吸的原理就是用人工的方法造成肺泡与外界压力差的周期性变化，以维持肺的通气功能。施行人工呼吸时，首先要保持呼吸道畅通，否则无效。

（三）胸膜腔内压

1. 胸膜腔内压的概念 胸膜腔指脏胸膜与壁胸膜间密闭的潜在腔隙。胸膜腔内的压力称为胸膜腔内压，简称胸内压。用检压计测定（图5-2），在平静呼吸中，胸膜腔内压始终低于大气压，即为负压，习惯上称胸膜腔负压，简称胸内负压。平静呼吸时，吸气末

胸膜腔内压约为 -10 ~ -5mmHg（-1.33 ~ -0.67kPa），呼气末约为 -5 ~ -3mmHg（-0.67 ~ -0.40kPa）。

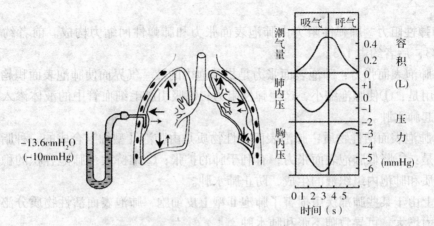

图 5-2 呼吸时肺内压胸内负压及呼吸气量的变化

2. 胸膜腔负压的成因 胸膜腔负压是出生后形成的。当胎儿一出生第一次呼吸，气体进入肺后，肺被动扩张，具有回缩倾向的肺随之产生回缩力，使胸膜腔开始产生负压。以后，在发育过程中，胸廓发育的速度大于肺发育的速度，肺被牵拉的更大，回缩力也更大，使胸内负压也随之增加。

基于以上原因，胸膜腔实际承受的压力应为肺内压与肺弹性回缩力之差；当呼吸处于吸气末或呼气末时，肺内压等于大气压，此时，

胸膜腔内压 = 大气压 - 肺回缩力。若视大气压值为零，则：

胸膜腔内压 = - 肺回缩力

由此可见，胸内负压是由肺的回缩力造成的，因此，其数值也随着呼吸运动的过程而变化。

3. 胸膜腔负压的生理意义 胸膜腔负压的生理意义主要有：①维持肺泡的扩张状态，并使肺能随胸廓的扩大而扩张；②降低心房、腔静脉、胸导管内的压力，促进静脉血和淋巴液的回流。

当胸膜腔的密闭性遭到破坏，空气进入胸膜腔，造成气胸。

二、肺通气的阻力

在肺通气过程中遇到的阻力称为肺通气阻力，分为弹性阻力和非弹性阻力两种，其中弹性阻力约占总阻力的70%，非弹性阻力约占30%。

（一）弹性阻力与顺应性

弹性阻力是指弹性组织在受外力作用时所产生的一种对抗变形的力。包括肺弹性阻力和胸廓弹性阻力。

1. 顺应性 由于肺和胸廓弹性阻力的大小难以测定，通常用顺应性来反映弹性阻力的大小。顺应性是指弹性组织在外力作用下的可扩张性。弹性阻力小，容易扩张，顺应性大；弹性阻力大，不易扩张，顺应性小。

在某些病理情况下,如肺水肿、肺纤维化、肺充血等,肺的弹性阻力增大,顺应性降低,患者表现为呼吸不畅或呼吸困难。胸廓的顺应性可因肥胖、胸廓畸形、胸膜增厚等而降低。

2. 肺弹性阻力 肺弹性阻力由肺泡表面张力和肺弹性回缩力构成。前者约占肺弹性阻力的2/3,后者约占1/3。

(1) 肺泡表面张力:肺泡表面张力是指肺泡内的液-气界面使肺泡表面积趋于缩小的力。其作用是:①使肺泡缩小,产生弹性阻力;②吸引肺毛细血管中的液体渗入肺间质或肺泡,引起肺水肿。

(2) 肺泡表面活性物质:肺泡表面活性物质是由肺泡Ⅱ型细胞合成的一种脂蛋白。其主要作用是:①降低肺泡表面张力,有利于肺的扩张;②维持大小肺泡容积的稳定性;③阻止肺间质和肺泡内组织液的生成,防止肺水肿。

临床上由于某些肺部疾患损害了肺泡Ⅱ型上皮细胞,肺泡表面活性物质分泌减少,肺泡表面张力增大,可导致肺不张和肺水肿。

(3) 肺弹性回缩力:肺组织含有弹性纤维,具有一定的回缩力。在一定范围内,随着肺逐渐扩张,产生的弹性回缩力也越大,即弹性阻力越大。肺弹性纤维被破坏时(如肺气肿),弹性阻力减小,肺泡气不易被呼出,致使呼气后肺内残气量增大,导致肺通气效率降低,严重时可出现呼吸困难。

3. 胸廓弹性阻力 胸廓弹性阻力来自胸廓的弹性成分,它的作用方向视胸廓扩大程度不同而异。

(二) 非弹性阻力

非弹性阻力主要来自呼吸道阻力。呼吸道阻力与呼吸道半径的4次方成反比。正常呼吸周期中吸气时的气道管径比呼气时的大,因此,呼吸道阻力吸气时比呼气时减小。支气管哮喘病人发作时,因支气管平滑肌痉挛,使呼吸道阻力明显增大表现为呼吸困难,且呼气困难更明显。呼吸道阻力与气流速度成正比,因此,呼吸加深加快时,呼吸气流速度加快,呼吸道阻力增大。

三、肺容量与肺通气量

肺容量和肺通气量能够比较客观地反映肺的通气功能,故常作为衡量肺通气功能的指标。

(一) 肺容量

肺容量是指肺容纳的气量。在呼吸运动中,肺容量随出入肺的气体量而变化,用肺量计可测知其组成(图5-3)。

1. 潮气量 平静呼吸时,每次吸入或呼出的气量称为潮气量。正常成人约为400~600ml,平均约500ml。

2. 补吸气量与深吸气量 平静吸气末,再尽力吸气所能吸入的气量称为补吸气量。正常成人约为1500~2000ml。潮气量与补吸气量之和称为深吸气量,是衡量最大通气潜力的一个重要指标。

3. 补呼气量 平静呼气末,再尽力呼气所能呼出的气量称为补呼气量。正常成人约为 900~1200ml。

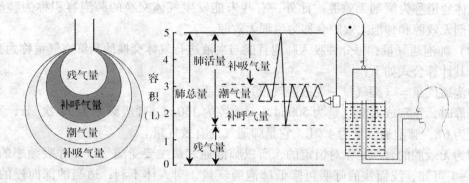

图 5-3　肺容积与肺容量示意图

4. 残气量和功能残气量　最大呼气末存留于肺内的气量称为残气量。正常成人男性约为 1500ml，女性约为 1000ml。残气量过大，表示肺通气功能不良。老年人因肺弹性降低，故残气量比青壮年大。支气管哮喘和肺气肿患者，残气量增大。

平静呼气末，肺内存留的气量称为功能残气量。它等于补呼气量与残气量之和。正常成人约为 2500ml。肺弹性回缩力降低（如肺气肿），功能残气量增大；肺纤维化、肺弹性阻力增大的病人，功能残气量减小。

5. 肺活量和时间肺活量　最大吸气后再做最大呼气，所能呼出的气量称为肺活量。它是潮气量、补吸气量、补呼气量三者之和。正常成人男性平均约为 3500ml，女性约为 2500ml。肺活量可反映一次呼吸的最大通气量，是最常用的肺通气功能测定的指标之一。但尚有缺点，例如当病人肺弹性降低或呼吸道狭窄时，肺通气功能已经降低，而肺活量在任意延长呼气时间的条件下，仍可在正常范围。因此，又提出了时间肺活量。

时间肺活量也称用力肺活量，是指最大吸气后，尽力尽快呼气，计算第 1s、2s、3s 末呼出的气量占肺活量的百分比。正常成年人第 1s、2s、3s 末分别为 83%、96% 和 99%，其中第一秒时间肺活量最有意义。时间肺活量是一种动态指标，它不仅反映肺活量的大小，而且反映呼吸阻力的变化，是评价肺通气功能的理想指标。肺弹性降低或阻塞性肺疾患，时间肺活量可显著降低。特别是第一秒时间肺活量低于 60% 为不正常。

6. 肺总量　肺所能容纳的最大气量称为肺总量。它是肺活量和残气量之和。其大小有较大的个体差异。正常男性平均为 5000ml，女性为 3500ml。

（二）肺通气量

肺通气量是指单位时间内进出肺的气体总量，包括每分通气量和肺泡通气量。

1. 每分通气量和最大通气量　每分钟吸入或呼出肺的气体量称为每分通气量，它等于潮气量与呼吸频率的乘积，即每分通气量 = 潮气量 × 呼吸频率。

正常成人平静呼吸时，呼吸频率为 12~18 次/分，潮气量为 500ml，则每分通气量为 6~9L。每分通气量随性别、年龄、身材、状态的不同而有差异。

每分钟吸入或呼出肺的最大气量称为最大通气量。一般只测 15s，将测得值乘以 4。正常成人男性约为 100~120L/min，女性约为 70L~80L/min。它可反映肺通气功能潜力的大小。

2. 肺泡通气量

（1）生理无效腔：在呼吸过程中，每次吸入的气体并非全部能够进行有效的气体交换。将这部分有通气但不能进行气体交换的区域称为无效腔,其中从鼻到终末细支气管之间的气体通道称为解剖无效腔。此外,有些未能发生气体交换的肺泡容积称为肺泡无效腔。解剖无效腔和肺泡无效腔合称为生理无效腔。

(2) 肺泡通气量:每分钟吸入肺泡且能与血液进行气体交换的新鲜空气量称为肺泡通气量。其计算公式如下:

肺泡通气量 = (潮气量 – 无效腔气量) × 呼吸频率

安静时,正常成人潮气量为500ml,无效腔为150ml,呼吸频率为12次/分,则每分通气量为6L,肺泡通气量为4.2L,它是肺通气的有效气量。

因为无效腔的容积是相对恒定的,所以肺泡通气量主要受潮气量和呼吸频率的影响。由表5-1可知,浅而快的呼吸可降低肺泡通气量,对人体不利;适当的深而慢的呼吸,可增加肺泡通气量,从而提高肺通气的效率。

表5-1 不同形式的肺通气量

呼吸形式	呼吸频率（次/分钟）	潮气量（毫升）	每分通气量（毫升/分）	肺泡通气量（毫升/分）
平静呼吸	16	500	8000	5600
浅快呼吸	32	250	8000	3200
深呼吸	8	1000	8000	6800

第二节 气体的交换和运输

一、气体交换

气体交换包括肺换气和组织换气。虽然气体交换的部位不同,但原理相同,都是通过扩散来实现的。

(一) 气体交换的原理

1. 气体分压差 混合气体中,某种气体所占的压力称为该气体的分压。其数值可按下式计算:气体分压 = 总压力 × 该气体容积百分比

某气体在两个区域之间的分压差值,称为该气体的分压差,它是气体扩散的动力,分压差大,扩散速度快。据测算肺泡气、静脉血、动脉血和组织中的 O_2 和 CO_2 分压值见表5-2。

表5-2 O_2 和 CO_2 在各处的分压 mmHg (kPa)

	肺泡气	动脉血	静脉血	组织
PO_2	104 (13.9)	100 (13.3)	40 (5.3)	30 (4.0)
PCO_2	40 (5.3)	40 (5.3)	46 (6.1)	50 (6.7)

由表中数值可见，肺泡气、静脉血、动脉血和组织中的 O_2 和 CO_2 分压各不相同，存在着分压差，从而确定了血液流经肺泡和组织时 O_2 和 CO_2 的扩散方向。

2. 气体的分子量和溶解度 气体扩散速度与溶解度成正比，与分子量的平方根成反比。正常时，肺泡气与静脉血之间 O_2 和 CO_2 的分压差之比为 10:1，溶解度之比为 1:24，分子质量平方根之比为 1:1.14。综合分析，CO_2 的扩散速度约为 O_2 的 2 倍。这就是临床上气体交换不足时，往往缺 O_2 显著，而 CO_2 潴留却不明显的原因。

（二）气体交换的过程

1. 肺换气 肺换气是指肺泡与肺毛细血管之间气体交换的过程。当肺动脉内的静脉血流经肺泡时，由于肺泡气中的 PO_2（104mmHg）高于静脉血中的 PO_2（40mmHg），而 PCO_2（40mmHg）低于静脉血中的 PCO_2（6mmHg），因此，在分压差的促使下，O_2 由肺泡扩散入血液，而 CO_2 由静脉血扩散入肺泡，完成肺换气过程（图 5-4）。结果使静脉血变为 O_2 较多、CO_2 较少的动脉血。实验表明，安静时血液流经肺毛细血管的时间约为 0.7s，而气体交换仅需 0.3s 即可完成。因此，肺换气有着很大潜力，切除病人一侧肺，对日常生活影响不大。

2. 组织换气 组织换气是指组织毛细血管血液与组织细胞间气体交换的过程。由于组织细胞在新陈代谢过程中不断消耗 O_2，并产生 CO_2，使组织内 PO_2 30mmHg 低于动脉血 PO_2 100mmHg，而 PCO_2 50mmHg 高于动脉血 PCO_2 40mmHg。因此，当动脉血流经组织时，O_2 由血液扩散入组织细胞，而 CO_2 则由组织细胞扩散入血液，完成组织换气过程（图 5-4）。经组织换气后，动脉血又变为静脉血。

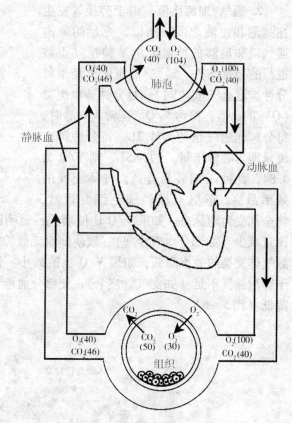

图 5-4 气体交换示意图
（数字代表气体分压，单位为 mmHg）

（三）影响肺换气的因素

除前已提及的气体分压差、气体溶解度和分子量等之外，还有以下因素。

1. 呼吸膜的厚度和面积 肺泡气通过呼吸膜与血液进行气体交换。呼吸膜由六层结构组成（图 5-5）。即含有表面活性物质的液体层、肺泡上皮细胞层、上皮基膜层、间质层、毛细血管基膜层、毛细血管内皮细胞层。这六层结构总平均厚度不到 1um，有些部位仅 0.2um，故通透性很大，气体很容易通过。正常成人的肺泡约 3 亿个，总扩散面积约 $70m^2$，平静呼吸时，能进行气体交换的呼吸膜面积约为 $40m^2$。

气体扩散速度与呼吸膜面积成正比，与呼吸膜厚度成反比。正常情况下，呼吸膜广大的面积和良好的通透性，保证了肺泡与血液间能迅速地进行气体交换。在病理情况下，呼吸膜面积减小（如肺气肿、肺不张等）或呼吸膜厚度增加（如肺炎、肺纤维化等）都会降低气体扩散速度，减少扩散量。

2. 通气/血流比值　由于肺换气发生在肺泡和血液之间，所以，充足的肺泡通气量和足够的肺血流量是肺换气正常进行的必要条件。通气/血流比值是指每分钟肺泡通气量（V）和每分钟肺血流量（Q）的比值，简称V/Q。正常人安静时，每分肺泡通气量约为4.2L，每分钟肺血流量即为心输出量，约为5L，则V/Q为0.84，此种匹配最为合适，气体交换的效率最高，静脉血流经肺毛细血管时，将全部变为动脉血。如果V/Q比值增大，说明肺通气过度或肺血流量不足，多见于肺血流量减少（如部分血管栓塞），致使肺泡无效腔增大，使该部分肺泡得不到气体交换，导致气体交换的效率降低；如果V/Q比值减小，说明肺泡通气不足或肺血流量过多，多见于肺泡通气不足（如支气管痉挛），使部分血液得不到气体的交换，使气体交换的效率也降低（图5-6）。

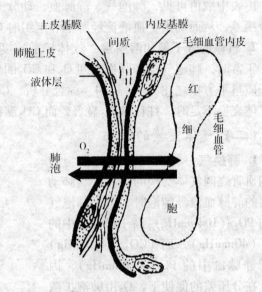

图5-5　呼吸膜结构示意图

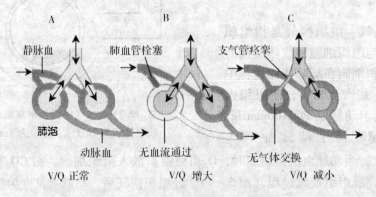

图5-6　通气/血流比值示意图

二、气体在血液中的运输

气体在血液中的运输方式有两种，即物理溶解和化学结合。物理溶解的量很少，化学结合为主要运输形式。物理溶解的量虽然很少，但它是化学结合的前提，同时，化学结合的气体解离后也要溶解于血浆中，所以，物理溶解的形式是必不可少的重要环节。

（一）O_2的运输

1. 物理溶解　100ml动脉血中O_2的溶解量不超过0.3ml，约占血液运输O_2总量的

1.5%。O_2 的溶解量主要决定于 O_2 的分压值，分压高时溶解多，分压低时溶解少。

2. 化学结合 交换到血液中的 O_2 绝大部分进入红细胞与血红蛋白（Hb）结合为氧合血红蛋白（HbO_2），并以 HbO_2 的形式运输。正常成人每 100ml 动脉血结合的 O_2 约为 19.5ml，约占血液运输 O_2 总量的 98.5%。

（1）O_2 与 Hb 的可逆结合　O_2 与 Hb 结合反应快，不需酶催化，反应进行的方向取决于 PO_2 的高低。一分子的 Hb 有 4 个 Fe^{2+}，每一个 Fe^{2+} 能和一分子 O_2 进行可逆结合，因此一分子 Hb 可结合 4 分子 O_2。Fe^{2+} 与 Hb 结合后，Fe^{2+} 仍保持低铁形式，没有电子数目的变化，故不是氧化作用而称为氧合。其过程可表示为：

$$Hb + O_2 \underset{PO_2 \text{低（组织）}}{\overset{PO_2 \text{高（肺）}}{\longleftrightarrow}} HbO_2$$

由此可知，当血液流经 PO_2 高的肺部时，Hb 与 O_2 结合形成 HbO_2 而运输，HbO_2 呈鲜红色，动脉血含 HbO_2 多，故呈鲜红色。当血液流经 PO_2 低的组织时，HbO_2 迅速解离形成去氧血红蛋白（Hb），并释放 O_2，供组织代谢所需，去氧血红蛋白呈暗红色（紫蓝色），静脉血中较多，故静脉血呈暗红色。

临床上紫绀一般可作为缺 O_2 的标志。当血液中 Hb 含量达到 50g/L 以上时，口唇、甲床等毛细血管丰富的浅表部位出现青紫色，称为紫绀或发绀。此外，Hb 与 CO 结合的能力是 Hb 与 O_2 结合力的 210 倍，所以在 CO 中毒时，Hb 与 CO 结合形成 HbCO，而丧失运输 O_2 的能力，出现严重缺 O_2，病人不出现紫绀，而呈樱桃红色；亚硝酸盐或苯胺中毒，血红蛋白中的 Fe^{2+} 被氧化为 Fe^{3+}，血红蛋白变为高铁 Hb，呈紫蓝色，丧失运输 O_2 的能力，同时也出现紫绀。

（2）血氧饱和度：血液含 O_2 量的多少通常用血氧饱和度表示。在足够的 PO_2 下，1gHb 可结合 $1.34mlO_2$，如按正常人 Hb 平均浓度为 150g/L 计算，Hb 可结合的最大 O_2 量为 $150 \times 1.34 = 201ml/L$ 血液，这个量称为氧容量。但实际上，血液的含 O_2 量并非能达到最大值。每升血液中，Hb 实际结合的 O_2 量称为氧含量。正常人动脉血氧含量高于静脉血氧含量。氧含量占氧容量的百分比称为血氧饱和度。正常人动脉血 PO_2 高，血氧含量约为 194ml/L 血液，血氧饱和度约为 98%。静脉血 PO_2 低，血氧含量约为 144ml/L 血液，血氧饱和度约为 75%。

（3）氧解离曲线及其影响因素：PO_2 与血氧饱和度之间的关系曲线称为氧解离曲线，简称氧离曲线（图 5-7）。曲线呈

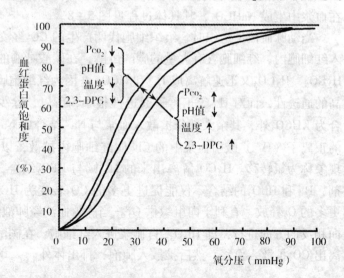

图 5-7　氧解离曲线及主要影响因素

近似"S"形，说明在一定范围内，PO_2 与血氧饱和度成正比，但并非完全直线关系。这

种"S"形曲线有重要的生理和临床意义。该曲线可分为三段：①曲线上段：相当于 PO_2 在 60~100mmHg 之间，即 PO_2 高，是 Hb 与 O_2 结合部分。此段曲线平坦，表明 PO_2 在此范围内变化对血氧饱和度影响不大，这一特点使生活在高原地区或有轻度呼吸功能不全的人，只要 PO_2 不低于 60mmHg，血氧饱和度便可维持在 90% 以上，而不出现缺 O_2。同时也说明，机体对轻度的低 O_2 环境具有适应能力。②曲线中段：PO_2 在 60~40mmHg 之间，是 HbO_2 释放 O_2 的部分。此段曲线坡度较陡，即随着 PO_2 下降，血氧饱和度较明显降低，以促进大量 O_2 解离。这表明此时 Hb 与 O_2 的亲和力降低，有利于 O_2 的释放。③曲线下段：相当于 PO_2 在 40~15mmHg 之间，曲线最陡，即 PO_2 稍有下降，则血氧饱和度急剧下降，HbO_2 解离，释放出大量 O_2。这一特点对组织活动增强、O_2 需要量急剧增加有利。

影响氧离曲线的主要因素有 PCO_2、pH、温度和 2,3 - 二磷酸甘油酸（2,3 - DPG）。当血液中 PCO_2 升高、pH 降低、体温升高及 2,3 - DPG 增多时，Hb 与 O_2 的亲和力下降，氧离曲线右移，血氧饱和度下降，有利于 O_2 的释放；反之，曲线左移，Hb 与 O_2 的亲和力增加，HbO_2 形成增多。2,3 - DPG 是红细胞内的主要磷酸盐。在慢性缺 O_2、贫血、高原缺 O_2 等情况下，红细胞内无氧酵解加强，产生较多的 2,3 - DPG，促进 HbO_2 解离，使组织在贫血、缺 O_2 时能从血液中得到更多的 O_2。血库贮存血液的红细胞，由于糖酵解停止，2,3 - DPG 含量减少，Hb 与 O_2 不易解离，其供 O_2 能力降低。因此，用贮存血液给病人输血，其运 O_2 能力较差，特别是急救病人最好选输新鲜血液。

（二） CO_2 的运输

1. 物理溶解 CO_2 的溶解度比 O_2 大，但是 100ml 静脉血中的溶解量也仅约 3ml，约占血液运输 CO_2 总量的 5%。

2. 化学结合 CO_2 化学结合的形式有两种：一是形成碳酸氢盐，约占 CO_2 运输总量的 88%；二是形成氨基甲酸血红蛋白，约占运输总量的 7%。

（1）碳酸氢盐形式：碳酸氢盐形式是 CO_2 运输的主要形式，在红细胞中生成 $KHCO_3$，在血浆中生成 $NaHCO_3$，其具体过程见图 5-8。

当动脉血流经组织时，组织细胞代谢产生的 CO_2 经交换扩散入毛细血管，又很快扩散入红细胞内，红细胞含有大量的碳酸酐酶，在碳酸酐酶的催化作用下，CO_2 与 H_2O 结合成 H_2CO_3，H_2CO_3 又迅速解离成 H^+ 和 HCO_3^-。因为红细胞膜对 HCO_3^- 和 Cl^- 等负离子具有极高的通透性，而对 H^+ 等正离子通透性很小，所以，除少量的 HCO_3^- 在红细胞内与 K^+ 结合为 $KHCO_3$ 外，其余大部分扩散入血浆与 Na^+ 结合成 $NaHCO_3$。与此同时，不易透出细胞的正离子（H^+）吸引血浆中的 Cl^- 向红细胞内扩散，以维持细胞膜两侧电荷平衡，这种现象称为氯转移。H_2CO_3 解离出来的 H^+ 则与 HbO_2 结合，形成 HHb。Hb 是强有力的缓冲剂，H^+ 和 HbO_2 的结合不仅能促进更多的 CO_2 转变为 HCO_3^-，有利于 CO_2 运输，还能促使更多的 O_2 释放，有利于向组织供 O_2。当静脉血流经肺泡时，肺泡内 PCO_2 较低，上述反应向相反的方向进行，即 HCO_3^- 自血浆进入红细胞，在碳酸酐酶的催化下形成 H_2CO_3，再解离出 CO_2 扩散入血浆，然后扩散入肺泡，排出体外。

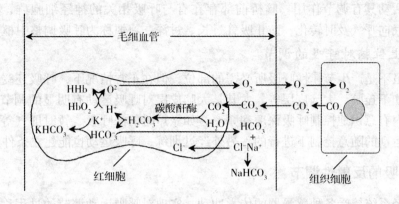

图 5-8 CO_2 在血液中的运输示意图

（2）氨基甲酸血红蛋白形式：进入红细胞内的 CO_2 能直接与 Hb 上的自由氨基结合，形成氨基甲酸血红蛋白（HbNHCOOH），又称碳酸血红蛋白（$HbCO_2$）。这一反应迅速、可逆，不需酶参与，氨基甲酸血红蛋白形式的运输主要受氧合作用的调节。去氧血红蛋白与 CO_2 结合的能力比 HbO_2 大。所以在组织毛细血管内，HbO_2 释放出 O_2 之后，形成去氧血红蛋白，它能生成较多的 HbNHCOOH。当血液流经肺毛细血管时，去氧血红蛋白与 O_2 结合，形成 HbO_2，CO_2 就很容易被解离出来。

第三节 呼吸运动的调节

正常机体的节律性呼吸运动是在各级呼吸中枢相互配合共同调节下进行的。呼吸的深度和频率能随机体活动的水平而改变。呼吸节律的形成和这种适应性改变都是通过呼吸功能的调节来实现的。

一、呼吸中枢

呼吸中枢是指中枢神经系统内产生和调节呼吸运动的神经细胞群。它们分布在脊髓、延髓、脑桥、间脑及大脑皮层，其中以延髓、脑桥最为重要。

（一）延髓呼吸基本中枢

若从脑桥和延髓之间横切，保留延髓和脊髓的动物，节律性呼吸仍存在，但与正常呼吸形式不同，常呈节律不规则的喘息样呼吸，说明原始的呼吸节律产生于延髓，即延髓呼吸中枢是形成节律性呼吸的基本中枢，但正常节律性呼吸的形式还有赖于上位中枢的参与。

延髓内有吸气神经元和呼气神经元，主要集中在背侧和腹侧两组神经核团内，分别称为背侧呼吸组和腹侧呼吸组，呼、吸神经元通过下行纤维支配脊髓呼、吸运动神经元，调节呼气肌和吸气肌的活动。

（二）脑桥呼吸调整中枢

在中脑和脑桥之间横切，动物的呼吸节律保持正常，说明脑桥呼吸中枢对延髓呼吸中枢的节律性活动具有调节作用。脑桥前部存在有与呼吸相关的神经细胞群，具有抑制吸气、促进吸气向呼气及时转化，防止吸气过长、过深，习惯称为呼吸调整中枢。

(三) 上位脑对呼吸的调节

上位脑虽不是产生节律性呼吸所必需的部位，但在正常情况下，呼吸还受脑桥以上部位的影响，如下丘脑、大脑皮层等。尤其是大脑皮层对呼吸运动有明显的调节作用，人可在一定限度内有意识地控制呼吸深度和频率，如做短时的深呼吸、暂时屏气等都是在大脑皮层对呼吸运动的随意控制下进行的。另外经过训练，呼吸运动也能建立条件反射。

二、呼吸的反射性调节

中枢神经系统接受各种感受器的传入冲动，实现对呼吸运动调节的过程称为呼吸的反射性调节。通过调节，使呼吸运动的频率、深度和形式等与机体功能状态相适应。主要调节如下：

(一) 肺牵张反射

由肺的扩张或缩小所引起的反射性呼吸变化称为肺牵张反射，又称黑-伯反射。肺牵张感受器位于支气管和细支气管的平滑肌中，对牵拉刺激敏感。当吸气时，肺扩张，肺内气体达一定容积时，肺牵张感受器兴奋，冲动沿迷走神经传入延髓，抑制吸气中枢的活动，使吸气停止，转入呼气。当呼气时，肺缩小，牵张感受器所受刺激减弱，迷走神经传入冲动减少，解除了对吸气中枢的抑制，吸气中枢再次兴奋，产生吸气，从而又开始了一个新的呼吸周期。

肺牵张反射是一种负反馈调节，其意义是阻止吸气过深过长，促使吸气转为呼气，与脑桥呼吸调整中枢共同调节呼吸的频率和深度。

肺牵张反射的敏感性有种族差异。在动物，尤其是家兔这一反射比较明显。人体在平静呼吸时，此反射生理意义不大。深吸气时，才能引起肺牵张反射。病理情况下，如肺炎、肺充血、肺水肿等，由于肺顺应性降低，肺不易扩张，吸气时对牵张感受器的刺激作用增强，传入冲动增多，使呼吸变浅、变快。

(二) 化学感受性反射

血液中 PCO_2、PO_2 和 H^+ 浓度变化时，可通过化学感受器影响呼吸运动，从而改变肺通气，以保证这三种化学成分在血液中相对恒定，并使肺通气能适应机体代谢的需要。

参与呼吸运动调节的化学感受器，按其所在部位不同分为外周化学感受器和中枢化学感受器两种。外周化学感受器是指颈动脉体和主动脉体化学感受器，对血液中 PCO_2、PO_2 和 H^+ 的变化敏感。当血液中 PCO_2 升高、PO_2 降低、H^+ 浓度升高时，该感受器兴奋，传入冲动增加，反射性引起呼吸加深加快。在呼吸调节中，颈动脉体的作用远较主动脉体重要；中枢化学感受器位于延髓腹外侧浅表部位，对脑脊液和局部组织液中 H^+ 浓度变化敏感。然而，血液中的 H^+ 不易通过血—脑屏障，故不易感受血液 H^+ 的变化。但 CO_2 则易通过血-脑屏障，当血液 PCO_2 升高时，CO_2 由脑血管扩散入脑脊液和脑组织细胞外液，与其中的 H_2O 结合成 H_2CO_3，再解离出 H^+，刺激中枢化学感受器，从而引起呼吸中枢兴奋。中枢化学感受器不感受缺 O_2 刺激。

1. CO_2 对呼吸的调节　CO_2 是维持正常呼吸运动的重要生理性刺激，也是调节呼吸运动最重要的体液因素。人过度通气，可发生呼吸暂停，就是由于 CO_2 排出过多，以致对呼吸中枢的刺激减弱而造成。所以，临床上给病人吸 O_2，需含有一定量的 CO_2。适当增加吸入气中 CO_2 含量，可使呼吸加深加快。如吸入气中 CO_2 由正常的 0.04% 增至 4%，再至 5%，肺通气量可逐渐增加至 1 倍，再增加至 3~5 倍。但当吸入气中 CO_2 含量超过 7% 至 20% 时，肺通气量不能相应增加，致使体内 CO_2 堆积，呼吸中枢抑制，不仅出现头痛、头昏等症状，而且还可能导致昏迷甚至呼吸停止，临床上称 CO_2 麻醉。

CO_2 兴奋呼吸的作用，是通过两条途径实现的：一条是刺激中枢化学感受器，进而引起延髓呼吸中枢兴奋，使呼吸加深加快；另一条是刺激外周化学感受器，冲动传入延髓，兴奋延髓的呼吸中枢，反射性地使呼吸加深加快。但以前者为主，约占总效应的 80%。

2. H^+ 对呼吸的调节 动脉血 H^+ 浓度升高时，呼吸加深加快，肺通气量增加；H^+ 浓度降低时，则呼吸减弱。因为 H^+ 不易通过血—脑屏障，所以 H^+ 对呼吸的调节主要是通过刺激外周化学感受器实现的。

3. 低 O_2 对呼吸的调节 低 O_2 是通过兴奋呼吸中枢和抑制呼吸中枢两种相反作用途径影响呼吸的。当吸入气中 PO_2 下降时，可引起呼吸加深加快，肺通气量增加。因为低 O_2 对呼吸中枢的直接作用是抑制，因此它对呼吸的兴奋作用完全是通过外周化学感受器实现的。在轻、中度缺 O_2 时，通过外周化学感受器兴奋呼吸中枢的作用大于对呼吸中枢的直接抑制作用，从而使呼吸加强。但严重缺 O_2 时，来自外周化学感受器的兴奋作用不足以抵消低 O_2 对呼吸中枢的直接抑制作用，导致呼吸抑制，甚至呼吸停止。

动脉血中 PO_2 对正常呼吸的调节作用不大，只有当血液中 PO_2 降到 60mmHg 以下时，低 O_2 才对呼吸有影响。如身处高原、高山、高空时，大气压下降，血中 PO_2 降低，可刺激外周化学感受器，使呼吸加深加快，以增加 O_2 的吸入量。此时，低 O_2 刺激外周化学感受器兴奋呼吸成为提高血液 PO_2 的一条重要途径。低 O_2 对呼吸的兴奋作用有重要的临床意义。如严重慢性呼吸功能障碍（肺气肿、肺心病）患者，气体交换受到障碍，导致低 O_2 和 CO_2 潴留，长期 CO_2 潴留使中枢化学感受器对 CO_2 的刺激作用发生适应，敏感性降低，而外周化学感受器对低 O_2 刺激适应很慢，此时，低 O_2 对外周化学感受器的刺激就成为驱动呼吸的主要刺激。因此，对这类病人不宜快速给氧，应采取低浓度持续给氧，以免突然解除低 O_2 的刺激作用，引起呼吸中枢兴奋性突然降低而导致呼吸抑制。

综上所述，是 CO_2、H^+ 浓度及低 O_2 三种因素分别对呼吸的影响。实际上三者之间是彼此联系、相互影响、相互作用的，既可因相互总和而加大，也可因相互抵消而减弱，呼吸运动的变化是它们综合作用的结果。比如，CO_2 增多时，H^+ 也增加，两者共同作用使呼吸大大增强；低 O_2 时，呼吸加强，CO_2 排出增多，使 PCO_2 和 H^+ 浓度下降，从而减弱了低 O_2 的刺激作用；H^+ 浓度升高时，呼吸加强，CO_2 排除也增多，导致 PCO_2 下降，抵消了一部分 H^+ 对呼吸的兴奋作用。总之，完整机体内往往有多种化学因素同时变动，因而在临床工作中探讨它们对呼吸的调节时必须全面、动态地进行观察和分析，抓住主要矛盾，对症下药，以获得最佳治疗效果。

第六章 消化与吸收

第一节 概述

一、消化与吸收的概念

人体在整个生命活动过程中，不仅需要通过呼吸从外界摄取足量的氧气，还需摄取各种营养物质，作为新陈代谢的物质和能量的来源。人体所需要的营养物质包括蛋白质、脂肪、糖类、维生素、无机盐和水，这些物质都来自食物。食物须经消化器官的消化和吸收来完成。

食物在消化管内被分解成可吸收的小分子物质的过程，称为消化。消化分为机械性消化和化学性消化两种形式，前者是通过消化管的运动将食物磨碎并使之与消化液充分混合，同时将食糜不断向消化管的远端推进；后者是在消化腺分泌的消化酶的作用下，将食物中的大分子物质分解为可吸收的小分子物质的过程。食物经消化后的小分子营养物质透过消化道黏膜进入血液和淋巴液的过程称为吸收。不能被消化的食物残渣，则以粪便的形式排出体外。

二、消化道平滑肌的生理特性

整个消化道，除了口、咽、食管上段和肛门外括约肌的肌肉属于骨骼肌外，其余的肌肉都是平滑肌。

1. 自动节律性 将离体的消化管平滑肌保持在适宜的环境中时，其仍能进行自动节律性的收缩，但频率缓慢，节律性不如心肌规则。

2. 较低兴奋性 相对骨骼肌而言，消化道平滑肌的兴奋性较低，收缩时的潜伏期、收缩期和舒张期均比骨骼肌长。

3. 紧张性 消化道平滑肌经常处于持续微弱的收缩状态称为紧张性，又称紧张性收缩。其作用是保持消化道的正常形态和位置，使其维持一定的压力。同时，也是消化道进行收缩的基础。

4. 较大伸展性 消化管平滑肌能适应实际需要而作较大的伸展，最长时可比原长度增加好几倍。这一特性使消化器官特别是胃可以容纳大量的食物而不产生运动障碍和过大的压力变化。

5. 刺激敏感性 消化管平滑肌对电刺激、切割刺激不敏感，而对牵张刺激、化学刺激和温度变化刺激较敏感。

第二节 消化道内机械性消化

消化道内机械性消化是通过消化管的运动将食物磨碎使之与消化液充分混合,并将食糜不断向消化管的远端推进的消化过程。

一、咀嚼与吞咽

口腔为食物消化的起点。食物在口腔内通过咀嚼和吞咽来完成。

咀嚼是由咀嚼肌群协调而有顺序的收缩所完成的一系列反射动作,受意识控制。其作用主要是:①磨碎食物,易于吞咽。②使食物与唾液充分混合,利于化学性消化。③反射性地引起胃、胰、肝、胆囊的活动,为食物的下一步消化过程做好准备。

吞咽是指食物由口腔经食管进入胃的过程,是一系列动作组成的复杂反射活动。

二、胃的运动

(一)胃的运动形式

胃的运动形式有容受性舒张、紧张性收缩和蠕动。

1. 容受性舒张 进食时食物刺激咽和食管等处的感受器,反射性地引起胃底和胃体的平滑肌舒张,称容受性舒张。胃内无食物时,胃的容积为0.05L,进食后,由于胃的容受性舒张,胃的容积可增大到1.0~2.0 L,结果使胃能够接纳大量食物而胃内压并无显著变化,其生理意义是使胃能更好地完成容纳和贮存食物的功能,为胃的特征性运动形式。

2. 紧张性收缩 胃壁平滑肌经常处于一定程度的收缩状态称为紧张性收缩。其使胃保持一定的形状和位置;维持一定的胃内压,有利于胃液渗入食物而进行化学性消化。紧张性收缩也是胃其他运动形式有效进行的基础,如果胃的紧张性收缩过低,则容易导致胃下垂或胃扩张。

3. 蠕动 食物入胃后大约5分钟便开始有蠕动。蠕动从胃中部开始,有节律地向幽门方向渐进。胃蠕动的主要作用是:磨碎食物,使食物与胃液充分混合形成糊状的食糜,并将食糜逐步推入十二指肠(图6-1)。

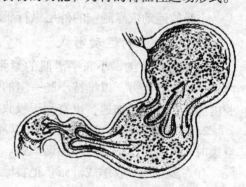

图6-1 胃的蠕动

(二)胃的排空及其控制

1. 胃排空的过程 食糜由胃排入十二指肠的过程称胃排空。一般进食后5分钟左右就开始胃排空。胃的运动所引起的胃内压升高是胃排空的动力,而幽门和十二指肠的收缩则是胃排空的阻力。排空的速度与食物的化学组成、物理性状和胃的运动情况有关。一般说来,稀的流体食物比稠的固体食物排空快;小块食物比大块食物更易排空;在三大营养物质中,糖类的排空最快,蛋白质次之,脂肪最慢。混合食物完全排空约需4~6小时。

2. 胃排空的控制 胃的排空受胃和十二指肠两方面因素的影响。①食物在胃内促进胃排空：由于食糜对胃壁的机械和化学刺激，通过神经反射与体液作用，使胃运动增强，胃内压升高大于十二指肠压，当胃蠕动波到达幽门时，幽门括约肌松弛，食糜顺压力差进入十二指肠。②食糜进入十二指肠后抑制胃的排空：十二指肠中内容物刺激肠壁上的有关感受器，反射性地抑制胃的运动，使胃的排空减慢。这种反射称为肠-胃反射。肠-胃反射对盐酸特别敏感，当pH降低时，此反射即发生，阻止酸性食糜进入十二指肠，使胃排空暂停。随着酸性食糜被中和，抑制作用解除，胃的作用又加强，下一次胃排空开始。此外，进入十二指肠中的盐酸和脂肪还可引起小肠黏膜释放肠抑胃素，抑制胃的运动，延缓胃排空。

(三) 呕吐

胃及十二指肠的内容物经口腔强力驱出体外的一种反射性动作称为呕吐。

呕吐时，十二指肠和空肠上段收缩增强，胃和食管下端舒张，同时，膈肌和腹肌强烈收缩，挤压胃内容物经过食管而进入口腔。有时因十二指肠内容物倒流入胃，呕吐物中可混有胆汁和小肠液。

呕吐是一种保护性的反射性动作，可将胃内的有害物质排出。呕吐的中枢位于延髓，与呼吸、心血管中枢有密切关系，故呕吐之前除有消化道症状（如恶心）外，还常出现呼吸急促和心跳加快等症状。引起呕吐的原因很多，物理或化学性刺激作用于舌根、咽部、胃肠、胆管、泌尿生殖器官等处的多种刺激都可兴奋相应的感受器，冲动传至中枢引起呕吐。脑水肿、脑肿瘤等造成的颅内压增高也可直接刺激呕吐中枢引起呕吐。

三、小肠的运动

小肠的运动依靠肠壁的外层纵行肌和内层环行肌的舒缩来完成的。

(一) 小肠的运动形式

1. 紧张性收缩 小肠平滑肌的紧张性收缩，是小肠各种运动形式的基础，可使小肠内保持一定的压力，以维持小肠一定的形状和位置。它在进餐后显著增强，能使食糜在肠腔内的混合和转运加速，也有利于吸收的进行。

2. 分节运动 分节运动是一种以环行肌为主的节律性收缩和舒张运动。分节运动在空腹时几乎不见，进食后才逐渐加强。在食糜存在的一段肠管上，环行肌以一定距离的间隔，在许多点同时收缩或舒张，把食糜分成许多节段。随后，原来收缩的肠段舒张，而原来舒张处则发生收缩，使原来的每一节段食糜被分割为两半，而相邻的两半则合并为一个新的节段，如此反复进行（图6-2）。分节运动向下推进肠内容物的作用很小，其主要作用是：将食糜与消化液充分混合，以利于化学性消化的进行；使食糜与肠壁紧密接触，为吸收创造有利条件；挤压肠壁促进血液与淋巴回流，有利于吸收。

3. 蠕动 蠕动是一种环形肌和纵行肌共同参与的运动。小肠的蠕动速度很慢，每分钟进行的距离为1~2cm，每个蠕动波把食糜向前推一段距离即行消失。小肠蠕动的生理意义在于使经过分节运动作用后的食糜向前推进到一个新肠段，然后再继续开始分节运动，如此反复进行。

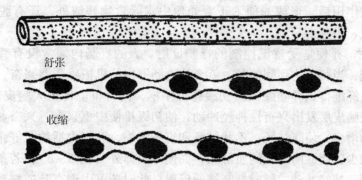

图 6-2 小肠分节运动的模式图

在小肠还常可见到一种进行速度快（2~25 厘 cm/s）、传播距离远的蠕动，称为蠕动冲。它可将食糜从小肠的始端一直推送到末端，直至送入结肠。蠕动冲可能是由吞咽动作或食糜刺激十二指肠所引起。

肠蠕动时，肠内的水和气体等内容物被推动而产生的声音称为肠鸣音。肠鸣音的强弱可反映肠蠕动的状态。肠蠕动增强时，肠鸣音亢进；肠麻痹时则肠鸣音减弱或消失。故它可作为临床腹部手术后肠运动功能恢复的一个客观指征。

（二）回盲括约肌的功能

在回肠末端与盲肠交界处，环形肌明显增厚，起着括约肌的作用，称为回盲括约肌。回盲括约肌经常保持一定的收缩状态，它能防止回肠内容物过快地进入大肠，延长食糜在回肠内停留的时间，以便进行充分的消化和吸收。此外，它还能阻止大肠内容物向回肠倒流。

四、大肠的运动和排便

（一）大肠的运动形式

由于大肠的主要功能是吸收食糜中的水和电解质，形成和贮存粪便，因此无需强烈的运动。正常时大肠的运动很微弱，其运动形式有：

1. 袋状往返运动 空腹时，由环形肌不规则的自发收缩引起。其主要作用是将大肠内容物不断地混合，与肠黏膜充分接触，有利于大肠对水和无机盐的吸收。

2. 分节或多袋推进运动 这是一个结肠袋或一段结肠的环形肌有规则的收缩，将内容物推进到下一肠段的运动。进食后这种运动多见。

3. 蠕动 由一些稳定向前推进的收缩波组成。通常蠕动较缓慢，有利于大肠对水和无机盐的吸收。此外，大肠还有一种快速、推进距离较远的蠕动，称为集团蠕动。它可将肠内容物从横结肠推至乙状结肠或直肠。集团运动时，袋状收缩停止，结肠袋消失。集团运动后，袋状收缩又重新出现。集团运动常见于进食后，最常发生在早餐后 1 小时内，婴儿较成人表现更明显，是由于胃内容物进入十二指肠后，由于食物充胀胃肠壁，刺激黏膜引起的反射活动，称为十二指肠 - 结肠反射。

（二）排便

1. 粪便的形成 食物残渣在大肠内停留时，一部分水被吸收，剩余的经过大肠内细菌的发酵与腐败作用后，形成粪便。正常粪便中水除食物残渣外，还有脱落的肠上皮细胞、细菌、黏液、胆色素等。

2. 排便反射 排便是受意识控制的脊髓反射。人的直肠内通常没有粪便。粪便进入直肠刺激直肠壁，当刺激达到阈值时，就会使直肠壁内的机械感受器兴奋，冲动沿盆神经和腹下神经传入纤维传到脊髓腰骶段初级排便中枢，同时再上传至大脑皮层，产生便意。若条件许可，大脑皮层发出兴奋性神经冲动，使初级排便中枢兴奋，兴奋盆神经，使盆神经传出神经冲动增多，使降结肠、乙状结肠和直肠收缩，肛门内括约肌舒张。同时传至阴部神经的冲动减少，使肛门外括约肌舒张，粪便排出体外（图6-3）；若条件不允许，大脑皮层发出抑制性神经冲动，暂时抑制排便反射，此时还可出现直肠逆蠕动，使粪便退回到结肠内。如果经常抑制排便反射，逐渐使直肠对粪便的刺激正常敏感性变弱，会使粪便在直肠内停留时间过长，水分被吸收过多而导致大便干硬，不容易排出，可以形成排便困难，这是形成习惯性便秘的常见原因之一。若直肠有炎症时，会使直肠对刺激的敏感性增高，很少的粪便就可引起便意和排便反射，导致排便次数增多，可引起腹泻。

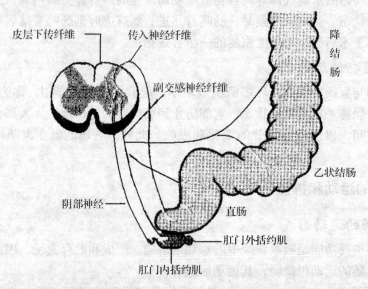

图6-3 排便反射示意图

综上所述，排便受初级中枢和高级中枢共同调控。临床上昏迷或脊髓腰骶段以上横断的病人，由于失去了大脑皮层高级中枢的随意控制作用，导致大便失禁；若脊髓腰骶段初级中枢或形成排便反射的反射弧中任一环节受损都将导致大便滞留。

第三节 消化道内化学性消化

正常人每天分泌的消化液总量约6~8L，平均为7L。消化液由体内的消化腺分泌，包括唾液腺、消化管黏膜腺、胰腺和肝脏等。

一、唾液及其作用

(一) 唾液的性质及成分

唾液是由腮腺、颌下腺、舌下腺三对唾液腺分泌的混合液体。唾液无色无味,近于中性的低渗液体,其pH值为6.6~7.1。成人每天分泌唾液约为1.0~1.5L,水分占唾液总量的99%。有机物主要为唾液淀粉酶、溶菌酶、黏蛋白、免疫球蛋白等;无机物有Na^+、K^+、Ca^{2+}、Cl^-、HCO_3^-、硫氰酸盐等。

(二) 唾液的作用

唾液的主要作用有:①消化作用,唾液中的唾液淀粉酶,可在中性环境中水解淀粉为麦芽糖;②清洁、保护口腔和抗菌作用,唾液中的溶菌酶可清除或抑制口腔中的细菌和病毒,唾液大量分泌可以冲淡和中和某些有害物质,起到保护和清洁口腔的作用;③保护牙齿,唾液中的免疫球蛋白有对抗细菌的作用,可保护牙齿免受细菌侵害,故当其缺乏时容易患龋齿;④利于吞咽,由于唾液是液体,故可湿润和溶解食物,利于食物吞咽并引起味觉;⑤排泄作用,唾液可排出铅、汞和碘等一些有毒物质,此外还可向外排出狂犬病毒和脊髓灰质炎病毒。

(三) 唾液分泌的调节

唾液的分泌完全是神经反射性的,包括条件反射和非条件反射。进食前,食物的形状、颜色、味道等与进食有关的刺激,均可刺激唾液腺分泌唾液,此种分泌方式属于条件反射。若食物进入口中,食物对口腔黏膜的刺激引起唾液分泌为非条件反射。

二、胃液及其作用

胃液是由胃腺和胃黏膜上皮细胞分泌。胃腺有三种:贲门腺为黏液腺,分泌黏液;泌酸腺由壁细胞、主细胞和黏液颈细胞组成,分泌盐酸、胃蛋白酶和黏液;幽门腺分泌碱性液体。

(一) 胃液的性质、成分及作用

胃液是一种无味无色透明的酸性液体,其pH值约为0.9~1.5。正常人每天大约分泌1.5~2.5L。胃液的主要成分除了大量水分之外,主要成分为盐酸、胃蛋白酶、内因子、黏液及碳酸氢盐等。

1. 盐酸 盐酸也称胃酸。由泌酸腺中的壁细胞分泌,包括游离酸和与蛋白质结合的结合酸。正常人空腹时的盐酸排出量称为基础胃酸排出量,大约为0~5mmol/小时。

胃酸的主要生理作用是:①激活胃蛋白酶原转变为胃蛋白酶,并为胃蛋白酶提供适宜的酸性环境;②使食物中的蛋白质变性,易于消化;③杀灭进入胃内的细菌,使胃和小肠保持相对的无菌状态;④盐酸进入小肠后,促进胰液、胆汁和小肠液的分泌;⑤盐酸进入小肠后造成的酸性环境,可促进小肠对铁和钙的吸收。

因此,当盐酸分泌不足常引起腹胀、腹泻等消化不良症状;若分泌过多,对胃和十二指肠黏膜有侵蚀作用,可导致溃疡形成。

2. 胃蛋白酶原 胃蛋白酶原由主细胞合成和分泌。胃蛋白酶原在胃酸的作用下被激活成胃蛋白酶,胃蛋白酶能使食物中的蛋白质水解。胃蛋白酶的最适pH值为2.0~3.5,

当pH值升高时,胃蛋白酶的活性便随着降低,当pH值大于5.0即失去活性。因此,由于胃酸分泌不足而导致消化不良时,可服用稀盐酸和胃蛋白酶。

3. 黏液 黏液由胃黏膜表面上皮细胞、黏液颈细胞、贲门腺和幽门腺共同分泌,主要成分为糖蛋白。黏液具有黏滞性和凝胶的特性,覆盖在胃黏膜表面,形成一层胃-黏液屏障。既可防止粗糙食物对黏膜的直接摩擦损伤,又可防止胃酸和胃蛋白酶对胃黏膜的侵蚀破坏。

4. 碳酸氢盐 碳酸氢盐主要由胃黏膜非泌酸细胞分泌,碳酸氢盐呈弱碱性,能中和胃酸,减弱盐酸对胃黏膜腐蚀,形成碳酸氢盐屏障,保护胃黏膜。

5. 内因子 内因子是由壁细胞分泌的一种糖蛋白。这种糖蛋白可与维生素 B_{12} 结合成复合物,既可保护维生素 B_{12} 免受肠内蛋白水解酶的破坏;还可促进维生素 B_{12} 在回肠的吸收。若内因子缺乏,导致维生素 B_{12} 吸收障碍,影响红细胞的发育成熟,引起临床上的巨幼红细胞性贫血。

(二) 胃的自身保护机制

胃液中的盐酸和胃蛋白酶是两把利剑,既可水解食物中的蛋白质,又可腐蚀和损害胃黏膜。但正常机体的胃黏膜却保持完好,原因是机体在进化过程中形成了自身保护机制,除了胃黏液屏障和碳酸氢盐屏障之外,在胃腔和胃黏膜上皮细胞之间形成胃黏膜屏障,此屏障的腔面膜是一种脂蛋白,结构致密,有效地阻止 H^+ 从胃腔向黏膜内扩散,防止 H^+ 对胃黏膜的侵蚀。近年还发现,胃黏膜细胞合成和释放的前列腺素及胃黏膜细胞间的内分泌细胞分泌的胃肠激素,形成胃壁自身保护机制。

三、胰液及其作用

胰液是由胰腺外分泌部分的腺泡细胞和小导管细胞分泌,具有很强的化学性消化的能力。

(一) 胰液的性质

胰液是无色无味透明的碱性液体,pH 值约为 7.8~8.4,成人每日分泌量为 1~2L,胰液的渗透压与血浆相等。

(二) 胰液的成分及其作用

1. 水和碳酸氢盐 由胰腺导管细胞分泌。其作用是稀释进入十二指肠的盐酸,保护肠黏膜免受强酸的侵蚀。并为小肠内的多种消化酶提供适宜的 pH 环境。

2. 胰蛋白酶和糜蛋白酶 由胰腺腺泡细胞以无活性的酶原形式分泌,进入小肠后,胰蛋白酶原在小肠液中的肠激酶的作用下,转变为有活性的胰蛋白酶;胰蛋白酶再进一步激活胰、糜蛋白酶原为胰、糜蛋白酶。两种蛋白水解酶可分解蛋白质为多肽和氨基酸。

正常情况下,胰液中的胰蛋白酶和糜蛋白酶不消化胰腺本身,是因为这两种酶都是以无活性的形式存在于胰液中,另一方面是因为腺泡细胞能分泌胰蛋白酶抑制因子,使胰蛋白酶失活并能部分地抑制糜蛋白酶的活性,有效地防止了胰腺自身被消化。若暴饮暴食,会使胰液分泌增多,胰管压力升高,使导管和腺泡破裂,胰蛋白酶原大量释放入胰腺间质并被组织液激活,导致胰腺自身消化,而引发急性胰腺炎。

3. 胰淀粉酶 胰淀粉酶能将食物中的淀粉水解成麦芽糖。

4. 胰脂肪酶 胰脂肪酶在胆盐的作用下可将脂肪分解为脂肪酸、甘油和甘油一酯，促进脂肪的消化。

由上可见，胰液在所有的消化液中，含的酶类最全面，其消化能力最强，因而是最重要的消化液。若胰液分泌有障碍，即使其他的消化液分泌正常，也会引起营养物质的消化不良，特别是蛋白质和脂肪的消化，可导致大量的蛋白质和脂肪随粪便排出，故可引起腹泻，此类腹泻称为胰源性腹泻。

四、胆汁及其作用

（一）胆汁的性质及成分

胆汁是由肝细胞合成和分泌的，非消化期，胆汁经胆管和胆总管贮存于胆囊中，消化期间，胆汁由胆囊排入十二指肠。胆汁是一种具有苦味的有色液体，肝胆汁为金黄色，pH 值为 7.8~8.6。胆囊胆汁为深绿色，pH 值为 7.0~7.4。正常成人每天分泌量为 0.8~1.0L。胆汁的主要成分为水、胆盐、胆固醇、卵磷脂、胆色素和无机盐等。胆汁中不含消化酶但却是促进脂肪消化和吸收的主要消化液。

胆汁中的绝大部分胆汁酸与甘氨酸或牛磺酸结合在一起，形成胆盐，主要以钠盐的形式存在，它是胆汁参与消化与吸收的主要成分。胆汁中的胆盐、胆固醇和卵磷脂以适当的比例存在于胆汁中，维持胆固醇成溶解状态。当胆固醇含量过高或者胆盐、卵磷脂合成减少时，胆固醇就易于沉积下来形成结石。

（二）胆汁的作用

1. 乳化脂肪 胆汁中的胆盐、胆固醇和卵磷脂可作为乳化剂，降低脂肪表面张力，使脂肪乳化成脂肪微滴，增加了与胰脂肪酶的接触面积，促进脂肪的分解。

2. 促进脂肪的吸收 胆汁可形成胆盐微胶粒。其可增加脂肪的亲水性。促进脂肪的吸收。若胆盐缺乏，可导致脂肪消化和吸收不良。

3. 促进脂溶性维生素的吸收 由于脂溶性维生素属于脂肪类物质，胆盐能促进脂肪的消化和吸收，所以也能促进脂溶性维生素的吸收。

4. 其它作用 胆汁可中和胃酸；胆盐可刺激肝细胞合成和分泌胆汁；胆盐是胆固醇的有效溶剂，可有效地防止胆固醇析出而形成胆结石。

五、小肠液的作用

小肠液由十二指肠腺与小肠腺分泌。其分泌量是消化液中最多的一种，成人每日分泌量为 1~3L。小肠液为弱碱性液体，pH 值为 7.6，渗透压与血浆基本相近。小肠液的主要成分为水，无机盐和有机物如黏蛋白和肠激酶等。水和无机盐主要是稀释和中和胃酸，保护小肠黏膜免受胃酸的侵蚀；肠激酶可激活胰蛋白酶原为胰蛋白酶；黏蛋白具有润滑作用，并可在小肠黏膜表面形成一层保护膜，抵抗机械性的损伤。

六、大肠液的作用

大肠液是由大肠黏膜表面的上皮细胞及杯状细胞分泌。大肠液没有重要的消化功能。大肠主要成分为黏液蛋白和碳酸氢盐，起主要作用的是黏液蛋白，保护肠黏膜和润滑粪便。

第四节 吸 收

一、吸收的部位及机制

由于消化道不同部位的组织结构、食物被消化的程度和分解产物停留的时间等因素的差异，导致消化管各部位的吸收能力有很大的不同。

口腔和食管基本上无吸收能力，胃只能吸收酒精和少量的水，大肠只能吸收水分和无机盐。小肠则是吸收的主要部位。食物中三大营养物质的分解产物大部分在十二指肠和空肠吸收（如图6-4）。

小肠作为吸收的主要部位是由于存在许多有利的条件：①小肠的吸收面积大：小肠的长度长，约为4～5m，其黏膜上有环形皱襞，皱襞上有许多绒毛，使小肠黏膜的吸收面积可达200多m^2。②小肠绒毛内有丰富的毛细血管、毛细淋巴管、平滑肌和神经纤维，其中平滑肌的舒缩，可使绒毛产生节律性的伸缩和摆动，促进血液和淋巴液的回流，有利于吸收。③食物到达小肠时基本上已经消化为可吸收的小分子物质。④食物在小肠内停留时间长，一般为3～8小时，能被充分吸收。

小肠吸收的物质种类多，数量大。除了吸收食物中的营养成分，还能吸收大量的维生素、无机盐和水。若小肠的吸收能力有障碍，如腹泻时，可使各种物质的吸收能力减弱，吸收量减少，导致脱水，引起电解质紊乱。所以在临床上做胃肠引流或治疗急性呕吐、腹泻的患者时，一定要补充足够的液体与电解质。

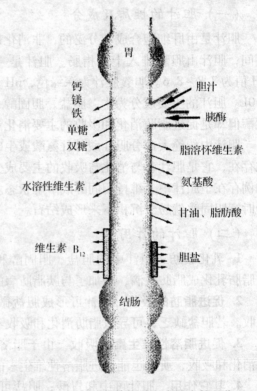

图6-4 各种营养物质在小肠内的吸收

小肠的吸收机制主要有被动转运和主动转运。被动转运主要通过渗透、滤过和扩散等，主动转运借助小肠黏膜上皮细胞膜上钠钾泵的作用完成。

二、小肠内主要营养物质的吸收

（一）糖类的吸收

食物中的糖类被消化为单糖后，全部在小肠上部继发性主动转运。其中以葡萄糖和半乳糖的吸收最快，果糖次之。

葡萄糖吸收借助细胞膜上的Na^+-葡萄糖同向转运体，同时将钠和葡萄糖经小肠黏膜上皮细胞吸收入毛细血管内（图6-5）。

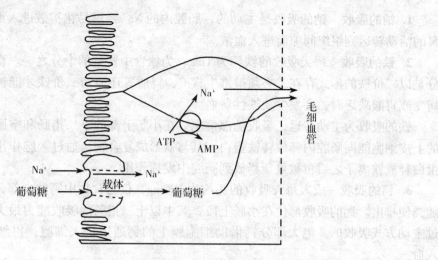

图6-5 葡萄糖吸收机制示意图

（二）蛋白质的吸收

蛋白质是以氨基酸的形式吸收的。吸收机制与葡萄糖相似，全部在小肠上部属于继发性主动转运吸收入毛细血管的。

（三）脂肪的吸收

脂肪在小肠内被分解成甘油、甘油一酯、胆固醇和脂肪酸等，这些产物与胆盐结合成水溶性的混合微胶粒，透过肠黏膜上皮细胞表面到达细胞的微绒毛，甘油一酯、胆固醇等从混合微胶粒中释放，通过微绒毛的细胞膜进入细胞内，而胆盐留在肠腔内继续发挥作用。

进入细胞内的长链脂肪酸在细胞内被重新合成为甘油三酯，与细胞中的载脂蛋白结合成乳糜微粒，最后以出胞的方式离开细胞扩散至淋巴中；短链脂肪酸和甘油一酯溶于水，可直接扩散至血液。因此，脂肪的吸收途径为淋巴和血液（如图6-6）。由于食物中含长链脂肪酸较多，所以脂肪分解产物的吸收途径以淋巴为主。

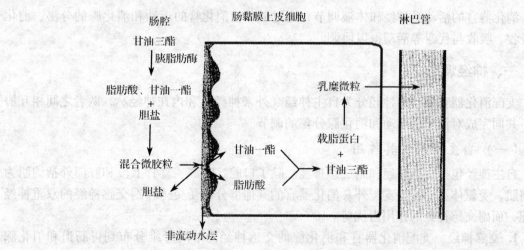

图6-6 脂肪吸收示意图

(四) 无机盐的吸收

1. 钠的吸收 钠的吸收是主动的，肠腔内的 Na^+ 经过易化扩散进入细胞内，再借助钠泵的活动转运到组织间隙而进入血液。

2. 铁的吸收 每天吸收的铁约为 1mg，为饮食中铁量的十分之一。食物中的铁绝大部分是以三价铁的形式存在，必须被维生素 C、胃酸等还原为二价铁才能被吸收。所以胃的病变或胃酸缺乏时，会发生缺铁性贫血。

铁的吸收为主动转运，吸收的部位主要在小肠上部的十二指肠和空肠上部。这些部位的上皮细胞能向肠腔内释放转铁蛋白，其与铁形成复合物，通过入胞作用进入细胞。转铁蛋白释放铁离子之后再被重新释放到肠腔中发挥作用。

3. 钙的吸收 成人每天吸收的钙约为 100mg，仅为食物中钙的少部分，绝大部分的钙随粪便排出。钙的吸收部位在小肠上段，其中以十二指肠的吸收能力最大。钙的吸收是通过主动方式吸收的。绝大部分钙借助细胞膜上的钙通道进入细胞，再经膜上的钙泵转运入血。

(五) 维生素的吸收

维生素除了维生素 B_{12} 在回肠被吸收外，其余的大部分维生素在小肠上段被吸收。大多数水溶性的维生素（如维生素 B_1、B_2、B_6、PP）主要是通过易化扩散的形式被吸收。脂溶性的维生素如 A、D、E、K 的吸收则与脂肪的吸收类似。

(六) 水的吸收

成人每天从外界摄取约 1~2L 水，每日由消化腺分泌的消化液为 6~8L，每日随粪便排出的水仅为 0.1~0.2L，所以胃肠每日吸收的水量约为 8L。水的吸收是被动的，各种溶质，尤其是 NaCl 的主动转运吸收所产生的渗透压是水被渗透吸收的动力。

第五节 消化器官活动的调节

消化器官的活动受神经和体液调节，通过调节使消化管的运动和消化腺的分泌、消化与吸收、吸收与代谢等活动得以协调。

一、神经调节

支配消化器官活动的神经分为自主神经（外来神经）和内在神经丛，两者之间相互协调，共同完成对消化道运动和消化腺分泌的调节。

(一) 自主神经及其作用

自主神经包括交感神经和副交感神经。除了口腔、咽部、食管上段和肛门外括约肌为骨骼肌，受躯体运动神经支配外，消化器官的其他部分都受交感和副交感神经的双重神经支配，而副交感神经的作用占优势。

1. 交感神经 支配消化器官和消化腺的交感神经的节后纤维分布到胃肠道和消化腺（图 6-7）。交感神经兴奋时，其节后纤维末梢释放去甲肾上腺素（NE），作用于消化道平滑肌和消化腺，使胃肠运动减弱、消化腺分泌减少和胃肠括约肌收缩，但对少数唾液腺的分泌起加强作用。因此，交感神经兴奋时，总体上可削弱消化过程。

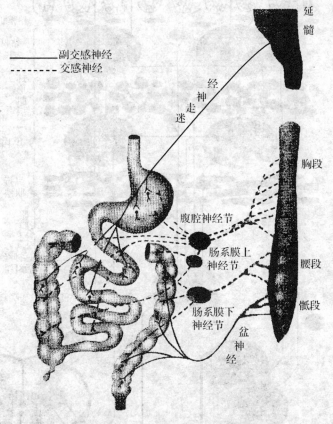

图6-7 胃肠神经的支配

2. 副交感神经 支配消化管和消化腺的副交感神经主要来自迷走神经，此外还有少数的盆神经。到达胃肠道的副交感神经都是节前纤维，与胃肠壁内的神经元换元，发出的节后纤维支配消化道平滑肌和消化腺。副交感神经兴奋时，其节后纤维末梢释放乙酰胆碱（ACh），促进胃肠道的运动和消化腺的分泌，使胃肠括约肌舒张。综上所述，副交感神经兴奋的作用是加强消化。

一般说来，自主神经对所支配的某一消化器官的作用，既相互拮抗又相互协调配合，但以副交感神经作用为主。此外它们的作用可随消化道的功能状态不同而发生相应的改变。

（二）内在神经丛及作用

内在神经丛又称壁内神经丛，包括黏膜下神经丛和肌间神经丛两种。由无数神经元和大量的神经纤维组成复杂的神经网络，构成一个完整的、独立的反射活动整合系统（图6-8）。在整体状态下，内在神经的活动是在自主神经的调控下进行的。交感神经抑制内在神经元的活动，副交感神经则兴奋其活动。

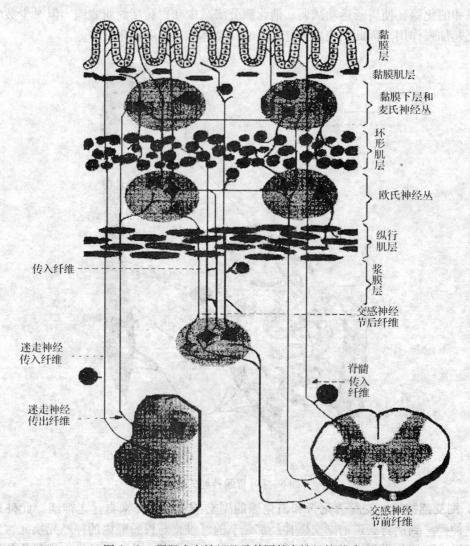

图6-8 胃肠内在神经丛及其同外来神经的联系

(三) 反射性调节

临床研究表明,与消化器官活动有关的中枢位于延髓、下丘脑、边缘叶及大脑皮层等处。如延髓有呕吐中枢、吞咽中枢;下丘脑有摄食中枢、饱中枢等。若食物直接刺激消化器官的机械和化学感受器时,或与进食有关的信号作用于视、听、味、嗅觉等感受器时,感受器均可产生兴奋,兴奋沿传入神经传到上述中枢,再由中枢发出神经冲动沿传出神经到达相应的效应器即消化道平滑肌和腺体,引起消化活动的变化。

消化器官的反射性调节分为条件反射和非条件反射两种。条件反射是由食物的相关信息对头部感受器的作用结果,如同食物相关的形状、声音、气味以及同食物相关的语言和文字等对视、听、嗅觉的刺激引起的反射均是条件反射。非条件反射则是由食物的机械或化学刺激直接刺激感受器的作用结果,如食物在口腔被咀嚼和吞咽、在胃和小肠内进行机械和化学性消化时,刺激舌、口腔黏膜、胃、小肠等部位的感受器而引起的唾液、胃液、胰液等大量分泌即为非条件反射。

二、体液调节

(一) 胃肠激素

消化道不但是消化器官,而且也是体内最大、最复杂的内分泌器官。在胃肠道黏膜内含有许多内分泌细胞,能合成和释放多种生物活性物质,统称为胃肠激素。其化学结构均为肽类。

胃肠激素主要有:促胃液素、缩胆囊素、促胰液素和抑胃肽等。其主要作用概括如下几个方面:①调节消化道的运动和消化腺的分泌;②调节其他激素的分泌和释放;③能促进组织代谢和生长,也称营养作用(表6-1)。

表6-1　　　　　　　主要胃肠激素的分泌和生理作用

激素的名称	分泌部位及细胞	引起分泌的因素	主要生理作用
促胃液素 (胃泌素)	胃窦、小肠上部 黏膜G细胞	迷走神经 蛋白质消化产物	促进胃液分泌、胃窦收缩、 消化道黏膜生长、胰岛素分泌
缩胆囊素 (胆囊收缩素)	小肠上部黏膜 I细胞	蛋白质消化产物、盐 酸、脂肪及其消化产物	促进胆囊收缩、 胰酶分泌
促胰液素 (胰泌素)	小肠上部黏膜 S细胞	盐酸、脂肪消化产物 泌、抑制胃运动和胃液分泌	促进胰液中水和碳酸氢盐分
抑胃肽	小肠上部黏膜 K细胞	脂肪、葡萄糖、 氨基酸	促进胰岛素分泌

(二) 脑-肠肽

近年来发现,一些在胃肠道黏膜内的肽类激素也分布在脑内;而原来认为只存在于中枢神经系统内的肽,在胃肠道黏膜内也发现了,如生长抑素、缩胆囊素等。这些双重分布的肽称为脑-肠肽。它们可能对神经系统调节消化器官的功能和机体的摄食活动有关。

第六节　肝脏生理

肝脏是人体内最大的腺体,具有多种重要的生理功能。除上述消化、吸收功能之外,肝脏在物质代谢、生物转化、解毒、激素灭活,以及排泄等多方面均起着十分重要的作用。

一、肝脏在物质代谢中的作用

(一) 肝与糖代谢

糖是机体能量的主要来源,约占体内所需能量的70%,也是构成组织细胞的重要成分之一。体内各种组织细胞都能利用糖。糖在体内的氧化分解、糖原合成与分解,以及糖的转变与异生等过程，称为糖代谢。肝脏在糖代谢中的最主要的作用是维持血糖浓度相对稳定。

血液中的葡萄糖称为血糖。临床上，常用来作为了解糖代谢情况的指标。正常人空腹时，血糖浓度为 4.44~6.66mmol（80~120mg/dl）。如果血糖浓度低于 3.89mmol（70mg/dl）称为低血糖；高于 7.22mmol（130mg/dl）称为高血糖。血糖浓度高于 8.33~9.99mmol（160~180mg/dl）以上，尿中可出现糖。血糖过低或过高均对机体不利，血糖过低时，可引起心跳加快，面色苍白，甚至出现昏迷，称为低血糖休克。肝脏是通过以下途径维持血糖浓度相对稳定的。

1. 肝糖原的合成与分解 机体进餐以后，食物中的糖经消化分解成葡萄糖，由肠黏膜吸收进入血液，导致血糖浓度增高。其中大部分葡萄糖被肝脏迅速合成肝糖原并贮存；另一部分葡萄糖由血液运送到其它组织合成糖原或进行氧化代谢供能。葡萄糖合成糖原的过程，称为糖原合成。反之，机体处于饥饿状态下，血糖浓度下降，肝糖原可立即分解成葡萄糖，以补充血糖浓度不足，防止血糖过低。糖原分解为葡萄糖的过程，称为糖原的分解。

2. 糖的异生与转变 肝脏贮存糖原有一定的限度，正常成人肝脏含糖原约为 5%，当机体过度饥饿或耗糖过多时，糖原贮存的能量不足以补充机体所需，此时肝脏可利用甘油、乳酸、氨基酸等非糖物质转变为葡萄糖，这种利用非糖物质转变为糖的过程称为糖的异生。反之，当血糖浓度增高时，葡萄糖也可转变为脂肪和氨基酸贮存于体内，称为糖的转变。

3. 糖的利用 葡萄糖在肝脏和机体其它组织内分解利用释放能量分为无氧酵解和有氧氧化两种形式：

（1）糖的无氧酵解：是指机体在氧供应相对不足时，糖原或葡萄糖分解生成乳酸的过程。无氧酵解所产生的 ATP 数量较少，释放的能量也远远少于有氧氧化。当机体供氧充足时，酵解产生的乳酸可进一步分解为二氧化碳和水。

（2）糖的有氧氧化：当机体组织氧供充足时，葡萄糖可充分分解为二氧化碳和水的过程称为有氧氧化。与无氧酵解相比，有氧氧化可生成较多的 ATP，产生和释放更多的能量。

（二）肝与脂类代谢

脂类是脂肪与类脂的总称。脂肪即甘油三酯，是体内能量贮存形式。贮存于皮下、大网膜等脂肪组织的脂肪，称为贮脂。贮脂含量变动较大，一般占体重的 10%~20%，肥胖者可占 50%。类脂是指与脂肪理化性质相似的物质，主要包括磷脂和固醇类，类脂是构成细胞的成分之一。

肝脏在脂类的消化、吸收、分解、合成及运输等代谢过程中均起着重要的作用。

1. 促进脂类的消化与吸收 肝细胞合成胆汁排入肠腔，可乳化脂肪，促进脂类食物和脂溶性维生素的消化吸收。故肝胆功能障碍，分泌胆汁减少，常出现脂类食物消化不良、厌油腻、脂肪泻和脂溶性维生素缺乏症等。

2. 肝脏是脂肪合成和分解的主要器官 肝脏可利用葡萄糖等原料合成脂肪。同时，肝脏也是分解脂肪的主要场所。体内贮脂分解为甘油和脂肪酸，甘油沿糖代谢途径氧化分解产能。脂肪酸大部分在肝脏进行 β-氧化。产生大量的乙酰辅酶 A，大量的乙酰辅酶 A

在肝内不能全部氧化，在肝脏特有酶的作用下，部分乙酰辅酶A生成酮体，酮体是乙酰、β-羟丁酸和丙酮三种物质的总称。正常情况下，它不能直接被肝脏氧化利用，但可被心、脑、肾、骨骼肌等肝外组织氧化利用。

正常情况下，肝内生成酮体和肝外组织利用酮体处于动态平衡，故血液中酮体含量甚微，如果肝内脂肪酸氧化分解加强，酮体生成量超过肝外组织的氧化分解能力（如糖尿病），使血液中酮体含量增多，称为酮血症。同时，尿中也出现酮体，称为酮尿症。由于酮体为酸性物质，体内酮体积聚过多，可引起代谢性酸中毒。

3. 肝脏是磷脂、胆固醇和脂蛋白合成的主要场所 肝脏是合成磷脂和胆固醇最活跃的器官，还可以合成各种载脂蛋白。脂蛋白是脂类的运输形式，如果肝功能受损，磷脂合成减少，或合成原料不足，使肝内脂肪输出障碍，可导致脂肪肝。

（三）肝与蛋白质代谢

蛋白质是人体最基本的组成成分，同时，蛋白质在机体内担负着许多重要的生理功能，如细胞膜上的受体、通道、载体、离子泵等都是蛋白质，体内参与生化反应的各种重要的酶，以及大部分内分泌激素、神经递质也都是蛋白质。而肝脏则是机体合成和水解蛋白质的最主要场所。

1. 肝脏是蛋白质合成的重要场所 人体平均每天合成98g蛋白质，大约40%来自肝脏的合成。大多数血浆蛋白是在肝脏合成的，另外肝脏本身的结构蛋白与酶也是在肝脏合成的。如果肝功能受损，合成蛋白质的能力下降，血浆总蛋白量降低，白蛋白/球蛋白比值变小或倒置。因此，测定血浆蛋白总量、白蛋白/球蛋白比值，是肝功能检查项目之一。

2. 肝脏是蛋白质分解的主要器官 肝脏中氨基酸的代谢非常活跃，因为肝脏中含有丰富的参与氨基酸代谢的酶类，如丙氨酸氨基转移酶（ALT）在肝细胞活性最高，病理状态下，肝细胞膜通透性发生改变或细胞坏死时，肝细胞内的转氨酶可大量释放入血，从而引起血液中转氨酶活性异常升高，例如急性肝炎时血清中丙氨酸氨基转移酶显著升高。因此，临床上测定血清丙氨酸氨基转移酶含量，有助于肝病的诊断。

氨基酸脱下来的氨，大部分在肝脏合成尿素，随尿排出。当肝功能下降，氨的代谢发生障碍，可导致血氨浓度升高，使脑组织功能紊乱，产生昏迷，称为"肝性脑病"。

（四）肝与维生素代谢

肝脏在维生素的吸收、贮存和转化等方面具有重要的作用。

肝脏分泌的胆汁有利于脂溶性维生素的吸收。所以，慢性肝胆疾病可引起脂溶性维生素吸收不良，导致某些维生素缺乏症。

肝脏是维生素A、D、E、K及B_{12}等主要贮存场所，其中尤以维生素A最丰富，占全身总量的95%。因此，夜盲症和干眼病患者，多食动物肝脏常可获得满意的疗效。

肝脏还参与多种维生素的转化作用。如可将β-胡萝卜素（维生素A原）转变为维生素A，将维生素D_3转变为25-羟维生素D_3，调节钙、磷的浓度。维生素K是肝细胞合成Ⅱ、Ⅶ、Ⅸ、Ⅹ凝血因子不可缺少的物质，如果肝功受损，会影响维生素K的利用，易出现出血倾向。

二、肝脏在生物转化中的作用

人体内经常会存在一些物质，它们既不是构成组织细胞的原料，也不能氧化供能，被称之为非营养物质。它包括机体在代谢过程中产生的毒物（如氨、胆色素），体内产生的激素，以及食进的药物等都能通过肝脏进行代谢转变，以改变这些物质的毒性或活性。将非营养物质在体内的代谢转化过程称为生物转化。

（一）肝脏的解毒功能

有毒物质经肝脏转变成无毒或低毒物质的过程称为肝脏的解毒，肝脏解毒分为氧化解毒和结合解毒两种方式。其中以结合解毒方式为主。

1. 氧化解毒 有毒物质在肝脏内经过氧化分解为无毒物质的过程称为氧化解毒。如乙醇经肝脏的酶促生化反应转变为乙醛，乙醛再经氧化成为乙酸，乙酸可进一步氧化成为二氧化碳和水，这样将本来对肝脏和机体其它组织有损伤作用的乙醇代谢成了无毒的代谢产物。

2. 结合解毒 某些有毒物质在肝脏酶的作用下，与体内一些正常成分结合成为无毒化合物的过程称为结合解毒。如胆红素在肝脏内与葡萄糖醛酸结合生成葡萄糖醛酸胆红素而降低毒性。

在一般情况下，体内毒物经肝的氧化、结合反应使毒性降低，不会发生中毒。如果进入体内的毒物过多，超过肝脏解毒能力，或肝脏受损时，解毒能力减弱，使毒物的毒性相对增强，都可能发生中毒现象。

（二）肝脏的激素灭活功能

有活性的激素经肝脏的生物转化后转变成无活性的代谢产物称为激素的灭活。雌激素、抗利尿激素、醛固酮等激素均在肝脏内通过结合等方式失去活性。当肝脏疾患，肝脏对激素的灭活能力降低，使某些激素在体内堆积，出现某些临床表现。如醛固酮和抗利尿激素灭活障碍，可引起钠、水在体内潴留，出现浮肿。雌激素在体内堆积，可引起末梢小动脉扩张，出现"肝掌、蜘蛛痣"等。

三、肝脏与胆色素代谢

胆色素是血红蛋白分解代谢的主要产物，包括胆红素及其衍生物，其中最主要的是胆红素。

（一）胆红素的生成与运输

胆红素来源于红细胞中的血红蛋白。衰老的红细胞被单核－吞噬细胞系统破坏，释放出血红蛋白，血红蛋白分解为珠蛋白和血红素。后者再经酶的作用氧化脱去铁离子后，转变为胆红素。胆红素是一种难溶于水的脂溶性物质，需与血液中的白蛋白结合成复合物而运载到达肝脏。这种复合物尚未经过肝细胞进行结合转化反应，故称为未结合胆红素或游离胆红素。

这种胆红素有两个特点：①它的分子颗粒较大，不易通过肾脏，故正常尿中检查不出此种胆红素；②它不能与重氮试剂直接起反应，只有加入乙醇或尿素后，才能呈现颜色反应，所以又称为间接胆红素。正常人血浆中间接胆红素浓度很低，一般为 1.7～10.2μmol/L。

（二）肝脏对胆红素的摄取与结合

肝细胞具有很强的摄取胆红素能力。当胆红素－白蛋白复合物随血液运输到达肝脏后，胆红素与白蛋白分离，迅速被肝细胞摄取，在酶的作用下，与葡萄糖醛酸结合成水溶性的葡萄糖醛酸胆红素，称之为结合胆红素。结合胆红素的特点是：①与重氮试剂可直接起颜色反应，因而又称为直接胆红素；②可经肾脏随尿排出。结合胆红素在正常血浆中几乎没有或含量极少，为 $0 \sim 6.8 \mu mol/L$。

（三）胆红素在肠道中的转变与排泄

结合胆红素被肝细胞排泌到毛细胆管内，随胆汁进入肠腔，在肠腔内细菌作用下，脱去葡萄糖醛酸，被还原成无色的胆素原（包括尿胆素原和粪胆素原）。大部分胆素原（80%）在大肠下端氧化成棕黄色的粪胆素，随粪便排出体外，故粪便颜色呈黄色。小部分胆素原（10%~20%）被小肠黏膜吸收，经门静脉入肝脏，其中大部分（90%）以原形又排入肠腔，这一过程称为胆素原的肠肝循环；小部分随血液循环到肾脏经尿液排出，在空气中被氧化成棕黄色的尿胆素。故尿液呈浅黄颜色。临床上把尿胆红素、胆素原、胆素合称为尿三胆，常作为检查肝功能的指标之一。

（四）胆色素代谢与黄疸

正常人胆红素总量在 $3.4 \sim 17.1 \mu mol/L$。若胆色素代谢障碍，使血中胆红素浓度升高，以致皮肤、巩膜、黏膜等组织黄染的现象称为黄疸。当血清中胆红素浓度升高但不超过 $34 \mu mol/L$ 时，肉眼不易察觉，称为隐性黄疸。当血清中胆红素浓度升高超过 $34 \mu mol/L$ 时，黄疸十分明显，称为显性或临床黄疸。

凡是使胆红素生成过多或转化和排泄能力下降的因素，均可使血液中胆红素含量升高，引起黄疸。根据血清胆红素的来源可将黄疸分为三类：

1. 溶血性黄疸 又称肝前性黄疸，是由于各种原因（蚕豆病、输血不当、药物、毒物等）使红细胞大量破坏，单核-吞噬细胞系统产生胆红素过多，超过肝细胞的处理能力，引起血中未结合胆红素浓度升高所致。因血中升高的是未结合胆红素，故尿胆红素阴性。由于肝对胆红素的摄取、转化和排泄增多，因此胆素原的生成增加，粪便颜色加深，从肠道吸收的胆素原也增多，尿胆素原增多。

2. 阻塞性黄疸 又称肝后性黄疸，是由于各种原因（胆结石、胆道蛔虫或肿瘤压迫等）引起胆道阻塞，胆汁排泄障碍，使胆小管和毛细胆管内压力增高而破裂，致使结合胆红素逆流入血所致。阻塞性黄疸时血中结合胆红素浓度增高，血中未结合胆红素无明显变化，由于结合胆红素可从肾排出体外，所以尿胆红素阳性；胆道阻塞使肠道生成胆素原减少，尿胆素原降低，粪便颜色变浅，甚至可呈陶土色。

3. 肝细胞性黄疸 又称肝源性黄疸。因为肝细胞受损（肝炎、肝硬化等病变），导致肝细胞摄取、转化与排泄能力降低所致。一方面肝细胞摄取未结合胆红素的能力降低，使血中未结合胆红素浓度升高；另一方面因肝细胞肿胀，使毛细胆管阻塞或破裂后与肝血窦直接相通，结合胆红素返流入血造成血中结合胆红素浓度升高。故肝细胞性黄疸时，血中结合胆红素和未结合胆红素均升高，尿胆红素阳性。由于排入肠腔的胆红素减少，胆素原生成减少，粪便颜色变浅。因为通过肠肝循环到达肝的胆素原不能有效地随胆汁再排泄入肠腔，胆素原可大部分经损伤的肝进入体循环，故尿胆素原增高。

三种类型黄疸的血、尿、粪变化见表 6-2。

表 6-2　　　　　　　　　三种黄疸血、尿、粪的改变

类型	血液		尿液		粪便颜色
	未结合胆红素	结合胆红素	胆红素	胆素原	
正常	1.7~10.2μmol/L	<6.8μmol/L	无	少量	黄色
溶血性黄疸	增加	变化不大	无	增加	加深
阻塞性黄疸	不变或微增	增加	增加	减少或无	变浅或陶土色
肝细胞性黄疸	增加	增加	增加	正常或增加	变浅或正常

第七章 能量代谢与体温

第一节 能量代谢

机体生命活动的基本特征之一是新陈代谢，它包括物质代谢和与之相伴的能量代谢。其中物质在分解过程中伴有能量的释放，物质在合成过程中则伴有能量的贮存和利用。通常把物质代谢过程中所伴随的能量释放、转移、贮存和利用，称为能量代谢。

一、能量的来源和去路

（一）能量的来源

人体能量的根本来源是糖、脂肪和蛋白质三大营养物质的氧化分解。

1. 糖 糖为主要的能源物质，人体所需能量70%由糖类物质氧化分解提供。糖的供能方式包括有氧氧化和无氧酵解两种。脑组织所需能量则完全来源于糖的有氧氧化，而氧化所消耗的糖主要依靠血糖供应，因此脑组织的耗氧量高，对缺氧非常敏感。当机体缺氧或血糖浓度过低时，可导致意识障碍，重者甚至出现昏迷。

2. 脂肪 脂肪的主要功能是贮存和供给能量。脂肪的贮存量可达体重的20%左右。脂肪被分解为甘油和脂肪酸后，在细胞内氧化释放能量。

3. 蛋白质 蛋白质的主要功能是构成细胞成分和形成某些生物活性物质。一般情况下，蛋白质不作为供能物质，只有在长期不能进食或能量消耗极大的特殊情况下，而体内的糖原与脂肪贮备耗竭时，就依靠蛋白质分解产生的氨基酸提供能量以维持机体的正常生理功能。

（二）能量的去路

营养物质氧化分解释放出的能量大约有50%直接转变为热能，用以维持体温。其余绝大部分以化学能的形式转移给二磷酸腺苷（ADP）使其转变成三磷腺苷（ATP），并将能量贮存于ATP中的高能磷酸键上。在ATP分解时又释放出能量供给人体进行各种生理活动时利用，如肌肉收缩、神经传导、合成代谢、维持体温等。人体在完成各种功能活动时利用的能量除肌肉收缩部分用于做功外，其余的也转变为热能。因为人体消耗的能量绝大部分转变成热能，故可用一定时间内的产热量来衡量能量代谢的水平。ATP还可将能量转移给肌酸生成磷酸肌酸，增加体内的能量贮存。当ATP大量消耗时，磷酸肌酸又使ADP生成ATP，补充机体能量的供给。ATP是体内重要的贮能和直接的供能物质，它的合成和分解是体内能量转移、贮存和利用的重要环节。机体能量代谢的概况可归纳为图7-1。

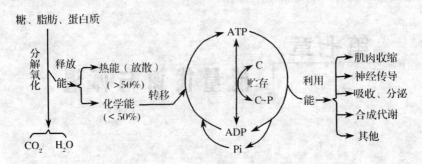

图 7-1 体内能量的来源与去路

二、影响能量代谢的因素

影响能量代谢的因素很多，主要有肌肉活动、精神活动、环境温度以及食物的特殊动力效应等。

（一）肌肉活动

肌肉活动对能量代谢的影响最为显著。人体任何轻微的活动都可提高能量代谢，人在运动或劳动时耗氧量明显增加，因为此时肌肉需要补充能量。机体耗氧量增加与肌肉活动的强度成正变关系。如全身剧烈运动时，耗氧量最多可达安静时耗氧量的 10~20 倍。

（二）精神活动

精神和情绪活动对能量代谢也有较大的影响。在一般精神活动时，能量代谢受到的影响不大，但人处在精神紧张状态时，如激动、愤怒、恐惧、焦虑等，均可使能量代谢显著提高。究其原因，当精神紧张时，一方面是骨骼肌的紧张性增加；另一方面由于交感神经兴奋使激素分泌量增多，使能量代谢增强所致。

（三）环境温度

人体在 20℃~30℃ 的环境中，能量代谢最为稳定。当环境温度低于 20℃ 时，能量代谢开始增加，当环境温度低于 10℃ 时显著增加。主要是由于寒冷刺激反射性引起骨骼肌的紧张度增高以及寒战所致。当环境温度超过 30℃ 时，能量代谢也会增加，这与体内酶的活性增高使化学反应速度加快，发汗增多，呼吸循环机能增强等因素有关。

（四）食物的特殊动力效应

人在进食后 1 小时左右开始，延续 7~8 小时。进食后即使机体的状态和所处的环境不变，其产热量也比进食前增多，这种由食物引起机体额外产生热量的作用称为食物的特殊动力效应。不同食物能量代谢增加的效应不同。蛋白质食物可使机体额外产热量增加 30%，糖和脂肪增加 4%~6%，普通混合食物增加约为 10% 左右。因此，在为病人配餐时，要注意这部分能量的消耗，给予相应的能量补充。

三、基础代谢

（一）基础代谢与基础代谢率的概念

人体在基础状态下的能量代谢称为基础代谢。所谓的基础状态是指人体处在室温

20℃~25℃、空腹（禁食12小时以上）、清醒、静卧而又十分安静的状态下。它排除了肌肉活动、精神活动、环境温度和食物的特殊动力效应对能量代谢的影响。在这种状态下，人体各种生理活动都比较稳定，能量的消耗主要用于维持心跳、呼吸等最基本的生命活动，能量代谢也比较稳定。把这种状态下，单位时间内的基础代谢称为基础代谢率（BMR）。

（二）基础代谢率的正常值及其生理意义

临床上常以与受试者同年龄、同性别组的基础代谢率平均值作为100%。基础代谢率在±10%~±15%以内都属于正常范围。

基础代谢率一般不超过±15%均属正常。当差值超过±20%才有可能是病理变化。甲状腺疾病是引起基础代谢率改变的最常见原因。甲状腺功能亢进时，基础代谢率可比正常值高25%~80%；而甲状腺机能减退时，基础代谢率可比正常值低20%~40%。由于甲状腺功能改变对基础代谢率影响最大，因此基础代谢率的测定是临床诊断甲状腺疾病的重要辅助方法。另外，肾上腺皮质和脑垂体功能低下时，也可引起基础代谢率降低。某些疾病，如肾病综合征、病理性饥饿等常出现基础代谢率降低；肾上腺皮质功能亢进、糖尿病、红细胞增多症、白血病等，基础代谢率可增高。当人体发热时，基础代谢率也升高，体温每升高1℃，基础代谢率可升高13%。

第二节 体 温

体温是指机体深部的平均温度。体温的相对恒定，是维持内环境稳态的重要因素，也是机体新陈代谢和一切生命活动正常进行的必要条件。新陈代谢和生命活动，都是以体内复杂的生物化学反应即酶促反应为基础的，而酶促反应必须在适宜的温度条件下才能充分有效的发挥作用，体温过低或过高，都会降低酶的活性。一般情况下，体内酶在37℃左右活性最佳。当体温低于34℃时，意识将丧失，低于25℃时则可使呼吸、心跳停止；反之，体温过高可使酶蛋白变性而活性降低，导致细胞实质损害。当体温持续高于41℃时，可致神经系统功能障碍，出现谵语，神志不清；超过43℃则会有生命危险。

一、人体正常体温及生理变动

（一）正常体温

通常测量体温的部位有腋窝、口腔（舌下）和直肠。其中，直肠温度比较接近机体深部的温度，正常值为36.9℃~37.9℃，平均值为37.4℃。测量时需将温度计插入直肠6cm以上。口腔温度一般比直肠温度低0.3℃。腋窝温度较口腔温度低0.4℃。一般为36.0℃~37.4℃，测量腋窝温度时，应让受试者腋窝干燥，上臂夹紧体温计，测量时间不少于5~10分钟。测定腋窝温度不易发生交叉感染，是临床测量体温最常用的方法。

（二）体温的生理变动

人体的体温是相对恒定的，但并非是一成不变。在生理情况下，体温可随昼夜、年龄、性别、肌肉活动、环境温度和精神紧张等因素的不同而变化。

1. 昼夜变动　正常成人体温具有昼夜周期性波动，清晨 2～6 时体温最低，午后 1～6 时最高，波动的幅度一般不超过 1℃。体温的这种昼夜周期性波动与肌肉活动状态无关，是由机体的生物钟所控制的，称为昼夜节律。

2. 性别差异　成年女性的平均基础体温较男性高约 0.3℃。女性的基础体温可随月经周期发生规律性变化。月经期和排卵前期体温较低，排卵日最低，此后体温升高，较排卵前期高 0.2℃～0.5℃，排卵后期体温一直处于较高水平，直至下次月经来潮（图 7-2）。排卵后期体温升高，与血中孕激素增高有关。临床上可通过测量女子的基础体温，了解受试者的排卵日期以及有无排卵。

3. 年龄变化　不同年龄的人，能量代谢不同，体温也不相同。一般来说，儿童体温高于成人。新生儿特别是早产儿，由于体温调节机制尚未发育完善，调节体温的能力较差，体温易受环境温度的变化而变动，应加强保温护理。老年人的代谢活动减弱，体温较成人低，对外界环境温度变化的耐受力降低，也要注意保温。

4. 其他因素　肌肉活动、进食、情绪激动、精神紧张和环境温度的变化等都会使机体的产热增多，体温升高，但这种体温升高都是暂时的。此外，麻醉药物可导致体温降低，故应注意手术麻醉时和术后病人的保温。

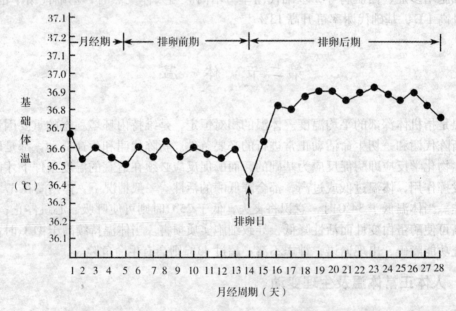

图 7-2　女性月经周期中基础体温的变化

二、人体的产热与散热

机体体温的正常维持及相对恒定，是在体温调节机制的控制之下，机体的产热和散热两个生理过程保持动态平衡的结果。

（一）产热过程

人体的热量来源于食物中的糖、脂肪和蛋白质的氧化分解。安静状态时，主要的产热器官是脑和内脏。肝是体内代谢最旺盛的内脏器官，按单位重量计算，肝组织产热量最大。劳动或运动时，产热的主要器官是骨骼肌。骨骼肌的产热潜力最大，剧烈运动情况下，其产热量占全身总产热量的比例，由平静状态下的18%上升达90%（表7-1）。

表7-1　几种组织、器官的产热百分比

器官、组织	占体重百分比（%）	产热量（%）	
		安静状态	劳动或运动
脑	2.5	16	1
内脏	34.0	56	8
骨骼肌	56.0	18	90
其它	7.5	10	1

（二）散热过程

人体的主要散热部位是皮肤。在我国大部分地区，除酷暑季节外，通常外界气温是低于体表温度的。因此，人体的热量，大部分能够通过辐射、传导、对流等方式向外界发散，小部分则随呼吸、尿、粪便等排泄物散发到外界。

1. 散热的方式

（1）辐射散热：辐射散热是指机体以热射线（红外线）的形式将体热传给外界较冷物体的一种散热方式。辐射散热量与皮肤和周围环境之间的温度差，以及机体有效辐射面积有关。皮肤与外环境温差越大，有效辐射面积越大，辐射散热量越多。皮肤温度与外环境温度相等时，辐射散热停止。外界温度高于排放温度时，外界物体发散的热射线反而被皮肤吸收。在一般温和气候条件下，安静时的辐射散热所占的百分比较大，可达总散热量的60%左右。

（2）传导散热：传导散热是机体将热量直接传给同他接触的较冷物体的一种散热方式。其散热量的多少除了与物体接触面积、温差大小有关外，还和物体的导热性能有关。皮肤与物体的接触面积大、温差大、物体的导热性能好，传导散热量越多，反之则相反。水和金属导热性能好，故体热传导迅速，散发快；棉毛织物、木质物、塑料泡沫、脂肪等导热性能差，传导散热量少。所以，肥胖者夏天怕热。水和冰是热的良导体，因此临床上根据传导散热的原理，常用冰袋、冰帽给高热和中暑病人降温；对危重病人、小儿、老年人及末梢循环不良者用热水袋保暖。

（3）对流散热：对流散热是传导散热的一种特殊形式。指通过气体流动来交换热量的一种散热方式。当人体周围空气温度低于体表温度时，体热传给皮肤周围的空气，通过空气的不断流动，将体热带走，从而达到散热的目的。对流散热量的多少，受风速的影响很大，在体表温度与环境温度之间的温差不变的情况下，风速越大，散热越多；风速减小，散热减慢。另一方面，当衣着尤其是棉毛织物覆盖皮肤表面时，可与体表形成不流动的空气层，阻碍空气对流，减少传导散热而达到御寒之目的。

以辐射、传导、对流的方式散热只有在体表温度高于外界温度的前提下才能进行。一旦外界温度等于或高于体表温度（约30℃），辐射、传导和对流散热就会停止，人体不但不能运用上述方式散热，反而会从周围环境吸热，此时，蒸发便成为体表散热的唯一方式。

（4）蒸发散热：蒸发散热是机体通过体表水分的蒸发而散失体热的一种散热方式。1g

水蒸发可使机体散发2.43kJ热量。所以，体表水分的蒸发是一种有效的散热途径。人体蒸发散热的形式分为不感蒸发和发汗两种。

人即使是在低温环境中，皮肤和呼吸道也不断有水分渗出而被蒸发掉，这种不为人所觉察的水分蒸发称不感蒸发，又称不显汗。一个人每天的不感蒸发量大约有1L，其中通过皮肤蒸发量约为0.6~0.8L，通过呼吸蒸发量约为0.2~0.4L。临床上给患者补液时应考虑这部分丢失的液体量。婴幼儿不感蒸发的速率高于成人，因此，婴幼儿在缺水时更容易出现严重脱水。不感蒸发与汗腺活动无直接关系，受体温和环境温度的影响较大，在环境温度不变时，体温每升高1℃，不感蒸发增加约15%。

发汗是指通过汗腺分泌汗液在皮肤表面有明显汗滴存在而被蒸发的散热方式，又称为可感蒸发。汗腺分泌汗液量差异很大，在冬季或低温环境中，无汗液分泌或分泌量较少，形不成汗滴，一般计入不感蒸发；当环境温度升高到30℃以上或剧烈运动时，汗腺分泌汗液量明显增多，每小时可达1.5L或更多。通过汗液蒸发带走大量热量，这种形式的散热与体温调节密切相关。

正常情况下，汗液中水分约占99%以上，固体成分不足1%。在固体成分中，大部分是NaCl，还有少量KCl、尿素和乳酸等。汗液中的NaCl浓度一般低于血浆，是由于汗液在流经汗腺管腔时，部分NaCl被重吸收所致。由于汗液是低渗的，因此当机体大量出汗时，可造成高渗性脱水。但是出汗速度过快，汗腺管来不及重吸收NaCl，大量的NaCl将随汗液排出，此时机体除丢失大量水分外，还丢失了大量氯化钠，因此应注意及时补充水分和NaCl，否则会引起电解质平衡紊乱。

2. 散热的调节 机体在寒冷或温度适宜的环境中，散热的调节主要通过改变皮肤血流量来实现；在环境温度较高时，散热的调节则主要通过汗腺活动来实现。

（1）皮肤血流量的调节：通过辐射、传导、对流方式散热量的多少取决于皮肤和环境之间的温度差，而皮肤温度的高低则取决于皮肤的血流量。因此，皮肤的血流量对体热的发散有重要作用。机体可通过交感神经系统的活动调节皮肤血管的口径，改变机体表层的血流量，进而改变皮肤温度，以增加或减少机体热量的散发。如在寒冷的环境中，交感神经活动增强，皮肤血管收缩，血流量减少，皮肤表层温度降低，形成隔热层，发挥隔热器效用，使散热量大幅度下降，防止体热散失；在炎热的环境中，交感神经兴奋性降低，皮肤小动脉舒张，动静脉吻合支开放，皮肤血流量增加，大量热量从机体深部被血流带到体表，使皮肤温度升高，此时机体表面犹如一散热器，散热能力显著增加，以防止体温升高；环境温度适中或机体处于安静状态，产热量没有大幅度改变时，机体既不出汗，也无寒战反应，仅仅通过调节皮肤血流量即可达到保持体温的相对恒定。因此，在体温调节反应中，仅靠皮肤血流量的调节是一种最节能的调节方式。

（2）发汗的调节：发汗是一种反射活动。人在安静状态下，环境温度在30℃左右时开始发汗。劳动或运动时，气温虽在20℃以下，亦可发汗，这种由体内外温热性刺激引起的汗腺分泌称为温热性发汗。汗液分泌量与体热发散的需要相适应。发汗速度取决于参加活动的汗腺数量和它的活动强度。影响发汗的因素包括劳动强度、环境温度、湿度和风速等。劳动强度越大，环境温度越高，发汗量越多，速度越快；环境湿度大时，汗液蒸发困难，体热不易散发，导致发汗量增多；风速大时，汗液易于蒸发，体热易于散发，发汗量则减少。人在高温、高湿、小风速（或无风）环境中，不但辐射、传导、对流的散热停止，蒸发散热也很困难，造成体热淤积，容易发生中暑。所谓中暑是指因高温环境或受到烈日的暴晒而引起的疾病。除温热性发汗外，精神紧张和情绪激动，也可引起发汗，称为精神性发汗。精神性发汗的汗液主要见于手掌、足底及前额等部位。是由大脑皮层发出的冲动引起的，与体温调节关系不大。

三、体温调节

人体体温的相对恒定，是通过自主性体温调节和行为性体温调节机制，使产热和散热过程保持动态平衡的结果。自主性体温调节是在下丘脑体温调节中枢控制下，随着机体内外环境温热性刺激信息的变动，通过增减皮肤血流量、发汗、寒战等生理反应，调节体热的放散和产生，使体温保持相对恒定。行为性体温调节是指机体在大脑皮层控制下，通过一定的行为来保持体温的相对恒定，如动物避开过冷或过热的环境向适宜的温度环境靠近，或改变姿态如蜷缩而保暖，伸展肢体而散热，以及人类在寒冷时拱肩缩背、踏步跺脚、增减衣着等来御寒。行为性体温调节是以自主性体温调节为基础的，是对自主性体温调节的补充。这里仅讨论自主性体温调节。

（一）温度感受器

温度感受器是指对机体所在部位温度变化敏感的特殊结构。根据温度感受器分布的位置不同，可分为外周温度感受器和中枢温度感受器两类。

1. 外周温度感受器 外周温度感受器是指存在于人体皮肤、黏膜和内脏中，对温度变化敏感的游离神经末梢。包括冷感受器和热感受器两种。当局部温度升高时，热感受器兴奋；反之，当温度降低时冷感受器兴奋。皮肤上的冷感受器数量多于热感受器，提示皮肤温度感受器主要是感受外环境的冷刺激，防止体温下降。外周温度感受器的传入冲动到达中枢后，除产生温度感觉之外，还能引起体温调节反应。

2. 中枢温度感受器 下丘脑、脊髓、延髓脑干网状结构等部位，都存在对中枢温度变化敏感的神经元。这些存在于中枢神经系统内对温度变化敏感的神经元称为中枢温度感受器。其中有些神经元在局部组织温度升高时放电频率增多的称为热敏神经元；有些神经元在局部组织温度降低时放电频率增多的称为冷敏神经元。在视前区－下丘脑前部（PO/AH）存在的热敏神经元较多，而在脑干网状结构和下丘脑的弓状核中冷敏神经元居多。视前区－下丘脑前部某些对温度敏感的神经元，能够对下丘脑以外的部位，如中脑、延髓、脊髓、皮肤以及内脏等处的温度变化的传入信息发生反应，这表明来自外周温度感受器的信息，都会聚于这类神经元。

（二）体温调节中枢

在中枢神经系统各级部位都存在着一些与体温调节有关的结构，称为体温调节中枢。用恒温动物进行脑分段切除实验中看到，切除大脑皮层及部分皮层下结构，只保留下丘脑及其以下神经结构的动物，仍具有维持体温恒定的能力。如果进一步切除动物的下丘脑，则动物丧失维持体温相对恒定的能力，说明下丘脑是体温调节的基本中枢。视前区－下丘脑前部的温度敏感神经元可能起主要作用。该区接受外周和中枢的温度信号并进行整合处理，继而发出控制产热和散热的最终信息，以调节产热和散热的平衡，从而维持体温的相对恒定。

下丘脑的热敏神经元和冷敏神经元,不仅能感受人体深部组织温度变化的刺激,而且能对由其他途径传入的温度变化信息作整合处理。当体温升高时,热敏神经元兴奋,冷敏神经元被抑制,人体散热量增加,产热量减少,体温下降。反之,当体温降低时,冷敏神经元兴奋,热敏神经元抑制,人体产热量增多,散热量减少,体温回升。因此,视前区-下丘脑前部是维持体温相对恒定的关键性中枢部位,也是体温调节中枢整合机构的中心部位。

(三) 体温调节机制——调定点学说

体温调节中枢对体温的调节机制,目前多用调定点学说来解释。该学说认为:体温调节类似恒温器的调节。视前区-下丘脑前部(PO/AH)的中枢温度敏感神经元,在体温调节中起调定点的作用。视前区-下丘脑前部(PO/AH)温度敏感神经元对温度的感受有一定的兴奋阈值,正常人一般为37℃左右。这个温度既是调定点温度值(也称调定点阈值),也是机体控制体温稳定的平衡点。

当体温为37℃时,热敏神经元和冷敏神经元的活动保持平衡,机体的产热与散热过程处于平衡状态。若体温超过37℃时,热敏神经元活动加强,散热增多,产热减少,将升高的体温调回到37℃,产热和散热达到平衡;当体温低于37℃时,则冷敏神经元兴奋,产热增多,散热减少,使降低的体温回升到37℃,又达到产热和散热平衡。这样使体温始终较稳定地保持在37℃左右的水平,保证机体各项生命活动和新陈代谢的正常进行。

发热是临床上常见的症状,调定点学说认为,由病原微生物感染所引起的发热,主要是致热原使热敏神经元兴奋性下降,对温度的感受阈值升高,使调定点上移所致。如调定点阈值由37℃上移至39℃,而患者实际体温37℃,机体为达到新的调定点下的体热平衡,刺激冷敏神经元兴奋,加强产热,抑制散热,患者出现恶寒、寒战等产热反应,直到体温达到新的调定点水平(39℃)。当体温上升到39℃时,才能兴奋热敏神经元,出现散热反应。此时,只要致热因素不排除,在此水平上保持产热与散热的平衡。如果致热原被清除,调定点调回到37℃,此时39℃的体温就会兴奋热敏神经元,从而抑制产热反应,增强散热反应,出现皮肤血管扩张、出汗等退热的临床表现,直到体温回降到37℃,并在此水平上维持产热和散热的平衡。由上可知,发热时体温调节功能并无障碍,只是调定点阈值被致热原作用后上移所致。临床上某些解热药物(如阿司匹林等)可能是由于阻断致热原的作用,使调定点恢复到37℃水平而发挥退热作用,使体温恢复正常。

第八章 肾的排泄功能

第一节 概 述

一、排泄的概念与途径

排泄是指机体将物质代谢的终产物、过剩的或不需要的物质经血液循环由排泄器官排出体外的过程。排泄是新陈代谢的最后一个环节。

排泄可通过不同的排泄器官经不同的排泄途径完成。机体的排泄途径主要有以下几种。①呼吸器官：以气体形式排出二氧化碳、少量水和挥发性物质等。②消化器官：唾液腺可排出少量铅和汞；通过粪便排泄胆色素和一些无机盐等；但粪便中的食物残渣既未参与组织细胞的代谢活动，又未进入血液循环，故不属于排泄物。③皮肤：主要以分泌汗液的形式排出部分水、少量无机盐、尿素及乳酸等。④肾：以尿液形式排出水、无机盐、尿素、尿酸、肌酐、某些药物和毒物以及胆色素等。

二、肾的主要功能

（一）排泄功能

肾通过泌尿过程完成排泄功能。肾排出的代谢终产物种类最多，数量最大，并可随机体的不同状态而改变尿量及其物质含量，因而肾是机体最重要的排泄器官。

（二）保持内环境相对稳定

肾通过对机体有用物质的保留，对有害物质和过剩物质的清除，实现对内环境的净化，同时维持机体水盐代谢、酸碱平衡以及血浆渗透压和容量的相对稳定，故肾在维持内环境化学成分及理化性质相对稳定中，起着体内其他排泄器官不可取代的重要作用。一旦肾功能障碍，可导致代谢产物积聚，水盐代谢和酸碱平衡紊乱。

（三）内分泌功能

肾还是一个内分泌器官，可合成和分泌多种生物活性物质，如促红细胞生成素、肾素、前列腺素、激肽释放酶－激肽系统和 1,25－二羟维生素 D_3（1,25－二羟胆钙化醇）等。

三、肾的结构特点

(一) 肾单位和集合管

肾单位是肾的基本结构和功能单位,它与集合管共同完成尿的生成过程。人的两侧肾约有170～240万个肾单位,每个肾单位由一个肾小体和一条与其相连的肾小管构成。肾小体是微小的球状体,包括肾小球和肾小囊两部分,肾小球的核心是一团毛细血管网。入球小动脉进入肾小体后,发出5～8个分支,后者再进一步分出20～40个毛细血管袢,最后汇合成出球小动脉。肾小囊由两层上皮细胞组成,脏层(内层)紧贴在肾小球毛细血管壁的基膜上,壁层(外层)与肾小管管壁相连;两层之间的腔隙称为囊腔,与肾小管管腔相通。肾小球内皮细胞、基膜和肾小囊脏层上皮细胞,共同构成肾小球滤过膜。

肾小管可分三段:①近端小管,它包括近曲小管和髓袢降支粗段。近曲小管与肾小囊相连,位于皮质层。管道弯曲,向下小管伸直向髓质下行,成为髓袢降支粗段。②髓袢细段,位于髓质,此段管径最细,管壁最薄,又分为降支细段和升支细段两部分。③远端小管,包括髓袢升支粗段和远曲小管。升支粗段在髓质内向上直行到皮质后呈弯曲状成为远曲小管。每个肾单位的组成如图8-1:

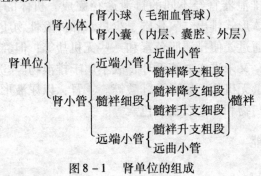

图8-1 肾单位的组成

肾单位的远曲小管汇合到集合管,许多集合管又汇入乳头管,开口于肾乳头,通到肾盏和肾盂。集合管虽不属于肾单位,但与远曲小管的功能密切相关,因而可看作是肾小管的终末部分。肾单位按其存在部位不同可分为皮质肾单位和近髓肾单位(图8-2)。

(二) 球旁器

球旁器又称近球小体。主要分布在皮质肾单位,由球旁细胞、球外系膜细胞和致密斑三种特殊细胞群组成(图8-3)。球旁细胞是入球小动脉中膜内的肌上皮样细胞,是由平滑肌细胞衍变而成。其细胞内含有分泌颗粒,分泌颗粒内含肾素。球外系膜细胞位于入球小动脉与出球小动脉之间,具有吞噬功能。致密斑与入球小动脉和出球小动脉密切接触,能感受小管液中Na^+含量的变化,并将信息传递给球旁细胞,调节球旁细胞分泌肾素。

(三) 肾血液供应特点

1. 血液供应丰富 肾动脉直接起自腹主动脉,肾的血液供应非常丰富,血流量较大。正常成人安静时肾血流量约为1200ml,约占心输出量的20%～25%。

2. 血液分配不均 肾不同区域血流量不同。肾皮质血流量较多,约占肾血流量的94%;髓质血流量较少,约占5%～6%。肾血液供应的这一特点是与肾的泌尿功能相适应

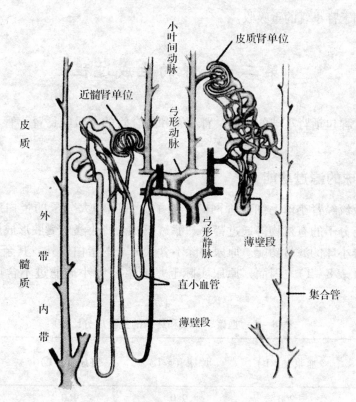

图8-2 肾单位和肾血管示意图

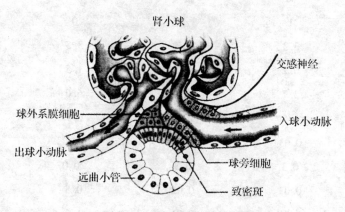

图8-3 球旁器组成示意图

的。肾血流量的92%分布于肾小球,仅有8%为肾组织代谢所需。皮质肾单位主要与肾小球的滤过有关,而肾小球均位于肾皮质内,故肾皮质血流量最多,通常肾血流量主要指肾皮质血流量。

3. 两套毛细血管网

(1) 肾小球毛细血管网:肾小球毛细血管网介于入球小动脉和出球小动脉之间,由于入球小动脉比出球小动脉的口径粗一倍,使出球小动脉形成的阻力较大,所以肾小球毛细血管内压较高,有利于肾小球的滤过。

(2) 肾小管周围毛细血管网:由出球小动脉分支形成,特点是血压较低,血浆胶体渗透压较高,有利于肾小管的重吸收。

第二节 尿的生成过程

尿的生成过程包括肾小球的滤过;肾小管和集合管的重吸收;肾小管和集合管的分泌与排泄。

一、肾小球的滤过功能

当循环血液流经肾小球毛细血管网时,除了血细胞和大分子的蛋白质外,血浆中的水、电解质和小分子的有机物等通过肾小球滤过膜滤入肾小囊的囊腔形成原尿(超滤液),这一过程称为肾小球的滤过功能。原尿中除不含大分子的蛋白质外,其余成分及浓度都与血浆基本相同(表8-1)。因而,原尿实际上是血浆经肾小球滤过不含血浆蛋白后的超滤液。

表8-1 血浆、原尿和终尿的主要成分比较

成分	血浆(g/L)	原尿(g/L)	终尿(g/L)	血浆/终尿浓缩倍数
水	900	980	960	1.1
蛋白质	80	微量	0	—
葡萄糖	1	1	0	—
Na^+	3.3	3.3	3.5	1.1
K^+	0.2	0.2	1.5	7.5
Cl^-	3.7	3.7	6.0	1.6
碳酸根	1.5	1.5	0.7	0.5
磷酸根	0.03	0.03	1.2	40.0
尿素	0.3	0.3	20.0	60.0
尿酸	0.02	0.02	0.5	25.0
肌酐	0.01	0.01	1.5	150.0
氨	0.001	0.001	0.4	400.0

(一)滤过膜及其通透性

滤过膜是肾小球滤过的结构基础(图8-4)。它的通透性是由机械屏障和电学屏障共同作用的。机械屏障由三层结构组成,内层是毛细血管壁内皮细胞,内皮细胞上有许多的圆形小孔,称为窗孔。可阻止血细胞通过,但不能阻止血浆蛋白的滤过。中间层是基膜,是由水合凝胶形成的微纤维网结构的网孔,可允许水和部分溶质通过,这是屏障作用的主要结构。外层是肾小囊脏层上皮细胞形成的微孔,可限制大分子蛋白质通过。除机械屏障

外,在滤过膜的三层结构中,都覆盖有一薄层带负电荷的唾液蛋白(一种酸性糖蛋白),又称涎蛋白。对带有负电荷的物质(如血浆蛋白)具有排斥作用,限制、阻止其滤过。这种因同性电荷相斥而不易通过滤过膜的作用,形成肾小球滤过的电学屏障。两种屏障以机械屏障显得更为重要。因此,滤过膜既是分子大小的选择性过滤器,又是分子电荷的选择性过滤器。

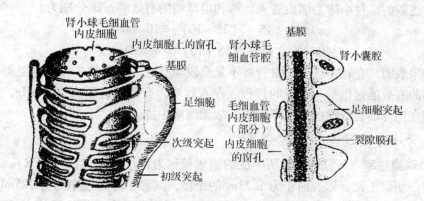

图8-4 滤过膜的结构

(二)有效滤过压

有效滤过压是肾小球滤过功能的动力。它由肾小球毛细血管血压、血浆胶体渗透压和肾小囊内压三种力量相互作用而产生(图8-5)。其中,肾小球毛细血管血压是促使血浆滤出的动力;血浆胶体渗透压和肾小囊内压是阻止血浆滤出的阻力。其计算公式如下:有效滤过压=肾小球毛细血管血压—(血浆胶体渗透压+肾小囊内压)

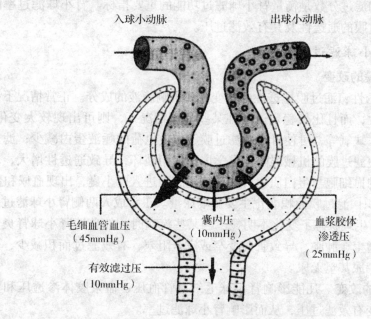

图8-5 肾小球有效滤过压示意图

实验测得肾小球毛细血管血压入球端和出球端变化甚微,两端的血压几乎相等,平均值为45mmHg。血浆胶体渗透压在入球端为25mmHg，随着滤过的持续进行，由于血浆中的部分水及小分子物质不断滤出，使血浆蛋白的浓度相对逐渐增加，血浆胶体渗透压也随之增加，待到达出球端时，血浆胶体渗透压已升高到35mmHg。至于肾小囊内压，与近曲小管内压力相近，约为10mmHg。尽管原尿不断产生，因随时流入肾小管中，故肾小囊内压力变化不大。

根据上述数值，肾小球毛细血管入球端和出球端的有效滤过压分别为：

入球端　45 －（25 + 10）= 10mmHg
出球端　45 －（35 + 10）= 0mmHg

计算结果表明，在肾小球毛细血管并不是全段均有滤过作用的，肾小球毛细血管入球端和出球端的有效滤过压是一递减的过程。在入球端，有效滤过压为10mmHg，所以有滤过作用，而在出球端有效滤过压下降到零，故无滤液生成。

（三）肾小球滤过率和滤过分数

1. 肾小球滤过率　每分钟两肾所生成的原尿量称为肾小球滤过率（GFR）。肾小球滤过率与体表面积成正比，体表面积为$1.73m^2$的个体，其肾小球滤过率约为125ml/分左右。按此值计算，每天从肾小球滤出的原尿量约为180L，约为人体血浆总量的60倍，即全身血浆总量每天要通过肾净化60次。由此可见，肾工作量之大，在维持内环境稳态中有重要意义。

2. 滤过分数　每分钟流经两肾的血浆总量称为肾血浆流量（RPF）。肾小球滤过率与肾血浆流量的比值（GFR/RPF）称为滤过分数。正常情况下，每分钟流经两肾的血浆量约为650ml。故滤过分数为125/650 × 100% = 19%。表明流经肾的血浆约有1/5由肾小球滤过到肾小囊内生成原尿。

肾小球滤过率和滤过分数是衡量肾小球滤过功能的重要指标。肾小球滤过率的大小主要取决于肾小球滤过膜的通透性及其有效滤过压。

（四）影响肾小球滤过的因素

1. 肾小球滤过膜的改变

（1）滤过膜通透性：滤过膜通透性的改变主要影响滤液的成分。正常情况下，肾小球滤过膜的通透性较大，而且比较稳定。但在某些病理情况下，则可出现较大变化。例如，某些肾疾病、缺血、缺氧等，可使肾小球滤过膜上带负电荷的唾液蛋白减少；滤过膜的基膜损伤、破裂等，使滤过膜的机械屏障与电学屏障作用破坏，导致通透性增大，使原来难以滤过和不能滤过的血细胞与蛋白质也可通过滤过膜而进入肾小囊，出现血尿和蛋白尿。

（2）滤过膜面积：滤过膜面积变化主要影响尿量。正常成人两侧肾小球滤过膜的总面积约为$1.5m^2$以上，生理状态下变化不明显。当某些疾病时，如急性肾小球肾炎，肾小球毛细血管内皮细胞增生、肿胀，导致管腔变窄或完全阻塞，有效滤过面积减少，使肾小球滤过率降低，出现少尿甚至无尿。

2. 有效滤过压的改变　凡能影响肾小球毛细血管血压、血浆胶体渗透压和肾小囊内压的因素，都可改变有效滤过压，从而影响肾小球滤过率。

（1）肾小球毛细血管血压：肾小球毛细血管血压受全身动脉血压的影响。当动脉血压变动于80～180mmHg之间时，肾血管可通过自身调节，入球小动脉口径发生相应变化，维持肾小球毛细血管血压相对稳定,使肾小球滤过率无明显改变。只有在动脉血压降低到 80mmHg 以下时,超出肾自身调节范围,才会使肾小球毛细血管血压和有效滤过压降低,肾小球滤过率减少,导致少尿。当动脉血压进一步降低至 40~50mmHg 时,使有效滤过压下降,肾小球滤过率将降为零,出现无尿。故大量失血引起全身动脉血压下降的病人,常出现少尿甚至无尿。但在高血压的病人,尿量并不相应增加;病情严重者,由于入球小动脉硬化而狭窄,肾小球毛细血管血压和有效滤过压明显降低,反而出现尿量减少。

(2) 血浆胶体渗透压:生理状态下,血浆胶体渗透压的变化不大,对有效滤过压影响不明显。在静脉输入大量生理盐水时,血浆蛋白被稀释或低蛋白血症,降低了血浆胶体渗透压,可使有效滤过压和滤过率增高,使尿量增多。

(3) 肾小囊内压:正常情况下,肾小囊内压比较稳定。当某些原因使肾小管或输尿管阻塞,如肾盂或输尿管结石、肿瘤、前列腺肥大时,可导致肾小囊内压增高,有效滤过压降低,肾小球滤过率下降,尿量减少。此外,某些磺胺类药物很容易在小管液酸性溶液中结晶析出,堵塞肾小管而引起囊内压升高,导致肾小球有效滤过压和滤过率下降。

3. 肾血浆流量的改变　正常情况下,肾血管靠自身的调节,肾小球血浆流量可保持相对稳定。当剧烈运动、剧痛、大失血、休克、严重缺氧时,交感神经兴奋性增强,使肾血管收缩,肾小球血浆流量减少,肾小球毛细血管血压降低而使肾小球滤过率减少,目的是使更多的血液流经心、脑等器官,使血液重新分配。

二、肾小管和集合管的重吸收功能

原尿由肾小囊流入肾小管后,称为小管液。小管液在流经肾小管和集合管时,其中绝大部分水和某些溶质透过肾小管和集合管壁上皮细胞,重新回到周围血液的过程,称为肾小管和集合管的重吸收功能。小管液流经肾小管和集合管后,成为终尿。原尿和终尿比较,无论从数量和质量上都有明显的差别。从数量上看,正常成人每昼夜生成的原尿量约 180L,而终尿量仅有 1.5L 左右。说明原尿中约 99% 的水和大部分溶质被肾小管和集合管重吸收,只有 1% 的水以尿的形式排出体外。从质量上看,原尿和血浆所含的葡萄糖浓度相同,而终尿内则无。这说明肾小管有较强的重吸收能力,可将小管液中的水及某些溶质重吸收回到血液中。肾小管各段和集合管的重吸收功能各有特点,其中,选择性重吸收是其最主要的特点(表 8-2)。近端小管重吸收的物质种类最多,数量最大,为等渗性重吸收,是重吸收的最主要部位。

表 8-2　肾小管各段和集合管的重吸收

肾小管各段和集合管	水的重吸收(%)	重吸收的主要物质
近端小管	65~70	全部:葡萄糖、氨基酸、维生素、蛋白质 大部:水、Na^+、K^+、PF_3^{2+}、Cl^-、HCO_3^- 部分:尿素、尿酸、硫酸盐、磷酸盐
髓袢	10	水、Na^+、Cl^-
远曲小管	10	水、Na^+、Cl^-、HCO_3^-
集合管	10~20	水、Na^+、Cl^-、尿素

(一) 重吸收机制

肾小管和集合管的重吸收机制可分为主动和被动重吸收两种。主动重吸收是指肾小管上皮细胞逆浓度和电位梯度（电－化学梯度），将小管液中溶质转运到组织液、血液的过程。例如葡萄糖、氨基酸、Na^+、K^+等物质，主要是主动重吸收。主动转运需消耗能量，根据能量的来源不同，分为原发性和继发性主动转运。被动重吸收是指小管液中的溶质顺电化学梯度通过肾小管上皮细胞进入血液的过程。多以扩散、渗透的方式，例如水、尿素等均是被动重吸收。

被动重吸收和主动重吸收之间，有着密切联系并互相影响。例如，小管液中Na^+被肾小管上皮细胞的钠泵主动重吸收后，造成肾小管内外的电化学梯度，使小管液内Cl^-顺电化学梯度扩散到肾小管外。随着Na^+、Cl^-重吸收，小管液中溶质减少，渗透压降低，水又经渗透作用被吸引到肾小管外。

(二) 几种主要物质的重吸收

1. Na^+、Cl^-的重吸收 Na^+是细胞外液中主要的正离子。肾小管重吸收的Na^+量，直接影响负离子（如Cl^-、HCO_3^-等）和其他物质的重吸收，并且对维持细胞外液总量以及渗透压的相对恒定都十分重要。

肾小管液中99%以上的Na^+被肾小管和集合管重吸收，仅有不到1% Na^+从尿中排出。肾小管各段对Na^+的重吸收率不同，其中近端小管重吸收约占滤过量的65%~70%，在髓袢升支细段、粗段重吸收20%~30%，其余10%左右在远曲小管和集合管重吸收（图8-6）。

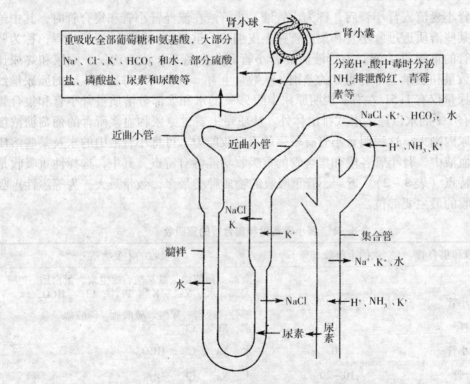

图8-6　肾小管和集合管物质转运概况

(1) 近端小管：近端小管对 Na^+ 的重吸收属于主动重吸收，伴随 Na^+ 的重吸收，造成小管内外的电位差，Cl^- 则顺电位梯度而被动重吸收。

(2) 髓袢：在髓袢升支粗段，Na^+ 是原发性主动重吸收，而 Cl^- 属于继发性主动重吸收。呋塞米（呋喃苯氨酸、速尿）可选择性地抑制 Na^+ 和 Cl^- 的重吸收，达到利尿效应。

(3) 远曲小管和集合管：在远曲小管和集合管小管液中的 Na^+ 和 Cl^- 也属于主动重吸收。远曲小管和集合管对 Na^+ 的重吸收与 K^+ 和 H^+ 的分泌有关，且受醛固酮等激素的调节。噻嗪类利尿剂可抑制此处的 $Na^+ - Cl^-$ 同向转运，导致利尿。

2. K^+ 的重吸收　肾小管液中的 99% 左右的 K^+ 被重吸收。而近端小管是 K^+ 重吸收的主要部位，属于逆浓度梯度和电位梯度的主动重吸收。由终尿排出的 K^+ 则几乎是由远曲小管和集合管分泌的。

3. 水的重吸收　肾小管和集合管对水的重吸收量很大，原尿中 99% 的水被重吸收，仅有 1% 排出。若肾小管和集合管对水的重吸收量减少 1%，尿量就会成倍增加，说明水的重吸收量多少可直接影响尿量。由上表已知，尽管各段肾小管和集合管对水的重吸收量不一，但它们的重吸收都是一种渗透性重吸收。

近端小管管壁对水的通透性很高，是远曲小管的 4～5 倍，水可伴随各种溶质的重吸收而被渗透性重吸收，属于等渗性重吸收，与体内是否缺水无关。此段水的重吸收量总是占肾小球滤过率的 65%～70%，这种肾小球滤过率和近端小管重吸收率之间始终保持着一定比例的现象，称为球管平衡。球管平衡对机体水分变化和尿量多少影响不大，对维持细胞外液总量和渗透压相对稳定具有一定的作用。此段水属于不可调节性重吸收。在髓袢降支细段，由于对水具有通透性及管外呈高渗，水的重吸收占 10%。髓袢升支对水无通透性。远曲小管和集合管对水的重吸收量虽比近端小管较少，但此段的重吸收量可根据机体情况而发生相应改变；尿量多少主要取决于这部分的重吸收作用。在远曲小管和集合管，虽然管壁对水的通透性较低，可它们的重吸收量却能随体内水分多少而改变，主要受抗利尿激素（ADH）的调节。故远曲小管和集合管对水的重吸收属于调节性重吸收，对调节机体水平衡和无机盐代谢具有重要意义。

4. 葡萄糖的重吸收　肾小管液中的葡萄糖全部在近端小管（主要在近曲小管）主动重吸收。

正常人空腹血糖浓度为 80～120mg/100ml，原尿中的葡萄糖浓度与血浆中的葡萄糖浓度相等，但终尿中几乎不含葡萄糖，说明原尿中的葡萄糖全部被重吸收回血液。近端小管对葡萄糖的重吸收是有一定限度的，当血糖浓度超过 160～180mg/100ml 时，有一部分肾小管对葡萄糖重吸收能力已达到极限，此时尿中即可出现葡萄糖，称为糖尿。尿中刚开始出现葡萄糖时的最低血糖浓度，称为肾糖阈。

(三) 影响肾小管和集合管重吸收的因素

小管液中溶质浓度　小管液中溶质浓度决定着小管液渗透压的高低，它是对抗肾小管和集合管重吸收水分而使尿量减少的力量。当小管液中溶质浓度增加时，小管液中渗透压升高，对抗肾小管对水的重吸收力量增大，肾小管重吸收水分减少，而使尿量增多。这种由于增加小管液中溶质浓度，提高了对抗肾小管重吸收水分的力量而使尿量增多的现象，称为渗透性利尿。在糖尿病患者，由于小管液中葡萄糖含量过高，超过肾小管重吸收的能力，致使小管液渗透压增高，水的重吸收减少，出现多尿。临床上常采用能被肾小球滤过而不易被肾小管重吸收的药物,如甘露醇、山梨醇等,就是通过提高小管液中溶质浓度,来增加渗透压,以达到利尿和消肿之目的。

三、肾小管和集合管的分泌与排泄功能

肾小管和集合管的分泌,是指肾小管上皮细胞通过新陈代谢,将所产生的物质排到小管液中的过程。排泄是指肾小管上皮细胞直接将血浆中的某些物质排入管腔的过程。分泌与排泄都与重吸收作用相反。通常分泌和排泄无严格界限,一般统称为分泌。分泌的主要物质有 H^+、NH_3、K^+ 等。

(一) 分泌 H^+

近端小管、远端小管和集合管的上皮细胞都能分泌 H^+,但主要由近端小管分泌。在小管上皮细胞内,由细胞代谢产生的或由小管液进入细胞的 CO_2,在碳酸酐酶的催化下,与 H_2O 结合生成 H_2CO_3,H_2CO_3 可迅速解离为 H^+ 和 HCO_3^-,H^+ 被小管上皮细胞主动分泌入管腔,而 HCO_3^- 则留在细胞内。H^+ 的分泌造成了小管内外电荷的不平衡,因而在分泌 H^+ 的同时,小管液中的 Na^+ 顺浓度梯度和电位梯度被动扩散进入细胞内。再由 Na^+ 泵主动转运至组织液而入血液。与此同时,细胞内的 HCO_3^- 也顺电-化学梯度随 Na^+ 一起进入血液,形成 $NaHCO_3$。可见,肾小管每分泌一个 H^+ 入小管液,就可从小管液中重吸收一个 Na^+ 和一个 HCO_3^- 入血。这种由 H^+ 的分泌和 Na^+ 的重吸收伴随进行的过程,称为 H^+-Na^+ 交换。通过 H^+-Na^+ 交换,既可以排出代谢过程中的大量 H^+,同时,又保留了 $NaHCO_3$ (碱储备),从而实现了排酸保碱作用,对维持体内酸碱平衡具有重要意义。

(二) 分泌 NH_3

NH_3 是由肾小管和集合管上皮细胞内谷氨酰胺和氨基酸脱氨而来。它是一种脂溶性物质,可以自由透过细胞膜扩散入管腔。NH_3 的分泌决定于小管液的酸碱度,具有易向酸性溶液扩散的特性。当体内酸性代谢产物增多,泌 H^+ 作用加强时,NH_3 向小管液中扩散,并与 H^+ 结合成 NH_4^+。NH_4^+ 为水溶性物质,不易透过细胞膜,它与小管液中强酸盐(如 $NaCl$)的负离子(如 Cl^-)结合成铵盐(如 NH_4Cl)随尿排出;而强酸盐的正离子(Na^+)可与 H^+ 交换,并与 HCO_3^- 结合在一起被转运回血液(图 8-7)。因此,NH_3 的分泌可促进 H^+ 的分泌,说明 NH_3 的分泌同样具有排酸保碱、维持体内酸碱平衡的作用。

(三) 分泌 K^+

K^+ 是在肾小管中既可被重吸收,又可被分泌的一种物质。原尿中的 K^+ 绝大部分在近端小管已被重吸收,终尿中的 K^+ 主要是由远端小管和集合管所分泌。K^+ 的分泌与 Na^+ 的重吸收有密切关系。当有 Na^+ 的重吸收时,才有 K^+ 的分泌。Na^+ 的主动重吸收后,使肾小管内外电荷分布不平衡,促使 K^+ 从组织间隙向管腔内扩散,这一现象称为 K^+-Na^+ 交换。由于远端小管和集合管泌 H^+、泌 K^+,都可与 Na^+ 进行交换,因此,H^+-Na^+ 交换与 K^+-Na^+ 交换之间存在着竞争抑制现象。即 H^+-Na^+ 交换增多时,K^+-Na^+ 交换减少,肾小管泌 K^+ 也减少;K^+-Na^+ 交换增多时,H^+-Na^+ 交换减少,肾小管泌 H^+ 相应减少。例如,当机体酸中毒时,肾小管上皮细胞内碳酸酐酶活性增强,H^+ 生成量增加,使 H^+-Na^+ 交换增多,K^+-Na^+ 交换减少,导致血 K^+ 浓度升高,出现高血钾症。同理,碱中毒时可导致低血钾症。

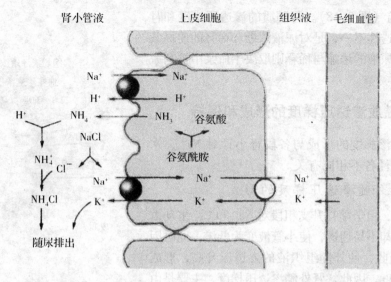

图 8-7 肾小管上皮细胞分泌 H^+、NH_3、K^+示意图

(四) 其它物质的排泄

机体代谢产生的尿酸、肌酐等终产物，既能从肾小球滤过，又能由肾小管和集合管排入管腔。肌酐每日随尿排出的量大于滤过的总量（表8-1），表明其不但未被肾小管和集合管重吸收，反而被肾小管和集合管排入小管液中。若血中肌酐含量增多，多提示肾功能已有严重受损。如尿酸排泄减少或重吸收过多，使血浆中尿酸含量过高，可引起临床上称为"痛风"的疾病。此外，进入体内的酚红、青霉素等药物也主要通过近端小管排入管腔，然后排出体外。临床常用的酚红排泄试验，就是自静脉注射一定量酚红，然后每隔一段时间收集尿液，测定酚红排出量，以助判断肾小管和集合管的排泄功能是否正常。

第三节 尿液的浓缩与稀释

尿液的浓缩和稀释是以尿的渗透压与血浆渗透压比较而言。原尿的渗透压与血浆渗透压基本上相同，终尿的渗透压变动范围较大。当机体缺水时，由于水的重吸收增加，尿量减少，尿中溶质浓度升高，尿液渗透压高于血浆渗透压，称为高渗尿，表示尿液被浓缩。若体内水分过剩时，水的重吸收减少，尿量增多，尿液渗透压低于血浆渗透压，称为低渗尿，表示尿液被稀释。如果肾浓缩与稀释尿液的功能严重受损，则不论体内水分是否缺乏或过剩，终尿的渗透压总是接近血浆渗透压，出现等渗尿。故可根据尿液渗透压的变化，来了解肾对尿液的浓缩与稀释能力，而通过肾脏对尿液的浓缩与稀释能力，调整尿液中溶质和水的比例，维持体液的正常渗透压，对于机体的水平衡起着重要的调节作用。

研究发现，肾皮质组织液的渗透压与血浆渗透压相等，二者之比为1:1，说明肾皮质组织液是等渗的；而肾髓质组织液的渗透压比血浆渗透压高。表明尿液的浓缩与稀释主要在肾髓质内进行，它与肾髓质存在渗透压梯度有密切关系。肾髓质的渗透压梯度是从肾皮质与髓质交界处开始，越向髓质深部，组织液的渗透压浓度越高，到锥体乳头部的渗透浓度可比血浆高出3~4倍（图8-8）。肾髓质的渗透压梯度和肾小管各段的通透性不一，是对尿液浓缩和稀释的前提条件。最终决定尿液的浓缩与稀释则取决于血浆中抗利尿激素的水平。

一、肾髓质渗透压梯度的形成和保持

肾髓质高渗梯度的形成与各段肾小管对Na^+、水和尿素的通透性各不相同有关。

（一）肾外髓渗透压梯度的形成

在外髓部，由于髓袢升支粗段对Na^+和Cl^-主动重吸收，但对水却不易通透，使小管液变为低渗，同时因NaCl不断重吸收，使外髓组织液的渗透压升高，形成外髓渗透压梯度。因此，肾外髓渗透压梯度，主要是由髓袢升支粗段NaCl的主动重吸收所形成（图8-9）。

（二）肾内髓渗透压梯度的形成

肾内髓渗透压梯度的形成主要有两方面因素。一方面由于尿素在髓袢升支粗段、远曲小管、皮质和外髓集合管不易通透，但集合管壁对水易通透。由于水被重吸收，致使小管液中尿素浓度逐渐升高。当小管液流经集合管内髓段时，此段对尿素的通透性良好，于是小管液中的尿素顺浓度梯度扩散进入内髓组织液，造成内髓组织液渗透压升高。另一方面，小管液由髓袢转折处流入髓袢升支细段时，此段对水不易通透，对NaCl具有良好的通透性，因而NaCl顺浓度梯度扩散入内髓组织液，增加了内髓部组织液的渗透浓度。所以，肾内髓渗透压梯度主要是由尿素和NaCl重吸收所形成。

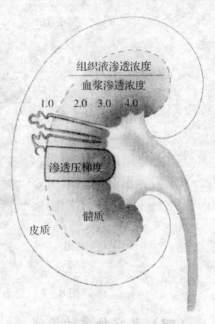

图8-8 肾髓质渗透压梯度示意图

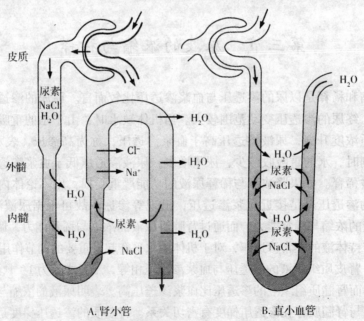

图8-9 尿浓缩机制示意图

（三）肾髓质渗透压梯度的保持

肾髓质高渗透压梯度的保持主要有赖于直小血管的作用。由于直小血管降支与髓袢降支并行排列，髓质组织液中 NaCl 和尿素浓度比血浆浓度高，NaCl 和尿素顺浓度梯度扩散到直小血管降支内，而直小血管降支中的水则渗透到组织液中。愈深入内髓部，直小血管中 NaCl 和尿素的浓度愈高，至折返处达最高。当血液由直小血管升支向皮质方向流动时，由于直小血管升支内渗透压高于同一水平的组织液，故组织液中水渗透入直小血管升支；同时，直小血管升支中的 NaCl 和尿素则扩散到组织液，并由组织液再进入直小血管降支，形成 NaCl 和尿素在直小血管升支和降支间的循环，通过这一循环，既保留了肾髓质的溶质，又运走了重吸收的水分，故能保持肾髓质的高渗透压梯度。

二、尿液浓缩和稀释过程

鉴于上述肾髓质高渗透压梯度的存在，当来自近端小管的小管液流经髓袢时，其渗透压的变化与髓质组织液渗透压基本上保持一致。但因髓袢升支粗段对 NaCl 的主动重吸收和对水的不易通透，使小管液中 NaCl 浓度低于血浆渗透浓度，成为低渗溶液。髓袢升支粗段这一特性，是尿液稀释的关键所在。当低渗小管液流经远曲小管和集合管到肾髓质过程中，水受肾髓质渗透压梯度的影响又被重吸收。水重吸收量的多少，受抗利尿激素的控制。当机体缺水时，抗利尿激素合成释放量增多，远曲小管和集合管壁对水的通透性增大，小管液中的水重吸收量增加，于是尿液浓缩成高渗尿。当机体水分过多时，抗利尿激素合成释放量减少，水分不易透过远曲小管和集合管，小管液中的水重吸收量减少，但从髓袢升支来的低渗 Na^+ 和尿素仍能被重吸收，故使小管液中溶质浓度进一步降低，形成低渗尿。

第四节 肾泌尿功能的调节

机体内环境稳态的实现，在很大程度上是肾对尿生成过程进行调节的结果。尿的生成过程包括肾小球的滤过功能、肾小管集合管的重吸收以及分泌与排泄功能。因此，机体对泌尿功能的调节也是通过影响上述作用来实现的。如上所述，肾小球滤过率的改变虽可影响原尿的生成量，但在生理情况下，由于球-管机制的存在，使尿量不致因肾小球滤过率增减而发生较大的改变。尿量的变化主要取决于远曲小管和集合管，尤其是远曲小管和集合管对 Na^+ 和水的重吸收量。而远曲小管和集合管重吸收 Na^+ 和水的功能活动，主要受抗利尿激素、醛固酮和心房钠尿肽等激素的调节。

一、抗利尿激素

抗利尿激素（ADH）又名血管升压素（VP），是一种多肽类激素，由下丘脑视上核（大部分）和室旁核（小部分）神经细胞合成，沿着下丘脑-垂体束运送到神经垂体贮存，并由此释放入血。抗利尿激素的主要作用是提高远曲小管和集合管上皮细胞对水的通透性，促进水分的重吸收而使尿液浓缩，尿量减少。抗利尿激素释放量的多少，主要受血浆晶体渗透压和循环血量变化的影响。

(一) 血浆晶体渗透压的改变

血浆晶体渗透压的改变是调节抗利尿激素合成释放的最主要因素。下丘脑视上核或其附近存在着渗透压感受器，其对血浆晶体渗透压的改变非常敏感。当机体大量出汗、严重呕吐或腹泻等情况下，体内水分丧失过多时，血液浓缩，使血浆晶体渗透压升高，对渗透压感受器刺激加强，使抗利尿激素合成、释放量增加，促进远曲小管和集合管对水的重吸收，减少体内水分的排出，使尿量减少，尿液浓缩。相反，当大量饮清水后，体内水分增加，血液稀释，使血浆晶体渗透压降低，对渗透压感受器刺激减弱，抗利尿激素合成、释放量减少，远曲小管和集合管对水的重吸收减少，尿量增多，尿液稀释。这种由于大量饮清水后而引起尿量增多的现象，称为水利尿。正常人一次饮入清水1L后，30分钟时尿量便开始增加，一小时末尿量达到最高峰，此后尿量逐减，一般在第三小时，尿量恢复至饮水前正常水平。但如饮生理盐水，则由于血浆晶体渗透压不发生改变，因此不出现上述大量饮清水后的变化。临床上常用水利尿试验来判断肾的稀释功能。

(二) 循环血量的改变

循环血量的改变通过神经反射也可影响抗利尿激素的分泌。在心房（主要是左心房）和胸腔大静脉处存在着容量感受器，能感受牵张刺激，监测回心血量。当循环血量增加时，心房和胸腔静脉管壁扩张，容量感受器受牵拉刺激而兴奋，冲动沿迷走神经传入中枢，反射性抑制抗利尿激素的合成与释放，使水的重吸收减少，尿量增多，以排出多余水分而使循环血量得以恢复。反之，当严重失血而造成循环血量减少时，对容量感受器的刺激减弱，传入冲动减少，抗利尿激素的合成、释放量增加，增加远曲小管和集合管对水的重吸收，减少水分的排出以恢复正常循环血量。

二、醛固酮

醛固酮是肾上腺皮质球状带分泌的一种类固醇激素。它的主要作用是促进远曲小管和集合管对Na^+的主动重吸收，同时促进K^+的排泄。在Na^+重吸收的同时，Cl^-及水的重吸收也增加，从而使细胞外液中保留较多的Na^+、Cl^-和水。因此，醛固酮有保Na^+、排K^+及维持细胞外液和渗透压相对稳定的作用。如醛固酮分泌过多，可造成机体钠、水潴留导致组织水肿。

醛固酮的分泌主要受肾素-血管紧张素-醛固酮系统，血中K^+、Na^+浓度及心房钠尿肽等的影响（图8-10）。

(一) 肾素-血管紧张素-醛固酮系统

肾素是由肾球旁细胞合成、分泌的一种蛋白水解酶，它的分泌主要与肾内两种感受器及交感神经兴奋有关。当某种原因使循环血量减少，引起肾动脉血压下降，肾血流量减少，对入球小动脉壁上的牵张感受器刺激减弱，从而激活了牵张感受器，使肾素分泌增加。由于肾血流量的减少，肾小球滤过率下降，滤过的Na^+量减少，于是激活了致密斑感受器，使肾素分泌增加。另外，交感神经兴奋时，也能使肾素分泌增加。肾素进入血液后，能催化血浆中的血管紧张素原水解生成血管紧张素Ⅰ，血管紧张素Ⅰ经血管紧张素转换酶水解为血管紧张素Ⅱ，血管紧张素Ⅱ有很强的收缩血管的作用。血管紧张素Ⅱ可进一步水解为血管紧张素Ⅲ，血管紧张素Ⅱ和Ⅲ均可刺激肾上腺皮质球状带合成和分泌醛固酮。

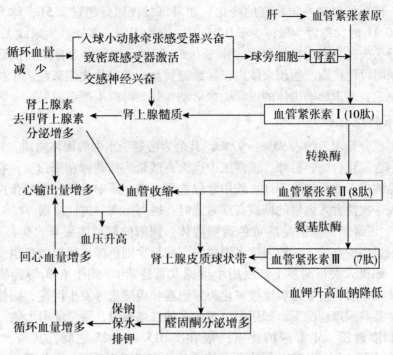

图 8-10 肾素-血管紧张素-醛固酮系统

(二) 血 K^+ 和血 Na^+ 的浓度

当血 K^+ 浓度升高或血 Na^+ 浓度降低时，都能直接刺激肾上腺皮质球状带分泌醛固酮，促进肾小管、集合管的保 Na^+ 排 K^+ 作用；相反，当血 K^+ 浓度降低或血 Na^+ 浓度升高时，醛固酮分泌则减少，保 Na^+ 和排 K^+ 作用减弱；使血中 K^+、Na^+ 保持正常水平。

(三) 心房钠尿肽

心房钠尿肽是由心房肌细胞合成分泌的一种多肽类激素，又称心房肽或心钠素。心房钠尿肽主要作用于肾，抑制集合管对 Na^+ 的重吸收，从而产生排钠利尿效应。另外，它还能抑制肾素、醛固酮和抗利尿激素的分泌；能对抗去甲肾上腺素，特别是血管紧张素Ⅱ的缩血管作用。

第五节 尿液及其排放

一、尿液

尿液直接来源于血浆，而血浆是内环境的重要组成部分。因此，测定尿量和尿液的理化性质，可反映血浆的化学成分或内环境的相对变化，也是发现机体某些病理变化的主要途径之一。

(一) 尿量

正常成人一昼夜尿量约为 1~2L，平均 1.5L。尿量的多少与水的摄入量和排出量多少有直接关系，使尿量呈现一定幅度的变化。如果每昼夜尿量超过2.5L，称为多尿；少于0.5L而多于0.1L时，称为少尿；少于0.1L时，则为无尿。多尿、少尿或无尿均属异常。多尿可因水分丢失过多引起机体脱水。由于0.5L尿量是溶解必要排泄物的最低值，当机体少尿或无尿时可使代谢产物积聚体内，导致氮质血症及水盐代谢紊乱，干扰内环境理化性质的相对稳定，严重影响机体的正常生命活动，甚至可产生严重后果。

（二）尿的理化性质

尿的主要成分是水，约占95%~97%，其余为溶解于水中的固体物质。其中主要是电解质和非蛋白含氮化合物。另外，正常尿中也含有微量的葡萄糖和蛋白质，在临床上一般检查方法不易测出，故可忽略不计。若用常规检测方法在尿中检测出糖或蛋白质，则为异常。但正常人一次性食入大量的糖或高度紧张时，也可出现一过性尿糖。

1. 颜色 正常新鲜尿液呈淡黄色透明液体。尿液的颜色主要来自胆红素代谢产物，其深浅度与尿量多少有关，一般尿量多则色浅，尿量少则色深。尿的颜色也受食物和色素药物的影响，如摄入大量胡萝卜或服用小檗碱（黄连素）、维生素B_2等药物，尿呈深黄色。正常尿液久置后，由于尿胆原被氧化为尿胆素和磷酸盐等发生沉淀，而使尿液变得色深且混浊。在某些病理情况下，如尿中出现较多的红细胞时，尿呈洗肉水色，称为血尿。

2. 比重和渗透压 正常尿的比重一般在1.015~1.025之间，其最大变动范围在1.001~1.035之间。尿的比重与尿中所含溶质的浓度成正变关系。其渗透压也取决于尿的溶质浓度，一般最大变动范围在30~1 450mOsm/L。如大量饮水后尿被稀释，比重可大大降低。若尿的比重长期在1.010以下，则表示肾浓缩功能障碍，为肾功能不全的表现。

3. 酸碱度 正常尿液呈弱酸性，pH值在5.0~6.0之间，尿液的酸碱度变化主要受食物性质的影响。多食荤食者（如鱼、肉等），尿液偏酸性；多食素食者（如蔬菜、水果等），尿液偏碱性。

二、尿的输送和贮存

尿液在肾单位和集合管内不断生成后，由肾乳头流经肾盏驱入肾盂，在压力差和肾盂收缩作用下进入输尿管。输尿管通过节律性的蠕动将尿液输送入膀胱并贮存。当尿液进入膀胱后，膀胱可在一定范围内改变平滑肌的紧张性，使其容积随尿量的增多而增大，故膀胱内压无明显的变化。当膀胱内尿量贮存到一定程度，使膀胱内压升高时，便可引起排尿反射。所以，膀胱的排尿是间歇进行的。

三、尿的排放

（一）膀胱和尿道的神经支配

膀胱平滑肌又称逼尿肌，它和尿道内括约肌都受交感神经与副交感神经的双重支配。副交感神经来自盆神经，起自脊髓骶段第2~4节侧角，当它兴奋时，可使膀胱逼尿肌收缩，尿道内括约肌松弛，引起排尿。交感神经来自腹下神经，起自脊髓胸段第12节和腰髓第1~2节侧角，当其兴奋时，则使膀胱逼尿肌松弛，尿道内括约肌收缩，阻止排尿。尿道外括约肌是骨骼肌，受阴部神经支配，来自脊髓骶段第2~4节前角，属躯体运动神经，受大脑的意识支配，兴奋时使尿道外括约肌收缩，阻止排尿。

以上三种神经中也含有传入纤维。膀胱充盈感觉的传入纤维在盆神经中；传导膀胱痛觉的纤维在腹下神经中；而传导尿道的传入纤维在阴部神经中（图8-11）。

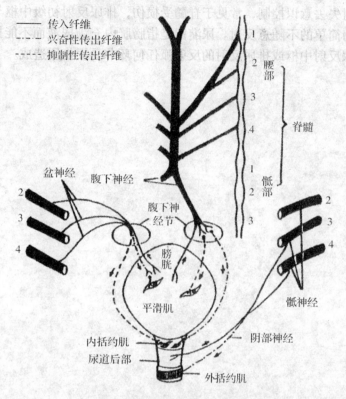

图8-11 膀胱和尿道的神经支配

（二）排尿反射

排尿是通过自主神经和躯体运动神经共同参与的复杂反射活动。排尿反射是一种脊髓反射。即排尿反射在脊髓内就可以完成。但在正常情况下，排尿反射受大脑皮层高级中枢控制，可以由意识抑制或者促进。

一般成人膀胱内尿量在400ml以下时，其膀胱内压很低，当膀胱内贮存尿量增加到400～500ml时，膀胱内压升高，膀胱壁上的牵张感受器受刺激而兴奋，冲动沿盆神经上传到脊髓骶段排尿反射初级中枢，同时，兴奋冲动也传入大脑皮层，引起尿意。如情况允许，大脑皮层发放冲动使骶髓排尿中枢兴奋，冲动沿盆神经传出，引起膀胱逼尿肌收缩，尿道内括约肌松弛，尿液进入后尿道。尿液进入后尿道后，刺激后尿道壁上感受器，冲动沿传入神经传至脊髓骶段的排尿中枢，加强排尿活动，并抑制阴部神经的活动，使尿道外括约肌松弛，于是尿液排出体外。

由于排尿反射的初级中枢受大脑皮层的控制，因此在一定程度上，排尿反射可随意进行。通常成人有尿意时，可引起排尿反射，如果当时情况不允许，中枢可发放冲动经腹下神经至膀胱，使逼尿肌舒张，内括约肌收缩；同时经阴部神经使尿道外括约肌收缩加强，抑制排尿活动。在婴幼儿，因其大脑皮层发育尚不完善，对排尿反射初级中枢控制能力较弱，故排尿次数多，且易发生夜间遗尿现象。

若贮尿或排尿发生障碍时,都可出现排尿异常。临床常见的排尿异常有尿频、尿失禁和尿潴留。尿频是指排尿次数过多,常因膀胱炎症或机械性刺激(膀胱结石等)引起。尿失禁是指排尿反射失去意识控制,常见于脊髓受损伤,排尿反射初级中枢与大脑皮层联系中断,排尿表现为简单的不随意反射。尿潴留是指膀胱内充满尿液而不能排出,多见于脊髓骶段的初级排尿反射中枢或排尿反射的反射弧任何环节受损伤所造成。

第九章 感觉器官的功能

第一节 概　述

一、感受器、感觉器官的概念和分类

感受器是指专门感受机体内、外环境变化的特殊结构或装置。感受器的结构形式多种多样，有的很简单，只是游离的神经末梢；而有的感受器体内存在着一些在结构和功能上都高度分化了的感受细胞，如视网膜上的感光细胞；耳蜗中的毛细胞等。这些感受细胞连同它们的非神经性附属结构称为感觉器官。如眼、耳、鼻等。

感受器可根据分布的部位及功能不同分为两类：一类是位于体表的外感受器，可感受外环境变化的信息，通过感觉神经传到中枢，引起清晰的主观感觉，它们对人类认识客观世界和适应外环境具有重要意义。如视、听、嗅、痛觉等感受器。另一类是存在于身体内部的器官或组织中的内感受器，可感受内环境变化的刺激，其信息到达中枢后，一般不引起主观意识上的感觉，但对维持机体内环境稳态起着重要作用。如颈动脉体、主动脉体化学感受器等。

二、感受器的一般生理特性

（一）感受器的适宜刺激

每种感受器只对某种刺激最为敏感。这一最敏感刺激称为该感受器的适宜刺激，例如波长介于 370~740nm 的可见光波，是视网膜光感受细胞的适宜刺激；介于 16~20 000Hz 的声波是耳蜗中毛细胞的适宜刺激。

（二）感受器的换能作用

感受器能把各种能量形式（如光能、热能、机械能或化学能）的刺激，转换成为传入神经的动作电位，这种能量转换称为感受器的换能作用。当感受器受到适宜刺激时，首先在感受器的细胞上引起一个局部电位变化，称为感受器电位。当其达到一定数值，经扩布使感觉神经末梢细胞膜发生去极化，当去极化达到阈电位时，便爆发动作电位，并沿传入神经纤维传到相应中枢引起特定感觉。

（三）感受器的编码作用

感受器在把刺激信号转换成神经动作电位的过程中，不仅发生了能量形式的转换，同时还把刺激信号中所包含的各种信息编排成神经冲动的不同序列，这种作用称为感受器的

编码作用。

(三) 感受器的适应现象

指刺激持续作用于感受器，感受器对其适宜刺激的敏感性逐渐下降，传入冲动逐渐减少的现象，称为感受器的适应现象。各种感受器适应的快慢不同，如触觉、嗅觉等感受器适应很快，有利于机体不断接受新的刺激；而颈动脉窦、主动脉弓、肌梭等感受器适应较慢，有利于机体对血压、姿势等进行持续监测，并进行持久的调节。适应不是疲劳，而是感受器的功能特点，当适应产生后，如再增强该刺激，又能使传入冲动增加。

第二节 眼的视觉功能

眼是视觉器官。外界的信息绝大部分来自视觉。由此可见，眼在认识客观事物中占有重要地位。眼从功能上可分为折光系统与感光系统两部分。折光系统能把来自外界物体的光线聚焦成像于视网膜；感光系统是含有感光细胞的视网膜，能感受光的刺激而兴奋，将光能转换为视神经冲动，沿传入神经传到大脑皮层视觉中枢，引起视觉。

一、眼折光系统的功能

(一) 眼的折光系统与成像

眼的折光系统由角膜、房水、晶状体和玻璃体四种折光体组成（图9-1）。该系统最主要的折射发生在角膜。由于晶状体的折光率较大，其凸度的大小可以调节，因此，它是眼的最重要的一个折光体。

眼成像的原理与凸透镜成像的原理相似，但要复杂得多。为便于理解，通常用简化眼来说明眼的折光与成像。简化眼是一种人工模型，简化眼假定眼由一个前后径为20mm的单球面折光体构成，眼内容物均匀，折光率为1.33，节点距角膜前表面5mm，后主焦点在节点后15mm处，正好相当于视网膜的位置。这个模型和静息时正常人眼一

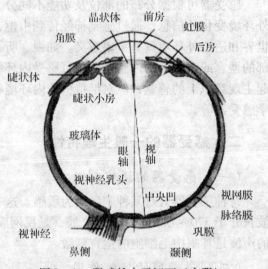

图9-1 眼球的水平切面（右眼）

样，正好能使远处物体发出的平行光线聚焦在视网膜上，形成一个倒立缩小的实像（图9-2）。根据这些数据，可以计算出远近物体在视网膜上成像的大小。计算公式为：

$$\frac{AB（物体大小）}{物像到节点的距离（bn）} = \frac{ab（物象的大小）}{Bn（物体到节点的距离）}$$

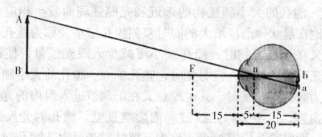

图9-2　简化眼成像示意图
单位为 mm，n 为节点，AnB 和 anB 是相似三角形，如果
物距已知，可以由物体的大小（AB）计算出物象的大小（ab）

（二）眼的调节

对于正常人眼来说，来自6m以外物体的光线，都可近似地认为是平行的，眼无需作任何调节就能在视网膜上聚焦成像。眼未作任何调节所能看清物体的最远距离称为远点，当眼视近物（6m以内）时。若眼不作任何调节，则入眼光线聚焦成像于视网膜之后以致视物模糊，必须经过调节后才能使近物成像在视网膜上。眼作最大调节时能看清物体的最近距离称为近点。眼为使6m以内不同近距离的物体都能在视网膜上清晰成像而进行调整的过程，称为眼的调节。眼的调节包括晶状体变凸、瞳孔缩小和两眼球会聚三方面变化。

1. 晶状体的调节　晶状体是一个透明、双凸透镜形、有弹性的半固体物，其四周借睫状小带（悬韧带）与睫状体相连。睫状体内有平滑肌，称为睫状肌，受动眼神经中的副交感神经支配。视远物时，睫状肌处于松弛状态，睫状小带保持一定的紧张度，晶状体处于扁平状态，远物的平行光线入眼后经折射正好成像在视网膜上。当视近物时，可反射性地引起动眼神经中的副交感纤维兴奋，使睫状肌收缩，睫状体前移，睫状小带松弛，晶状体变凸，折光力增强，物像前移，成像于视网膜上（图9-3）。所以，长时间地视近物，眼睛会感到疲劳。

晶状体的调节能力是有一定限度的，这主要取决于晶状体的弹性。晶状体的弹性与年龄有关，随着年龄的增加，晶状体的弹性逐渐降低，调节能力也因此而减弱。如8岁左右的儿童近点平均约为8.6cm，20岁左右时平均约为10.4cm，一般人在40岁以后晶状体的弹性减弱加速，60岁时近点可增至83.3cm。由于年龄的增长造成晶状体的弹性明显减弱，近点距离逐渐远移的状态称为老视（老花眼）。视近物时可配戴适宜的凸透镜加以矫正，以增强折光能力。

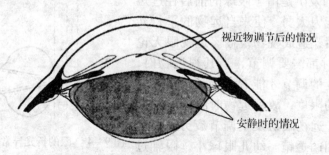

图9-3　晶状体和瞳孔的调节示意图

2. 瞳孔的调节 瞳孔的大小随视物的远近和光照强弱而发生相应的改变。一种是视近物时，可反射性地在晶状体凸度增大的同时双侧瞳孔缩小，称为瞳孔近反射或称瞳孔调节反射。其生理意义在于视近物时，瞳孔缩小可减少入眼光线量，使视网膜成像更为清晰。另一种是视强光时瞳孔缩小，视弱光时，瞳孔扩大。瞳孔的大小随光量的强弱而发生相应变化的过程称为瞳孔对光反射。其生理意义在于调节进入眼内的光量，使视网膜在光量过强时不致受到损害；也不会因光线过弱而影响视觉。瞳孔对光反射的效应是双侧性的，光照一侧眼时，两眼瞳孔同时缩小，称为互感性对光反射。瞳孔对光反射的中枢在中脑。因此临床上常把它作为判断中枢神经系统病变部位、全身麻醉深度和病情危重程度的重要指标。

3. 双眼球会聚 当双眼注视的物体向眼前移近时，两眼视轴向鼻侧聚拢的现象，称为眼球会聚，也称为辐辏反射，其生理意义是使物像落在两眼视网膜的对称点上，形成单一的视觉，否则将出现复视。

（三）眼的折光异常

正常眼的折光系统无需进行调节就能使平行光线聚焦成像于视网膜上，因而可以看清远物。视近物时，只要物距不小于近点的距离，眼经调节后也能使物体在视网膜上清晰成像，称为正视眼。若眼的折光能力异常或眼球的形态异常，平行光线不能在眼处于静息状态未调节时聚焦成像在视网膜上，则称为非正视眼，又称折光异常或屈光不正。常见的有近视、远视和散光。

1. 近视 近视的发生是由于眼球的前后径过长或折光系统的折光能力过强，使远物的平行光线聚焦在视网膜之前，故视物模糊不清。近视眼视近物时，由于近物发出的是辐散光线，故眼不需调节或只作较小程度的调节，就能使光线聚焦在视网膜上，因此近视眼的近点和远点都近移。矫正近视可用凹透镜。

高度近视与遗传有关，但大多数近视的形成主要是后天用眼不当。如看书距离太近或姿势不正；看书过久或字迹太小及照明不足等，均可造成睫状肌过度紧张或双侧紧张度不对称。因此，应加强对青少年进行视力保健宣传教育，以减缓近视逐年上升的趋势。

2. 远视 远视的发生是由于眼球的前后径过短或折光系统的折光能力太弱，使来自远物的平行光线聚焦在视网膜之后，造成视物模糊。远视眼无论在视远物或视近物时都需要调节，当其视近物时，则需要进行更大程度的调节才能看清物体。由于晶状体的调节有一定的限度，故视近物时眼的调节余地减少，近点远移。远视眼易发生调节疲劳，引起头痛。矫正远视可用凸透镜。幼儿眼球小，眼轴过短，多呈远视，至6岁左右发育成正视眼。

3. 散光 散光多数是由于眼球折光面（主要是

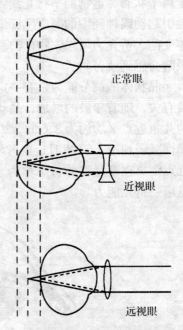

图9-4 眼的折光异常及其矫正示意图
实线为矫正前折射情况
虚线为矫正后折射情况

角膜）不呈正圆的球面，折光力不一，平行光线不能同时聚焦，所以视物不清，物象易变形。矫正的方法是配戴适宜的圆柱形透镜（图9-4）。

二、眼感光系统的功能

（一）视网膜上的两种感光细胞

1. 视锥细胞 主要分布于视网膜的中央部分。尤以黄斑区中央凹最为密集，视锥细胞对光的敏感度较低，只能感受较亮光的刺激，能分辨颜色，有色觉。故视锥细胞专司昼光觉和色觉。以白昼活动为主的动物，如鸡、鸽等，其视网膜的感光细胞以视锥细胞为主。

2. 视杆细胞 主要分布于视网膜的外周部分。对光的敏感度较高，只能感受弱光刺激，无辨色能力。故专司暗光觉和黑白视觉。在自然界，以夜间活动为主的动物，如鼠、猫头鹰等，其视网膜的感光细胞以视杆细胞为主。

（二）视网膜的光化学反应

视网膜上的两种感光细胞在接受光刺激后，能将光刺激转变成神经冲动，其物质基础是感光细胞内含有感光色素。

1. 视杆细胞的光化学反应 视杆细胞的感光色素是视紫红质，它在光照时，分解为视黄醛和视蛋白，同时出现感受器电位。在暗处，视黄醛又与视蛋白重新合成视紫红质。视黄醛是维生素A的氧化物，在视紫红质分解与合成的过程中，有一部分视黄醛被消耗，需要血液中的维生素A来补充，如果体内维生素A缺乏，将会影响视紫红质的合成及其化学反应过程的正常进行，从而引起夜盲症。其过程简示如图9-5：

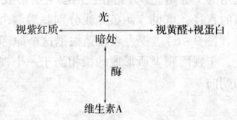

图9-5 视杆细胞的光化学反应过程

2. 视锥细胞与色觉 目前已知，视锥细胞的感光色素与视杆细胞的差别主要是视蛋白部分不同。由于视蛋白结构的差异又使视锥细胞区分为三种，分别感受不同颜色的感光色素，分为红、绿、蓝三种颜色，称为"三原色学说"。而在视网膜上还存在三种光谱敏感细胞，即红敏、绿敏和蓝敏细胞。这三种视锥细胞各含有不同的感光色素，分别对红（波长700nm）、绿（波长540nm）、蓝（波长450nm）光刺激最为敏感。当三种光波以不同比例刺激视网膜时，这三种视锥细胞发生不同程度的兴奋，引起三种视锥细胞的感光色素不同程度分解，从而产生各种不同的色觉。人眼能分辨不下150种颜色。

当人眼缺乏辨别全部颜色或某种颜色的能力时，称为色盲。完全不能辨别颜色称为全色盲，全色盲较为少见；对某种颜色缺乏辨别能力称为部分色盲。部分色盲中以红绿色盲较为多见。这种患者除极少数是由于视网膜病变引起外，绝大多数与遗传因素有关，可能是缺乏某种视蛋白所致。如辨别颜色的能力较正常人差，称为色弱。色弱多与健康和营养有关。临床上，色觉障碍的人，不能从事与颜色有关的一些职业，如司机、医务人员等。

（三）暗适应与明适应

当人从光亮处突然进入暗处，暂时看不清物体，经过一段时间后才能逐渐看清，这种现象称为暗适应。相反，当从暗处突然进入强光下，一时强光耀眼不能视物，稍待片刻后视觉恢复，这一现象称为明适应。

以上两种情况都和感光色素的合成与分解有关。暗适应是由于在明处两种感光细胞中的感光色素都被分解，但程度不同。视杆细胞中的视紫红质分解量多，剩余量少，不足以引起兴奋；而视锥细胞中的感光色素仍可在新的水平上维持分解与合成的动态平衡，保持明视觉。进入暗处后，只有当视紫红质合成达到能使其兴奋的水平时，暗视觉才得以恢复。明适应过程较快，由于在暗处合成的视紫红质到亮光下大量分解，因而产生耀眼的感觉。待视紫红质减少后即恢复由视锥细胞维持的明视觉。

三、视敏度与视野

（一）视敏度

视敏度又称视力，是指眼对物体细小结构的分辨能力。一般以眼能分辨两点之间的最小距离为衡量标准。通常以视角的大小为指标。所谓视角是指物体上两点光线射入眼后在节点交叉所形成的夹角。在光照良好的条件下，不同的人眼所能辨别物体两点的最小视角是不同的，视角越大，视力越差；相反，视角越小，视力越好。正常眼视力能分辨的最小视角为1分角。1分角在视网膜上所形成的两点间距离为4～5um，恰好相当于一个视锥细胞的直径，可见，两条光线分别刺激两个视锥细胞，并且中间间隔一个未被刺激的视锥细胞（图9-6）。视力表就是根据这个原理设计的。视力表上的每个E字缺口，在规定距离处，于视网膜上所形成的像相当于一个视锥细胞的直径，所以可分辨出两点，即E字缺口的朝向。

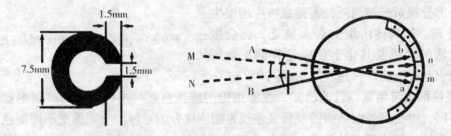

图9-6　视敏度示意图

当人眼能看清5m远处视力表上的第十一行E字缺口，两光点间距为1.5mm时，定为正常视力，以5.0（标准对数视力表）表示，即用小数记录为1.0，这时视角为1分角。

（二）视野

单眼固定注视正前方一点时，该眼所能看到的空间范围称为视野。用视野计可测绘出视野图，正常人视野范围，颞侧与下侧大于鼻侧与上侧。这与面部结构有关。不同颜色的光所测得的视野大小也不一样，白色视野最大，其次是黄蓝色，再次为红色，绿色视野最小

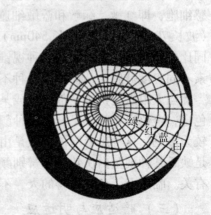

图9-7　人右眼视野图

(图 9-7)。视野能反映视网膜感光的空间范围，对协助诊断视网膜、视神经和视觉传导通路的病变有一定的意义。

四、双眼视觉

两眼同视一物体时的视觉称为双眼视觉。此时物象落在两眼视网膜的对称点上，分别经两侧视神经传到中枢，经大脑皮层整合作用形成单一视觉。双眼视觉不仅可扩大视野，以弥补生理盲点的缺陷，而且能形成立体视觉。

第三节 耳的位听觉功能

耳是听觉器官，又是位置觉和平衡觉器官。外耳、中耳和内耳的耳蜗构成传导声音与感受声音的听觉器官。内耳的前庭器官是人体对运动状态及其在空间位置的感受器，能感受头部和身体位置的变化，由其传至中枢的信息，会引起相应的前庭感觉和反应，这对维持身体的平衡起着重要作用，故又称平衡器官。

一、外耳和中耳的传音功能

（一）外耳的功能

外耳由耳廓和外耳道组成。耳廓有收集声波并有助于声源定向的功能。外耳道既是声波传导的通道，又是声波传导的共鸣腔，能增强作用于鼓膜的声压，提高声音的强度。

（二）中耳的功能

中耳由鼓膜、鼓室、听骨链及咽鼓管等组成。中耳的主要功能是完成声波的传导，调节鼓室内外气压平衡。

1. 鼓膜 鼓膜是一个弹性好、有一定张力的漏斗形膜，鼓膜很像电话机受话器中的振膜，是一个压力承受装置。具有较好的频率响应和较小的失真度，其振动可与声波共始终，很少有残余振动。有利于把声波振动如实地传递给听骨链。

2. 听骨链 听骨链由锤骨、砧骨和镫骨三块听小骨依次连接而成。在功能上它们形成了一个杠杆系统，锤骨柄附着于鼓膜，为长臂，砧骨长突为短臂，镫骨底板正嵌在内耳前庭窗上。由此，鼓膜、听骨链与前庭窗共同构成了声波由外耳传向内耳的最有效通路。鼓膜的振动通过这一杠杆系统传到前庭窗时，使声波振幅减少而强度增大（图9-8）。这样，可避免过强振动刺激对内耳的损伤。

3. 咽鼓管 咽鼓管是连接鼓室与鼻咽部相通的管道，平时处于闭合状态，当吞咽、呵欠和喷嚏时开放。以使鼓室内气体暂时与大气相通。其主要功能是：调节鼓室内空气与大气之间的气压平衡，保持鼓膜的正常位置、形状和振动功能。当耳、咽部有炎症时，使咽鼓管闭塞，鼓室内气体被吸收而形成负压，致使鼓膜内陷，振动性能失常，出现耳闷、耳鸣等症状。在日常生活中，由于某些情况，可造成鼓室内外空气的压力差发生变化，如人体的空间位置快速大幅度地升降过程，若咽鼓管鼻咽部的开口不能及时开放，也会引起鼓室内外空气压力的不平衡。此时，如果做吞咽动作，常可避免此类情况的发生。

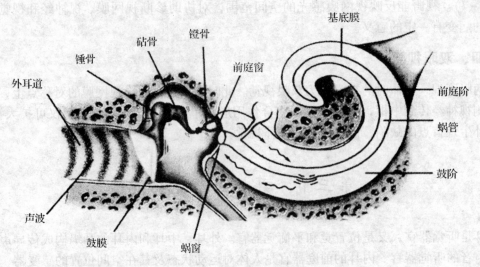

图9-8 中耳和耳蜗关系示意图

(三) 声波传入内耳的途径

声波传入内耳通过气传导与骨传导两条途径。正常情况下以气传导为主。

1. 气传导 声波经外耳道、鼓膜和听骨链至前庭窗传入内耳的途径，这是声波传入的主要途径。此外，声波还可通过鼓室内的空气振动经蜗窗传入内耳。此途径对正常听觉并不重要，只有当鼓膜穿孔或听骨链硬化时才显得重要。

2. 骨传导 声波直接引起颅骨的振动，再引起位于颞骨骨质中的耳蜗内淋巴的振动，这种传导途径称为骨传导。正常骨传导的作用甚微。临床上常检查气传导和骨传导的受损情况，来协助诊断耳聋的性质。如气传导受损，而骨传导不受影响，则多是由外耳或中耳病变引起的传音性耳聋；若气传导和骨传导同样受损，一般是由耳蜗病变引起的感音性耳聋。

二、内耳耳蜗的感音功能

(一) 耳蜗的结构

内耳耳蜗形似蜗牛壳，被前庭膜与基底膜分隔为蜗管、前庭阶和鼓阶。蜗管内充满内淋巴，前庭阶和鼓阶内为外淋巴，并通过蜗顶部的蜗孔相互沟通。在耳蜗底部，前庭阶与前庭窗膜相接，鼓阶与圆窗膜相接。基底膜上有感受声音的螺旋感受器（又称柯蒂氏器），由内外毛细胞与支持细胞构成。毛细胞顶端有纤毛，纤毛上有盖膜，纤毛接触或插入盖膜之中。毛细胞底部与耳蜗神经相连（图9-9）。

(二) 耳蜗的感音换能作用

声波传入内耳，无论是气传导还是骨传导，

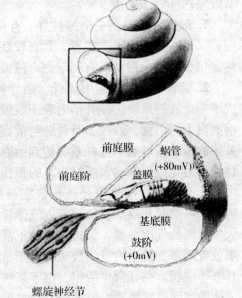

图9-9 耳蜗管的横断面图

都可振动耳蜗淋巴,引起基底膜的振动,于是螺旋器的毛细胞与盖膜之间相对位置不断发生改变,使毛细胞的纤毛受力而弯曲,随之毛细胞的纤毛弯曲引起耳蜗的电位变化,并将机械能转变为神经冲动,沿耳蜗神经传到大脑皮层颞叶听觉中枢,产生听觉。

(三) 耳蜗对声波的初步分析

耳蜗内的基底膜是一种弹性膜,由 2000~3000 条横行纤维组成,底部纤维短,顶部纤维长。根据行波理论,表明基底膜的振动是以行波的方式进行的,即内淋巴的振动首先引起靠近前庭窗处的基底膜振动,然后以行波形式沿基底膜向蜗顶传播,如同人在抖动一条绸带时,行波沿绸带向远端传播一样。不同频率的声波引起的最大振幅的部位不同,振动频率愈低,行波传播的距离愈远,最大振幅出现在蜗顶部位;振动频率越高,行波传播的越近,最大振幅出现的部位越靠近前庭窗。由于不同区域有关的毛细胞受到的刺激不同,因此向中枢传入冲动的组合就有所差异,从而产生不同的音调感觉。

三、内耳前庭器官的位置觉功能

前庭器官包括椭圆囊、球囊和三个半规管。是人体头部空间位置和运动状态的感受器,在调节肌肉的紧张性和维持身体平衡中起重要作用。

(一) 椭圆囊和球囊的功能

椭圆囊和球囊的侧壁上各有一囊斑,囊斑中毛细胞的纤毛穿插在耳石膜中,耳石膜是由碳酸钙和蛋白质构成的胶质板。

当头部位置改变或作直线变速运动时,由于惯性和重力作用,耳石膜与毛细胞发生位移,毛细胞受牵拉刺激而兴奋,冲动沿前庭神经传入相关中枢,引起姿势反射以维持身体平衡,同时上传到大脑皮层,产生空间位置感觉或变速感觉。

(二) 半规管的功能

三个半规管互相垂直配布在三个平面上。每管末端近椭圆囊处有膨大的壶腹部,内有一隆起的壶腹嵴,其中的毛细胞顶部纤毛埋植于圆顶形胶体终帽内。

当人体作旋转变速运动时,与运动方向相应平面上的半规管内淋巴因惯性冲击终帽,使之倾斜,牵拉纤毛使毛细胞受刺激而兴奋,冲动沿前庭神经传入中枢,引起姿势反射,维持身体平衡。同时冲动上传大脑皮层,产生旋转运动感觉。

前庭器官受到过强、过久的刺激或感受器敏感性过高的人,常出现眩晕、恶心、呕吐、脸色苍白、心率加快等自主神经反应。这些反应明显的人可发生晕车、晕船等现象。如进行适当锻炼,适应能力可以提高。

第十章 神经系统的功能

神经系统是体内起主导作用的调节系统。它既能协调人体内各器官、系统的功能活动，使人体功能活动具有完整统一性；又能在机体内外环境发生变化时，调节机体与环境之间的统一，维持机体内环境的相对稳态。

神经系统包括中枢神经系统和周围神经系统两部分，前者指脑和脊髓；后者指脑和脊髓以外的神经。

神经系统的结构和功能单位是神经元。神经元的形态有多种多样，但在结构上大致都由胞体和突起两部分组成。突起又分为树突与轴突。一个神经元可有一个或多个树突，但一般只有一个轴突。轴突的起始部分称为始段，神经元的动作电位一般在此处产生，而后沿轴突传布。轴突细而长，可有侧支，其末端发出许多分支，每个分支末梢部分膨大呈球形，称为突触小体，其内含有神经递质（图10-1）。

神经元通过胞体或树突接受来自其它神经元或感受器的信息，通过轴突将信息传给其它神经元或效应器。将信息传给中枢的神经元称为感觉神经元或传入神经元；将中枢的信息传给效应器的神经元称为运动神经元或传出神经元；其余大量在中枢内起联络作用的称为中间神经元。

神经纤维是由神经元的长突起和包绕其外的神经胶质细胞共同构成。根据有无完整的髓鞘分为有髓神经纤维和无髓神经纤维两种。

神经纤维的主要功能是传导兴奋。在神经纤维上传导的动作电位或兴奋称为神经冲动。另外，神经末梢还经常释放某些物质（营养性因子），持续地调节受支配组织内在的代谢活动，从而影响其结构、生化和生理功能，这种作用称为神经的营养性作用。例如，当外周运动神经被切断，或临床上脊髓

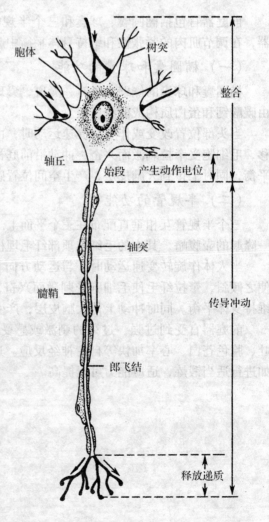

图10-1 运动神经元结构与功能示意图

灰质炎患者，不仅表现有运动障碍，而且该神经元所支配的肌肉也会发生萎缩。其原因是由于失去了神经的营养性作用，被支配的肌肉内糖原合成减慢，蛋白质分解加速，肌肉逐渐萎缩。

神经纤维在兴奋传导时具有以下特征：①完整性：指神经纤维只有在结构和功能两方面都完整时才能正常地传导兴奋。如果神经纤维受损或麻醉时，兴奋传导就会发生障碍；②绝缘性：一条神经干中含有许多神经纤维，但各纤维在传导兴奋时一般不会相互干扰，保证兴奋传导的准确性；③双向性：刺激神经纤维中任何一处引起的兴奋，可同时沿神经纤维向两端传导；④相对不疲劳性：指神经纤维能在较长时间内保持不衰减传导兴奋的能力，是相对于突触传递的相对易疲劳性而言的。

第一节 反射中枢活动的一般规律

一、反射中枢的概念

反射中枢是指在中枢神经系统内调节某一特定生理功能的神经元群及其突触联系。它们分别分布在中枢神经系统的各个部位，如脊髓、延髓、脑桥、中脑和大脑等。同一性质的中枢可以分布在脑和脊髓的多个部位，其中有一最基本的部位，称基本中枢。而较高级的中枢对基本中枢有调节和控制作用。如呼吸中枢存在于延髓、脑桥和大脑皮层，延髓是呼吸基本中枢，脑桥和大脑皮层可通过延髓呼吸基本中枢来调节呼吸运动。反射中枢是完成一个反射的中心部位。在反射活动中神经元间联系最普遍的方式是突触联系。

二、突触与突触传递

（一）突触的结构与分类

突触是指神经元与神经元之间相互接触并能传递信息的部位。经典的突触由突触前膜、突触间隙与突触后膜三部分构成（图10-2）。突触前膜是突触前神经元突触小体的膜，突触后膜是与突触前膜相对应的突触后神经元胞体或突起的膜。突触前膜与突触后膜之间存在20~40nm的间隙，称突触间隙。在突触小体内含有较多的线粒体和大量囊泡，后者称为突触小泡，内含高浓度的神经递质。不同的神经元，突触小泡的大小和形态不完全相同，其内所含的递质也不同。在突触后膜上则存在着与突触小泡内神经递质相应的特异性受体。

根据突触相接触的部位不同，经典的突触一般分为轴突-树突突触

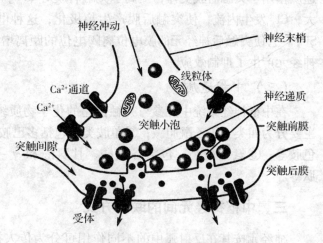

图10-2 突触结构模式图

(最多见)、轴突-胞体突触和轴突-轴突突触三类（图10-3）。按突触传递产生的效应不同，可将突触分为兴奋性突触和抑制性突触两类。

（二）突触传递的过程

突触传递是指突触前神经元的信息传递到突触后神经元的过程。当突触前神经元的兴奋传到轴突末梢时，突触前膜发生去极化，当去极化达一定水平时，引起前膜上电压门控 Ca^{2+} 通道开放，细胞外液中 Ca^{2+} 进入突触前膜内，在 Ca^{2+} 的作用下，突触小泡向前膜移动、融合并破裂，导致神经递质释放到突触间隙，递质在突触间隙内经扩散到达突触后膜，作用于突触后膜上的特异性受体，引起突触后膜对某些离子的通透性改变，使之进出后膜，导致突触后膜发生去极化或超极化。这种发生在突触后膜上的电位变化称突触后电位，从而将突触前神经元的信息传递到突触后神经元，引起突触后神经元的活动变化。

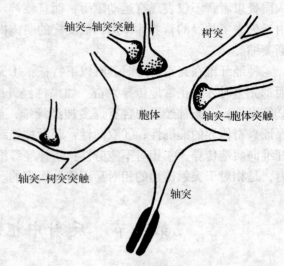

图10-3 突触类型示意图

根据突触后膜发生去极化或超极化，可将突触后电位分为兴奋性和抑制性突触后电位两种。

1. 兴奋性突触后电位 当神经冲动抵达突触前膜时，突触前膜释放兴奋性递质，该递质与突触后膜的特异性受体结合后，提高突触后膜对 Na^+、K^+ 的通透性，特别对 Na^+ 的通透性增大，Na^+ 的内流大于 K^+ 的外流，使突触后膜发生去极化。这种电位变化称为兴奋性突触后电位（EPSP）。当 EPSP 达到阈电位水平，则可使突触后神经元爆发动作电位，突触后神经元兴奋。

2. 抑制性突触后电位 当神经冲动抵达突触前膜时，突触前膜释放抑制性递质，该递质作用于突触后膜受体，提高了突触后膜对 Cl^- 和 K^+ 的通透性，主要是 Cl^- 的通透性加大，Cl^- 发生内流，使突触后膜产生超极化，这种电位变化称为抑制性突触后电位（IPSP）。它使突触后神经元的膜电位离阈电位的距离增大而不易爆发动作电位，即对突触后神经元产生了抑制效应。

（三）中枢递质

在中枢神经系统中凡参与突触传递的化学物质统称为中枢递质。中枢递质种类较多，主要分为四类：①乙酰胆碱；②单胺类：包括多巴胺、肾上腺素、去甲肾上腺素和五-羟色胺等；③氨基酸类：包括谷氨酸、甘氨酸和 γ-氨基丁酸等；④肽类：下丘脑调节肽等。

三、中枢神经元间的联系方式

神经元按其在反射弧中的不同作用可分为传入神经元、中间神经元和传出神经元三类，其中以中间神经元的数量最多，仅大脑皮层的中间神经元就约有140亿个。由此可见中间神经元在神经系统活动中的重要地位。如此巨量的神经元，它们之间的联系必然很复杂，联系方式也很多，但主要有辐散式、聚合式、环式、链锁式等几种（图10-4）。

1. 辐散式 辐散式联系是指一个神经元通过其轴突末梢的分支与多个神经元发生突触联系，它能引起这些与之联系的许多神经元同时兴奋或抑制。辐散式联系在感觉传入通路上多见。

2. 聚合式 聚合式为许多神经元的轴突末梢与同一个神经元建立突触联系的方式，它能使不同神经元的兴奋或抑制集中作用到同一神经元，从而发生总和或整合作用，导致该神经元兴奋或抑制。聚合式在运动传出通路上多见。

3. 链锁式 指神经元之间通过侧支依次连接。形成传递信息的链接。神经冲动通过这种联系，可以在空间上扩大作用的范围。

4. 环式 环式为一个神经元通过其轴突的侧支

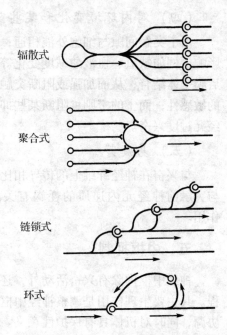

图10-4　中枢神经元的联系方式

与中间神经元相连，中间神经元反过来再与该神经元发生突触联系。若环路内中间神经元是兴奋性神经元，则通过环式联系使兴奋效应得到增强和延续，即产生正反馈效应，此种现象称为后放；若环路内中间神经元是抑制性神经元，则通过环式联系使得兴奋效应及时终止，即产生负反馈效应。

四、中枢兴奋传递的特征

（一）单向传递

指兴奋通过突触传递时只能由突触前神经元向突触后神经元进行单方向的传递。这是因为神经递质只能通过突触前膜释放出来，且通常作用于突触后膜的受体。这就保证了反射活动有规律地进行。

（二）中枢延搁

在反射活动中，突触联系主要存在于中枢神经系统内，故兴奋通过中枢传递所需时间较长，此现象称为中枢延搁。这是由于兴奋通过突触传递时，需要经历递质的释放、扩散、与突触后膜受体的结合、后膜离子移动产生突触后电位等一系列过程，相对于兴奋在神经纤维上的传导来说，耗时较长，因而称之为突触延搁。一般来说，兴奋通过一个突触所需的时间约为 0.3~0.5ms。所以，在反射活动中，兴奋通过的突触数量越多，反射所需时间就越长。

（三）总和

突触传递是通过产生 EPSP 或 IPSP 将信息传给突触后神经元的，而这类电位变化都具有局部电位的性质，可以总和，包括时间性总和与空间性总和。突触后神经元如何活动则决定于这些突触后电位总和的结果。

(四) 对内环境变化和某些药物敏感

由于突触间隙与细胞外液相通，因此突触传递易受内环境理化因素变化及某些药物的影响，例如缺氧、血液酸碱度变化等，都可影响突触的传递。有些药物可特异性地与突触后膜受体结合，从而加强或阻断突触传递过程。例如咖啡因可提高突触后膜对兴奋性递质的敏感性；而士的宁则可阻断某些抑制性递质对突触后膜的作用，因而均可引起突触后神经元过度兴奋。

(五) 易疲劳

与兴奋在神经纤维上的传导相比，突触部位是反射弧中最易发生疲劳的环节，这可能与突触前神经元内递质的耗竭有关。它可防止神经中枢过度兴奋，对神经中枢起保护作用。

五、中枢抑制

神经中枢内除有兴奋活动外，还有抑制活动。抑制也是中枢神经系统的重要生理过程。其主要生理作用是调整神经中枢兴奋的强度和广度，使反射活动适度、有效、精确与协调，同时对机体具有保护性意义。根据中枢抑制产生的部位和电位变化不同，分别称为突触后抑制和突触前抑制。

(一) 突触后抑制

是指发生在突触后膜上的一种超极化抑制。它是由抑制性中间神经元的活动实现的。当抑制性中间神经元兴奋时，其末梢释放抑制性递质（γ-氨基丁酸），使突触后膜出现超极化，从而使突触后膜神经元的活动受到抑制。根据抑制性中间神经元的联系方式，突触后抑制又分为以下两种类型：

1. 传入侧支性抑制　传入神经纤维兴奋一个中枢神经元的同时，经侧支兴奋一个抑制性中间神经元，进而使另一个中枢神经元抑制，这种现象称为传入侧支性抑制，也称为交互抑制。例如，引起屈肌反射的传入纤维进入脊髓后，一方面兴奋支配屈肌的运动神经元，另一方面通过侧支兴奋抑制性中间神经元，使支配伸肌的神经元抑制，从而引起屈肌收缩而伸肌舒张，以完成屈肌反射（图10-5A）。这种抑制能使不同中枢之间的活动协调进行。

2. 回返性抑制　某一中枢神经元发出的传出冲动沿轴突外传的同时，还经轴突的侧支兴奋抑制性中间神经元，通过释放抑制性递质，使原先发动兴奋的神经元及其同一中枢的神经元受到抑制，这种现象称为回返性抑制。例如，当脊髓前角运动神经元兴奋时，其传出冲动一方面使骨骼肌收缩，同时其侧支兴奋闰绍细胞（抑制性中间神经元），反过来抑制该运动神经元和同类的其他运动神经元的活动（图10-5B）。这是一种典型的反馈抑制，其意义在于及时终止运动神经元的活动，使同一中枢内许多神经元之间的活动协调一致。

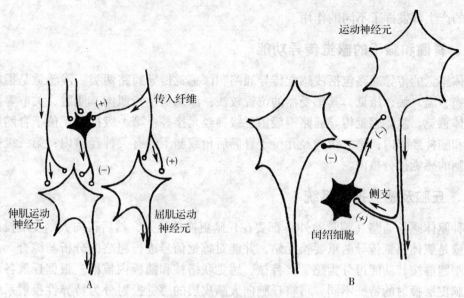

图 10-5 突触后抑制示意图
黑色星形细胞为抑制性中间神经元
（+）兴奋　（-）抑制

（二）突触前抑制

是指发生在突触前膜上的一种去极化抑制，通过轴突-轴突突触的活动实现。由于兴奋性神经元的突触，在另一个神经元轴突末梢的影响下，即通过轴突-轴突突触的活动，发生了去极化，使随之传来的动作电位幅值减小，释放兴奋性递质量减少，突触后膜的 EPSP 亦相应减少，以致不易或不能爆发动作电位而呈现抑制性效应（图 10-6）。突触前抑制的主要作用是全面调节感觉传入信息。

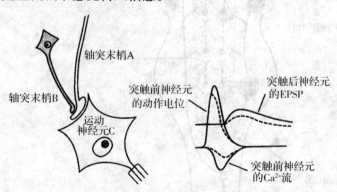

图 10-6 突触前抑制示意图

第二节　神经系统的感觉功能

各种感受器受到内、外环境的适宜刺激时，都能将刺激转换成神经冲动，再沿传入系统传入大脑皮层产生感觉。中枢神经系统从低级部位的脊髓一直到最高级部位的大脑皮层

一、脊髓和脑干的感觉传导功能

躯体感觉的传导通路包括浅感觉传导通路和深感觉传导通路两类。浅感觉是指皮肤与黏膜的痛、温、触、压觉，其感受器的位置较浅；深感觉是指肌肉、肌腱、关节等深部结构的本体感觉。躯体感觉传导通路一般由三级神经元接替：第一级神经元位于脊髓后根脊神经节和脑神经节内；第二级神经元位于脊髓后角或脑干的有关神经核内；第三级神经元位于丘脑的感觉接替核内。

二、丘脑及感觉投射系统

各种躯体感觉通路（嗅觉除外）都要在丘脑更换神经元，然后再向大脑皮层投射。因此，丘脑是躯体感觉传导的重要换元站，并能对感觉信号进行粗略的分析与综合。丘脑的核团或细胞群按其功能可分为感觉接替核、感觉联络核和髓板内核群。根据丘脑各部分核团向大脑皮层投射的特征不同，可将丘脑向大脑皮层的感觉投射分为特异性投射系统和非特异性投射系统（图10-7）。

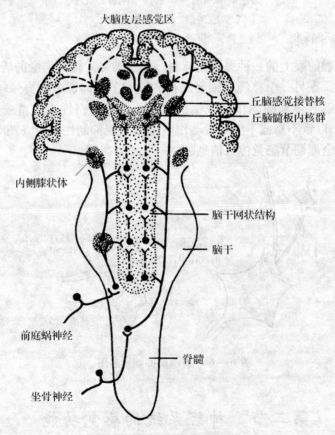

图10-7 感觉投射系统示意图

（一）特异性投射系统

机体各种感受器的传入信息（除嗅觉外）进入中枢后，都要在丘脑（感觉接替核）最后交换神经元，再由丘脑发出特异性投射纤维投射到大脑皮层特定区域的投射系统，称为特异性投射系统。特异性投射系统的作用特点是：①一种传导径路一般只传导一种特定感觉；②典型的传导径路一般包括三级神经元；③终止于皮层特定区域，呈点对点的投射。特异性投射系统的功能是引起特定的感觉，并激发大脑皮层发放神经冲动。

（二）非特异性投射系统

各种特异性感觉传入纤维途经脑干时，发出侧支与脑干网状结构的神经元发生突触联系，经多次换元后到达丘脑，再由丘脑（髓板内核群）发出纤维弥散性投射到大脑皮层广泛区域的投射系统。实验证明：从中脑头端切断动物网状结构，动物则出现昏睡状态。若刺激中脑网状结构，能唤醒睡眠动物。这说明脑干网状结构内存在具有上行唤醒作用的功能系统，这一系统又称为脑干网状结构上行激动系统。非特异性投射系统的功能是维持和改变大脑皮质的兴奋状态，使其保持觉醒。由于这一系统是多突触联系，因而易受麻醉药和催眠药的影响，如巴比妥类药物的作用原理主要是由于其阻断了上行激动系统的兴奋传递。

三、大脑皮层的感觉分析功能

大脑皮层是感觉的最高级中枢。有着不同的感觉功能定位，即大脑皮层存在着不同的感觉代表区。

（一）体表感觉代表区

大脑皮层的中央后回是体表感觉的主要投射区，称为第一体表感觉区。其投射规律为：①躯体感觉为交叉投射，即躯体一侧传入冲动投射到对侧皮层，但头面部投射呈双侧性；②投射区域的空间排列是倒置的，即下肢的感觉区在皮层的顶部，上肢感觉区在中间，头面部感觉区在底部，但头面部的排列是正立的；③投射区域的大小与感觉灵敏度有关，感觉灵敏度高的手指、唇、舌的皮层代表区大，而感觉迟钝的背部等，皮层代表区小（图10-8）。第一感觉区产生的感觉定位明确而且清晰。

此外，在中央前回和脑岛之间还存在第二体表感觉区，此区的特征是面积小，双侧投射，正立位安排，定位不明确，对感觉仅有粗略的分析作用，可能与痛觉有关。

（二）内脏感觉区

内脏感觉的代表区混杂于第一、第二体表感觉区、运动辅助区和边缘系统等皮层部位，投射区小，且不集中。内脏感觉通常有性质模糊、定位不准确的特点。

（三）视觉与听觉代表区

视觉代表区位于大脑皮层的枕叶。左侧枕叶皮层接受左眼颞侧和右眼鼻侧视网膜的传入投射纤维，右侧枕叶皮层接受右眼颞侧和左眼鼻侧视网膜的传入纤维投射。故一侧枕叶受损，将产生对侧偏盲。

听觉代表区位于大脑皮层的颞叶，其投射是双侧性的。故一侧颞叶受损，不致引起全聋。

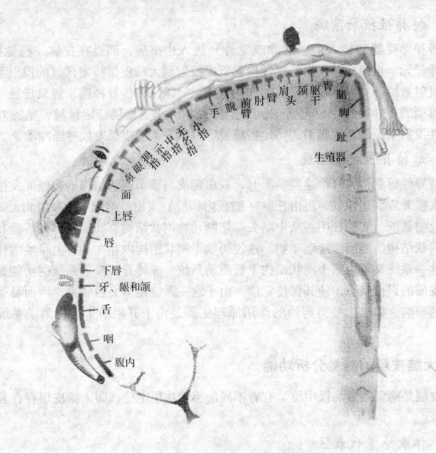

图 10-8 大脑皮层感觉区示意图

四、痛觉

痛觉是机体某处受到伤害性刺激时产生的一种不愉快的感觉,通常伴有情绪变化、自主神经反应和防御反应。痛觉是机体受损害时的一种报警信号,具有保护性作用。许多疾病都表现有疼痛,因此,认识痛觉的产生及其规律具有重要的临床意义。

痛觉感受器是游离神经末梢,广泛地分布于皮肤、肌肉、关节和内脏等处。痛觉感受器是一种化学感受器。当各种伤害性刺激达到一定强度造成组织损伤时,会产生一些致痛的化学物质,如缓激肽、组胺、5-羟色胺、K^+等,使游离神经末梢发生去极化,从而引起痛觉。一般组织损伤的程度越高,痛觉也越强烈。

(一) 皮肤痛觉

当皮肤受到伤害性刺激时,可出现两类性质不同的痛觉。一类是由 A 类传入神经纤维,主要经特异性投射系统投射到大脑皮层的第一感觉区,首先出现定位清晰、短暂而尖锐的"刺痛",称为快痛;另一类是由 C 类传入神经纤维,经非特异性投射系统投射到大脑皮层第二感觉区,随后出现定位不清、弥漫性的、较持久的"烧灼痛",称为慢痛。剧烈的慢痛难以忍受,常伴有情绪反应及心血管、呼吸等方面的变化。

(二) 内脏痛与牵涉痛

内脏痛是指内脏器官受到伤害性刺激时所产生的疼痛,是临床上常见的症状之一。与皮肤痛相比,内脏痛有以下特征:①定位不准确,对刺激的分辨能力差;②对机械性牵拉、痉挛、炎症、缺血等刺激较敏感,而对切割、烧灼等刺激不敏感;③发生缓慢,持续时间较长;④有的还伴有牵涉痛。

牵涉痛是指某些内脏疾病往往引起体表特定部位发生疼痛或痛觉过敏的现象。了解牵涉痛的部位对诊断某些内脏疾病具有重要参考价值。常见内脏疾病引起牵涉痛的部位如表10-1。

表10-1　　　　　　　　　　常见内脏疾病牵涉痛的部位

患病器官	体表疼痛部位
心脏	心前区、左肩、左上臂尺侧
胃、胰	左上腹、肩胛间
肝、胆	右上腹、右肩胛区
肾、输尿管	腰、腹股沟
小肠、阑尾	上腹部或脐周围

关于牵涉痛发生的原因,一般认为是患病内脏和被牵涉皮肤部位的传入神经纤维在同一脊髓节段进入脊髓内同一区域交换神经元,并由同一纤维上传。由于平时该通路传入冲动多来自体表皮肤,故误认为是来自皮肤而产生了牵涉痛。另一方面,来自患病内脏的传入冲动进入脊髓后,可向周围扩散,因而提高了邻近神经元的兴奋性,以致产生皮肤痛觉过敏。

第三节　神经系统对躯体运动的调节

躯体运动是人和动物最基本的功能之一。而人体的各种姿势和运动都以骨骼肌活动为基础。骨骼肌的收缩与舒张、各肌群之间的相互配合与协调,又都是在神经系统的控制下实现的。因此,临床上常以骨骼肌运动的情况为指标,检查神经系统的功能状态。

一、脊髓对躯体运动的调节

脊髓是躯体运动调节中最基本的反射中枢。正常情况下,脊髓在各级高级中枢的调节下,可以完成一些简单的躯体运动反射。

(一) 脊髓的运动神经元和运动单位

在脊髓灰质前角中,存在大量与运动有关的 α 运动神经元和 γ 运动神经元,它们的轴突经前根直接分布到所支配的肌肉,末梢释放的递质均为乙酰胆碱。

α 运动神经元既接受来自皮肤、肌肉和关节等处外周感受器的传入信息,也接受来自从脑干到大脑皮层各级高位中枢的下传信息,完成一定的反射活动。躯体运动反射的传出信息最后都要通过α运动神经元传给骨骼肌（梭外肌），因此，α运动神经元是躯体运动反射的最后公路。

γ运动神经元胞体较小，分散在α运动神经元之间，其传出纤维较细，它支配骨骼肌的梭内肌纤维，可调节肌梭对牵张刺激的敏感性。

α运动神经元的胞体较大，神经纤维较粗，其轴突末梢分出许多小支，每一分支支配一根骨骼肌纤维，它兴奋时引起所支配的肌纤维收缩。由一个脊髓α运动神经元或脑干运动神经元及其所支配的全部肌纤维所组成的功能单位，称为运动单位。

（二）牵张反射

当骨骼肌受到外力牵拉时可反射性地引起受牵拉的同一肌肉发生收缩，称为牵张反射。牵张反射有两种类型：腱反射和肌紧张。

1. 牵张反射的类型 根据对肌肉牵拉强度和方式不同，分为腱反射和肌紧张两种类型。

（1）腱反射：腱反射是指快速牵拉肌腱时发生的牵张反射。其表现为被牵拉肌肉迅速而明显地缩短。例如膝跳反射，当膝关节半屈曲时，叩击股四头肌肌腱，可使股四头肌发生快速的反射性收缩。腱反射是单突触反射，反射弧较简单。临床上常采用检查腱反射的方法，来了解神经系统的某些功能状态。如果腱反射亢进，往往提示高位中枢有病变；而腱反射减弱或消失，提示该反射弧的完整性受到破坏。

（2）肌紧张：是指缓慢持续牵拉肌腱时引起的牵张反射。其表现为受牵拉的肌肉发生紧张性收缩状态，从而阻止肌肉被拉长，使肌肉保持一定的紧张性。肌紧张的反射弧与腱反射相似，但它的中枢为多突触接替，属于多突触反射。肌紧张是维持躯体姿势的基础，也是产生各种随意运动的前提。

2. 牵张反射的反射弧特点 牵张反射的基本反射弧比较简单。感受器是肌肉中的肌梭，中枢主要在脊髓内，传入和传出纤维都包含在支配该肌肉的神经中，效应器就是该肌肉的肌纤维。因此，牵张反射反射弧的显著特点是，感受器和效应器都在同一块肌肉中。

肌梭是一种感受肌肉长度变化或感受牵拉刺激的梭形结构，其外层为一结缔组织膜，膜内含特殊的肌纤维，称为梭内肌纤维，膜外的一般肌纤维称为梭外肌纤维。肌梭附着于肌腱或梭外肌纤维上，与梭外肌纤维呈并联关系（图10-9）。梭内肌纤维的收缩成分在两端，感受装置位于中间部分，无收缩功能，它们呈串联关系。

当肌肉受外力牵拉变长时，肌梭也被拉长，其中间部分的感受装置受到的刺激加强，导致传入冲动增加，反射性地引起支配同一肌肉的α运动神经元活动和梭外肌收缩，便产生牵张

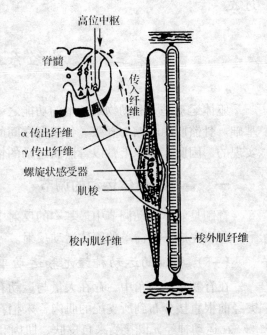

图10-9 牵张反射示意图

反射。γ运动神经元支配梭内肌,当它兴奋时,可使梭内肌从两端收缩,中间部位的感受装置被牵拉而提高肌梭的敏感性。因此,γ运动神经元对调节牵张反射有重要的意义。在整体情况下,γ运动神经元还受到来自许多高位中枢的下行调节,通过调节和改变肌梭的敏感性,以适应控制躯体运动的需要。

(三) 脊休克

在整体内,脊髓的活动经常处于高位中枢的调控之下,不易单独表现出来。当脊髓与高位脑中枢突然离断后,断面以下的脊髓将暂时丧失反射活动的能力,进入无反应状态,这种现象称为脊休克。主要表现为断面以下躯体的感觉和随意运动完全丧失;外周血管扩张,血压下降,粪尿积聚,发汗停止等。经一段时间后,可逐渐恢复。恢复的快慢与动物进化程度有关。如蛙只要几分钟即可恢复,狗需数日,人则需数周以至数月。若断面以下的躯体感觉和随意运动永远丧失,临床上称截瘫。脊休克的原因,是由于突然失去了高位脑中枢的易化作用,使脊髓神经元的兴奋性极度降低所致。

二、脑干对躯体运动的调节

脑干对躯体运动的调节,主要是通过脑干网状结构易化区和抑制区的活动而实现对肌紧张的调节(图10-10)。

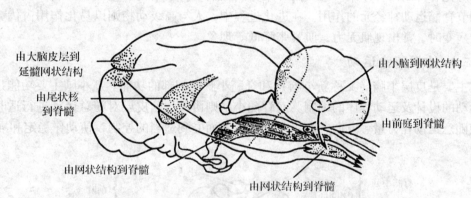

图10-10 猫脑干网状结构下行抑制和易化系统示意图
+ 易化区 - 抑制区

(一) 脑干网状结构易化区

脑干网状结构易化区主要分布于延髓网状结构的背外侧部分,范围较大。易化区的主要作用是加强肌紧张和肌肉运动。

(二) 脑干网状结构抑制区

脑干网状结构抑制区主要位于延髓网状结构的腹内侧部分,范围较小。抑制区的主要作用是抑制肌紧张和肌肉运动。抑制区本身不能自动发放冲动,需要大脑皮层、尾状核和小脑等处抑制区的下行始动作用,才能维持其对肌紧张的抑制作用。在正常情况下,网状结构下行易化作用和抑制作用保持协调平衡。一旦平衡失调,将出现肌紧张亢进或减弱。

(三) 去大脑僵直

正常情况下,中枢内易化区的活动与抑制区的活动保持着一种动态平衡,以维持正常的肌紧张。一旦平衡破坏,将会出现肌紧张的亢进或减弱。如在动物中脑的上下丘之间切断脑干后,出现四肢伸直、头尾昂起、脊柱挺硬呈角弓反张状态的现象,称去大脑僵直。它的发生是因为切断了大脑皮层、纹状体等部位与脑干网状结构的功能联系,导致高位中枢始动作用消失,使抑制区活动明显减弱,而易化区活动相对地占了优势,以至伸肌紧张明显加强,造成了僵直现象。临床上有些脑内疾病时也可出现类似动物去大脑僵直的现象。

三、小脑对躯体运动的调节

根据与小脑联系的纤维情况不同,可将小脑分为前庭小脑、脊髓小脑和皮层小脑(图10-11)三个主要的功能部分。它们对躯体运动的调节作用分别为:

(一)维持身体平衡

主要是前庭小脑的功能。前庭小脑主要由绒球小结叶构成。如此区受损,患者会出现平衡失调、站立不稳、时常跌跤。绒球小结叶调节身体平衡的功能与其对延髓前庭核的活动调节有关。

(二)调节肌紧张

主要是脊髓小脑的功能。由小脑前叶和后叶的中间部构成。脊髓小脑前叶对肌紧张的调节有易化和抑制两种作用。它发出纤维分别在脑干网状结构易化区和抑制区换元,转而达到调节脊髓运动神经元的作用。在进化过程中,人与高级动物则以易化作用占优势。小脑前叶病变时,常出现肌无力,肌紧张降低等现象。

(三)协调随意运动

这主要是皮层小脑(又称新小脑)和脊髓小脑中间部的功能。新小脑主要功能是参与随意运动的设计及运动程序的编制。而脊髓小脑则协助大脑皮层对随意运动进行适时的控制。使随意运动在力量、方向、顺序、速度等方面受到适当的控制,使动作稳定和准确。

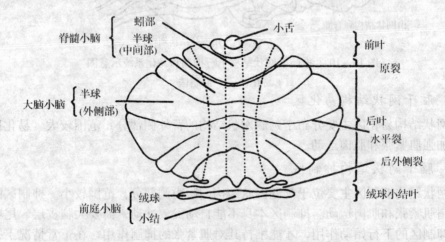

图 10-11 小脑的主要分区

临床上,小脑损伤的病人,随意运动的力量、方向和准确性将发生变化,动作不是过度就是不及。表现为走路时抬腿过高,进食时张口太大,行走摇晃;指物不准,这种小脑损伤后的运动协调障碍,称为小脑性共济失调。同时还可出现意向性震颤、肌张力减退和肌无力等症状。

四、基底核对躯体运动的调节

（一）基底核的组成

基底核是指大脑皮层下一些核团的总称。主要包括纹状体、丘脑底核、中脑的黑质和红核等。纹状体又包括尾状核、壳核、苍白球。其中苍白球是较古老的部分，称旧纹状体；尾状核和壳核进化较新，称新纹状体。

（二）基底核的功能

目前，对基底核功能的认识仍不十分清楚，它可能对随意运动的产生和稳定、肌紧张的调节、本体感受传入冲动信息的处理等都有关。有关人类基底核功能的认识，主要是根据它们损伤时出现的临床症状和治疗结果进行推测得来的。

（三）与基底核损害有关的疾病

基底核损害的主要表现分为两大类：一类是肌紧张过强而运动过少，如帕金森病；另一类是肌紧张不全而运动过多，如舞蹈病。

1. 帕金森病 又称震颤麻痹，其主要症状是全身肌紧张增高、肌肉强直、随意运动减少、动作缓慢、面部表情呆板、常伴有静止性震颤（多见于手部）等。现已明确，帕金森病的主要原因与患者中脑双侧黑质发生病变，多巴胺递质合成受损有关。正常时由黑质合成的多巴胺递质可以上行抑制纹状体乙酰胆碱递质系统的活动。因此，若黑质发生病变，便不能正常抑制纹状体内乙酰胆碱递质系统的活动，导致纹状体内乙酰胆碱递质系统的功能亢进，因而出现一系列帕金森病的症状。在临床实践中使用左旋多巴以增加多巴胺的合成，或应用 M 型受体阻断剂等，均对帕金森病有治疗作用。

2. 舞蹈病 又称亨廷顿病。患者主要表现为头部和上肢不自主的舞蹈样动作，伴肌张力降低等症状。其病变在双侧新纹状体，是由于双侧新纹状体内的胆碱能神经元和 γ-氨基丁酸（GABA）能神经元变性或遗传性缺损，而黑质多巴胺能神经元功能相对亢进，从而出现舞蹈病症状。因此，临床上用利舍平消耗掉多巴胺，可以缓解舞蹈病患者的症状。

五、大脑皮层对躯体运动的调节

大脑皮层是调节躯体运动的最高级中枢。其信息经下行通路最后抵达位于脊髓前角和脑干的运动神经元来控制躯体运动。

（一）大脑皮层的主要运动区

中央前回是皮层的主要运动区，其功能特征有：①左右交叉支配，但头面部肌肉的支配多数为双侧性；②功能定位精确，呈倒置安排，头面部正立；③皮层代表区的大小与运动的精细复杂程度有关。运动愈精细、复杂的肌肉，代表区域愈大。

大脑皮层运动区是通过锥体系和锥体外系对躯体运动进行调节的。

（二）锥体系及其功能

锥体系是指由大脑皮层运动区发出，控制躯体运动的下行系统，包括皮层脊髓束和皮层核束。皮层脊髓束是由皮层发出，经内囊、脑干下行到脊髓前角运动神经元的传导束。皮层脊髓束中约80%的纤维在延髓锥体交叉到对侧下行，为皮层脊髓侧束，此束与脊髓前角运动神经元构成突触联系，控制四肢远端肌肉，与精细的、技巧性的运动有关。皮层脊髓束其余约20%的纤维不交叉，在同侧脊髓前索下行，为皮层脊髓前束，该束纤维的一部分逐节段交叉至对侧，支配躯干肌和四肢近端的肌肉。另一部分纤维始终不交叉，支配同侧躯干肌（躯干肌受双侧支配）。皮层脊髓前束的纤维通过中间神经元与脊髓前角运动神经元发生联系，主要控制躯干以及四肢近端的肌肉，与姿势的维持和粗大运动有关。

皮层核束是由皮层发出，经内囊到达脑干躯体运动核的神经元的传导束。其中大多数接受双侧皮层支配，仅面神经核下部（支配眼裂以下面肌）和舌下神经核（支配舌肌）只接受对侧支配。

锥体系的主要功能是发动随意运动。锥体系任何部位损伤都可引起支配区的随意运动消失，即瘫痪。锥体系的神经元一般分为上运动神经元和下运动神经元。上运动神经元一般指皮层运动神经元，而脊髓前角运动神经元和脑神经核运动神经元则称为下运动神经元。上运动神经元损伤被认为就是皮层运动区或锥体束损伤，表现为"痉挛性瘫痪"（硬瘫），范围较广泛、骨骼肌张力增加、腱反射亢进、巴宾斯基征阳性、早期无肌肉萎缩等。但现在已了解到，上述锥体束综合征实际上往往合并有锥体外系的损伤，出现痉挛性瘫痪可能由于姿势调节通路受损所致，因为单纯锥体系损伤可能仅出现软瘫。至于下运动神经元损伤，即脊髓前角或脑干躯体运动神经损伤，引起肌肉麻痹的范围较为局限，骨骼肌张力降低，为软瘫，腱反射减弱或消失，肌肉因失去神经的营养性作用而早期即出现明显萎缩。

（三）锥体外系及其功能

锥体外系则指除锥体系以外所有控制脊髓运动神经元活动的下行通路。既包括直接起源于皮层下核团如尾状核、苍白球、黑质、红核等控制的下行通路，也包括从大脑皮层下行和锥体束侧支进入皮层下核团转而控制脊髓运动神经元的传导系统。

因此，锥体系与锥体外系在皮层的起源上相互重叠，而且在脑内的下行途径中彼此间亦存在着复杂的纤维联系，而且锥体系的下行纤维也并非全部通过延髓锥体，所以，从皮层到脑干之间的种种病理过程引起的运动障碍，往往难以区分究竟是锥体系还是锥体外系的功能受损。出现痉挛性瘫痪是两个系统合并损伤的结果。

锥体外系对肌肉运动的控制为双侧性，主要功能是调节肌紧张和肌群的协调运动。

第四节　神经系统对内脏活动的调节

内脏活动的调节是内脏神经，因其调节一般不受意识控制，故称为自主神经系统。实际上，自主神经系统的活动也受着大脑皮层和皮层下各级中枢的调节，所谓"自主"，是与明显受意识控制的躯体运动相对而言。

一、自主神经系统的结构与功能特征

（一）自主神经系统的结构特征

自主神经系统的神经纤维广泛分布于全身各内脏器官（图 10-12），所支配的效应器为平滑肌、心肌和腺体。按其结构和功能的不同，分为交感神经系统和副交感神经系统两部分。两者在结构上的主要区别为：

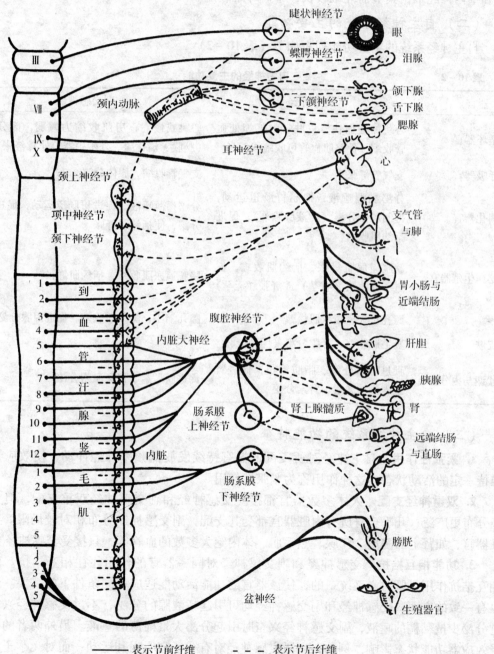

图 10-12　自主神经系统分布示意图

1. 交感与副交感神经起源不同 交感神经起源于脊髓胸腰段（胸1~腰3）灰质侧角；副交感神经系统起源于脑干内副交感神经核和脊髓骶段第2~4节灰质相当于侧角的部位。

2. 节前与节后纤维长短不同 自主神经由中枢到达效应器之前，需进入外周神经节内换元，因此自主神经有节前纤维与节后纤维之分。交感神经换元的部位在椎旁神经节和椎前神经节，故其节前纤维较短，节后纤维较长；而副交感神经换元的部位在器官旁神经节和壁内神经节，其节前纤维较长，节后纤维较短。

（二）自主神经系统的主要功能

自主神经系统的主要功能列表如下（表10-2）

表10-2 自主神经的主要功能

器官	交感神经	副交感神经
循环器官	心跳加强加快，皮肤、内脏等处血管收缩，骨骼肌血管可收缩或舒张	心跳减慢，心房肌收缩力减弱，部分血管（脑膜、消化腺、外生殖器等处）舒张
呼吸器官	支气管舒张	支气管收缩，腺体分泌
消化器官	分泌黏稠唾液，抑制胃肠道运动，抑制腺体分泌（唾液腺除外），促进括约肌收缩	分泌稀薄唾液，促进胃肠道运动，促进腺体分泌，使括约肌舒张
泌尿生殖器官	膀胱逼尿肌舒张，括约肌收缩。促进子宫收缩（有孕）或舒张（无孕）	膀胱逼尿肌收缩，括约肌舒张
眼	瞳孔扩大，睫状肌松弛	瞳孔缩小，睫状肌收缩，促进泪腺分泌
皮肤	竖毛肌收缩，汗腺分泌（胆碱能）	
代谢与内分泌	促进糖原分解、脂肪动员，促进肾上腺髓质激素、肾素分泌	促进胰岛素、胃肠激素分泌

（三）自主神经系统的功能特征

1. 紧张性作用 自主神经对所支配的器官持续发放低频率神经冲动，使效应器经常维持一定的活动状态，这种作用称为紧张性作用。

2. 双重神经支配 人体多数器官都接受交感神经和副交感神经双重支配，但交感神经分布更广泛，几乎全身所有内脏器官都受其支配，副交感神经分布相对较局限。某些内脏器官，如肾上腺髓质、汗腺、竖毛肌、体内绝大多数的血管等，只接受交感神经支配。

3. 功能相互拮抗 交感神经和副交感神经对同一器官的作用往往相互拮抗。而这种相互拮抗作用是既对立又统一的，使该器官的功能活动能适应不同条件下的需要。但有时也有一致的方面，交感神经和副交感神经均可引起唾液腺的分泌，不过交感神经兴奋时促进分泌少量黏稠的唾液，副交感神经兴奋时引起分泌大量稀薄的唾液。另外两者的作用还受效应器功能状态影响，例如，刺激交感神经对有孕子宫增强其运动；而对无孕子宫则抑制其运动。

4. 作用的生理意义不同 交感神经系统的活动范围较广，常以整个系统参与反应。其生理意义是动员机体潜在能力，应付环境的急剧变化，称为应急反应。例如，在剧烈运动、精神紧张、窒息、寒冷、大失血等情况下，机体出现心跳加快、皮肤和腹腔内脏血管收缩、血压升高、支气管扩张、瞳孔扩大、糖原分解加速等交感神经兴奋样作用。同时，伴有肾上腺髓质分泌增加，故生理学上把两者看作一个功能活动系统，称为交感-肾上腺髓质系统。

副交感神经系统的作用相对比较局限，整个系统活动的主要生理意义在于促进机体的休整恢复和消化吸收、积蓄能量以及加强排泄和生殖功能等，保证机体安静时基本生命活动的正常进行。当迷走神经兴奋时，常伴有胰岛素的分泌，故合称为迷走-胰岛素系统。

二、自主神经的递质及其受体

自主神经对内脏器官的作用是通过神经末梢释放神经递质而实现的，主要为乙酰胆碱和去甲肾上腺素。递质必须与相应的受体结合才能发挥其生理效应。

（一）外周神经递质

1. 乙酰胆碱 乙酰胆碱（ACh）是外周神经末梢释放的一类重要递质。凡以乙酰胆碱作为递质的神经纤维称为胆碱能纤维。胆碱能纤维包括全部交感和副交感神经的节前纤维、大多数副交感神经节后纤维（除少数释放肽类物质的纤维外）、少数交感神经节后纤维（指支配汗腺的交感神经节后纤维和支配骨骼肌血管的交感舒血管纤维）以及躯体运动神经纤维。

2. 去甲肾上腺素 去甲肾上腺素（NE）是外周神经末梢释放的另一类重要递质。凡以去甲肾上腺素作为递质的神经纤维称为肾上腺素能纤维。大部分交感神经节后纤维（除上述少数交感神经胆碱能节后纤维外）均属于肾上腺素能纤维。

除上述两类主要的外周神经递质外，还发现有嘌呤类和肽类递质。在胃肠道的自主神经系统中已发现多种肽类物质，例如，引起胃产生容受性舒张的迷走神经纤维的递质可能就是一种称为血管活性肠肽的肽类物质。

（二）受体

1. 胆碱能受体 胆碱能受体是指能与乙酰胆碱结合而产生特定生理效应的受体。按其分布和产生的效应不同，又可分为以下两种类型。

（1）毒蕈碱受体：又称 M 受体，是指能与毒蕈碱结合产生生理效应的胆碱能受体。主要分布于大多数副交感神经节后纤维和少数交感神经节后纤维所支配的效应器细胞膜上。乙酰胆碱与 M 受体结合后，可产生一系列自主神经节后胆碱能纤维兴奋的效应，如心脏活动抑制，支气管、消化管平滑肌和膀胱逼尿肌收缩，消化腺分泌增加，瞳孔缩小、汗腺分泌增多、骨骼肌血管舒张等反应，因此，将这些效应称为毒蕈碱样作用或 M 样作用。阿托品是毒蕈碱受体的阻断剂。临床上使用阿托品，可解除胃肠平滑肌痉挛，缓解疼痛，但也可引起心跳加快、唾液和汗液分泌减少等反应。

（2）烟碱受体：也称 N 受体，是指能与烟碱结合产生生理效应的胆碱能受体。主要分布于交感和副交感神经节神经元的突触后膜和神经-骨骼肌接头处的终板膜上。N 受体又分为两种亚型：位于神经节突触后膜上的受体为 N_1 受体；存在于骨骼肌运动终板膜上的受体为N_2受体。乙酰胆碱与N_1受体结合后，可引起自主神经节的节后神经元兴奋；与N_2受体结合，则引起终板电位，导致骨骼肌的兴奋。这些作用称为烟碱样作用或N样作用。六烃季铵主要阻断N_1受体，十烃季铵主要阻断N_2受体，筒箭毒碱可阻断N_1、N_2受体。

2. 肾上腺素能受体 是指能与肾上腺素和去甲肾上腺素相结合的受体，可分为α肾上腺素受体和β肾上腺素受体两类。

（1）α肾上腺素受体：简称α受体，它又分为$α_1$和$α_2$两种亚型。儿茶酚胺与α受体结合后所产生的平滑肌效应主要是兴奋性的，如血管收缩，子宫收缩，瞳孔开大肌收缩等，但对小肠为抑制性效应，使小肠的平滑肌舒张。酚妥拉明为α受体阻断剂。

（2）β肾上腺素受体：简称β受体，β受体主要有$β_1$、$β_2$两种亚型。$β_1$受体分布于心脏组织中，如窦房结、房室传导系统、心肌等处，其作用是兴奋性的，促使心率加快、心内兴奋传导速度加快、心肌收缩力量加强。$β_2$受体分布于支气管、胃、肠、子宫及许多血管平滑肌细胞上，作用是抑制性的，即促使这些平滑肌舒张。普萘洛尔对$β_1$和$β_2$两种受体都有阻断作用。阿替洛尔能阻断$β_1$受体，丁氧胺则主要阻断$β_2$受体。

现将自主神经递质的受体分布及其效应综合列于表10-3

表10-3　　　　　　　　胆碱能受体和肾上腺素能受体的分布及效应

效应器官	胆碱能受体	效应	肾上腺素能受体	效应
心				
心窦房结	M	心率减慢	$β_1$	心率加快
房室传导系统	M	传导减慢	$β_1$	传导加快
心肌	M	收缩力减弱	$β_1$	收缩力增强
血管				
脑血管			α	轻度收缩
冠状血管			α	收缩
			$β_2$	舒张（为主）
皮肤黏膜血管			α	收缩
腹腔内脏血管			α	收缩（为主）
			$β_2$	舒张
骨骼肌血管	M	舒张（交感节后胆碱能纤维）	α	收缩
			$β_2$	舒张（为主）
呼吸器官				
支气管平滑肌	M	收缩	$β_2$	舒张
支气管腺体	M	分泌增多		
消化器官				
胃平滑肌	M	收缩	$β_2$	舒张
小肠平滑肌	M	收缩	α	舒张

续表

效应器官	胆碱能受体	效应	肾上腺素能受体	效应
括约肌	M	舒张	α	收缩
腺体	M	分泌增多	α	抑制分泌（唾液腺除外）
唾液腺	M	分泌大量稀薄唾液	α	分泌少量黏稠唾液
泌尿生殖器官				
膀胱逼尿肌	M	收缩	β₂	收缩
内括约肌	M	舒张	α	收缩
子宫平滑肌	M	可变（受雌、孕激素、妊娠等因素而变）	α	有孕子宫收缩
			β₂	无孕子宫舒张
眼				
瞳孔括约肌	M	收缩（缩瞳）		
瞳孔开大肌			α	舒张（扩瞳）
睫状肌	M	收缩（视近物）	β₂	舒张（视远物）
皮肤				
竖毛肌			α	收缩
汗腺	M	分泌（交感节后胆碱能纤维）		

三、内脏活动的中枢调节

（一）脊髓与脑干

脊髓可完成一些基本内脏反射，如血管张力反射、排尿反射、排便反射、发汗反射和勃起反射等。但脊髓只能对内脏进行初级的调节，不能很好适应生理功能的需要。

脑干是许多重要内脏活动的中枢。如延髓有心血管中枢、呼吸中枢以及与消化有关的中枢。若损伤延髓，可迅速引起呼吸、心跳等生命活动停止，造成死亡。故延髓有"生命中枢"之称。此外，脑桥是呼吸调整中枢，中脑还有瞳孔对光反射中枢，也有重要的临床意义。

（二）下丘脑

下丘脑是调节内脏活动的较高级中枢，它能把内脏活动与其它生理活动联系起来，如调节体温、摄食、水平衡、内分泌以及情绪反应等生理过程。

（三）大脑皮层

大脑皮层不仅是感觉和躯体运动的最高级中枢，还是调节内脏活动的高级中枢。电刺激大脑皮层时，既可引起躯体运动反应，又能出现内脏活动的变化。如果切除大脑皮层，除有关感觉、躯体运动丧失外，很多自主功能均异常，如血压、排尿和体温等调节都失去精确性。

边缘系统包括大脑皮层边缘叶和有关的皮层下结构。其生理功能非常复杂，对内脏活动有广泛而复杂的调节作用，成为调节内脏活动的高级中枢。故有"内脏脑"之称。

边缘系统对情绪反应具有明显的影响，而情绪反应是人类的一种心理现象，亦称精神现象。情绪反应的表现是多方面的，其中也包括自主神经功能的变化。

自主神经功能的情绪反应，表现为交感或副交感神经系统活动相对抗的现象。例如，求医心切的病人，到医院遇到一个服务态度恶劣的医务人员，就可能会气得发怒、呼吸急促、心率加速、血压骤升、瞳孔扩大、食欲锐减、肾上腺髓质分泌增加等。上述表现说明是交感-肾上腺髓质活动亢进的现象。但另一方面，情绪反应也可表现为副交感神经活动相对亢进，如充满忧虑的人，往往消化液分泌减少，悲伤流泪等。自主神经功能的情绪反应，也因人而异，交感和副交感两个神经系统对立统一的改变，仅指在某种情况下某种功能占优势而已。

第五节 脑的高级功能

人的大脑皮层高度发达，它除了在产生感觉、调节躯体运动和内脏活动中发挥重要作用以外，还有许多更为复杂的功能，如学习、记忆、思维、语言等，这些功能统称为脑的高级功能。它们与条件反射有着密切的联系。

一、条件反射

（一）条件反射的形成与消退

条件反射可以在生活过程中自然形成，也可人工地加以形成。例如，给狗吃食物会引起唾液分泌，这是非条件反射。凡是引起非条件反射的刺激称为非条件刺激，给狗以铃声刺激则不会引起唾液分泌，因为铃声与食物无关，称为无关刺激。但是，如果在给狗进食前，先给予铃声刺激，这样，铃声与食物结合若干次后，铃声则变为食物的信号，成了信号刺激，或称为条件刺激。由条件刺激引起的反射活动，称为条件反射。所以，任何无关刺激，只要与非条件刺激在时间上多次结合，都可形成条件反射。如灯光、食物的形状、颜色、气味、进食的环境、喂食的人等，由于经常与食物伴随出现，都可能成为条件刺激而引起唾液分泌。由此可见，条件反射形成的基本条件，是无关刺激与非条件刺激在时间上的结合，这个结合过程称为强化。

条件反射既可建立，又可消退。条件反射建立后，如多次仅用条件刺激（如铃声），而不用非条件刺激（如食物）强化，条件反射就会逐渐减弱，乃至最后消失，称为条件反射的消退。这是因为多次不强化，条件刺激便转化成了引起大脑皮层产生抑制的刺激。这种由条件反射消退而产生的抑制，称为消退抑制。人们学习科学技术知识的过程，可被看做是建立条件反射的过程，强化能增强记忆，不强化就会遗忘。正因为条件反射可以建立，可以消退，又可重新恢复，因此条件反射具有极大的易变性和灵活性。

（二）条件反射的意义

条件反射具有重要的生物学意义。机体通过条件反射的建立，可对数量无限的各种环境变化的刺激产生精确而完善的、具有高度适应意义的反应,从而大大增强机体活动的预见性、灵活性和精确性,使机体对环境具有更加广泛和完善的适应能力。

二、人类大脑皮层活动的特征

(一)两种信号系统

研究动物条件反射的方法,同样可以在人类建立条件反射。但人类由于从事社会性的生活与生产实践,促进了大脑皮层的高度发展,因此,人类的条件反射也就具有动物所不具有的特点。

1. 第一信号系统 现实的具体信号称为第一信号。如灯光、铃声、食物的形状、气味等。对第一信号发生反应的大脑皮层功能系统,称为第一信号系统,是人类和动物所共有的。

2. 第二信号系统 抽象信号称为第二信号,即语言和文字等。对第二信号发生反应的大脑皮层功能系统,称为第二信号系统,这是人类所特有的,也是人类区别于动物的主要特征。

第二信号系统是在第一信号系统活动的基础上建立的,是个体在后天发育过程中逐渐形成的。人类由于有了第二信号系统活动,条件反射更加高级、复杂,可以借助于语言和文字来表达思想,并进行抽象思维、概括,形成概念进行推理,不断扩大认识能力,从而不仅能更好地适应环境,而且能进一步改造环境。

(二)大脑皮层的语言中枢

语言是人类大脑皮层活动的高级功能。当大脑皮层一定区域受到损伤时,可造成特有的语言活动障碍,这表明大脑皮层存在有与语言相关的皮层区(图10-13)。分别控制说、听、写、读等四个方面的功能。

1. 语言运动区(说话中枢) 位于中央前回下部的前方。若此区损伤,病人能看懂文字,听懂别人讲话,尽管发音器正常,但不能讲话,不能用语言表达自己的思想,称为运动失语症。

2. 语言听觉区(听话中枢) 位于颞上回后部。如此区损伤,病人能讲话、会读、会写、也能听到别人说话声,但却听不懂语言的含义,称为感觉失语症。

3. 语言视觉区(阅读中枢) 位于角回部位。若此区损伤,病人能说、能写、能听懂别人讲话、能看见文字但不懂文字的含义,称为失读症。

4. 语言书写区(书写中枢) 位于额中回后部,接近于中央前回手部代表区。如此区损伤,病人能听懂别人谈话、看懂文章、自己也会说话、但却丧失书写和绘画能力,称为失写症。

以上所述各区在语言功能上虽然有不同的侧重面,但各区的活动却是紧密关联的。正常情况下,它们协调活动,得以完成复杂的语言功能。

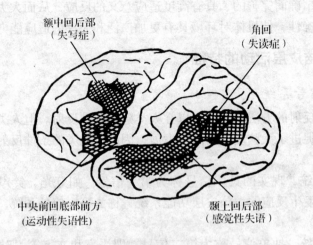

图 10-13 大脑皮层语言功能区域示意图

(三) 大脑皮层语言功能的优势半球

语言活动的中枢主要集中在一侧大脑半球,称为语言中枢的优势半球。临床实践证明,习惯用右手的人,其优势半球在左侧,因此左侧颞叶受损可发生感觉性失语症,而右侧颞叶受损不会发生此病。这种一侧优势的现象仅为人类特有,它的出现虽与一定的遗传因素有关,但主要是在后天生活实践中逐渐形成的,与人类习惯运用右手进行劳动有密切关系。人类的左侧优势自 10~12 岁起逐步建立。如在成年后左侧半球受损,就很难在右侧皮层再建语言中枢。

一侧优势的现象充分说明人类两侧大脑半球的功能是不对称的。左侧半球在语言活动功能上占优势,而右侧半球则在非语词性认识功能上占优势,例如,对空间的辨认,对深度知觉和触觉的认识以及音乐欣赏等。但是这种优势也是相对的,左侧半球有一定的非语词性认识功能,右侧半球也有一定的简单的语词活动功能。

三、大脑皮层的电活动

大脑皮层的脑电活动有两种不同形式:一种是在无明显外来刺激的情况下,大脑皮层能经常性自发产生节律性的电位变化,此称为自发脑电活动;另一种是在感觉传入系统或脑的某一部位受刺激时,大脑皮层的某一局限区域产生的电位变化,称为皮层诱发电位。临床上使用脑电图机在头皮表面记录到的脑细胞自发性电位变化的波形,称为脑电图(EEG)。如果将颅骨打开,直接在皮层表面记录到的脑电波称为皮层电图。

(一) 正常脑电图的波形

正常脑电图的波形不规则,一般主要依据频率的不同,分为四种基本波形(图10-14,表10-4)。

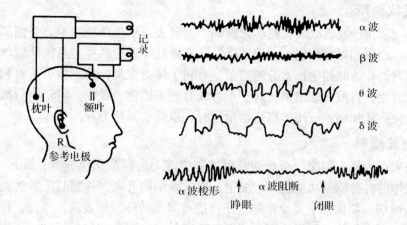

图 10-14 脑电图描计和正常脑电图波形

表 10-4   正常人脑电图的几种基本波形

波形名称	频率（Hz）	波幅（μv）	常见部位	出现条件
α波	8~13	20~100	枕叶	成人清醒、安静、闭目时
β波	14~30	5~20	额叶、颞叶	成人活动时（如睁眼、兴奋、思考）
θ波	4~7	100~150	颞叶、顶叶	成人困倦时
δ波	0.5~3	20~200	颞叶、枕叶	成人熟睡时或婴幼儿正常脑电图

脑电波往往随大脑皮层不同的生理情况而变化。当有许多皮层神经元的电活动趋于一致时，就会出现低频率高振幅的波形，称为同步化；当皮层神经元的电活动不一致时，就出现高频率低振幅的波形，称为去同步化。α、θ、δ波为慢波，是一种同步化现象；β波为快波，是去同步化现象。一般的，脑电波由高振幅的慢波转化为低振幅的快波时，表示皮层兴奋；反之，由低振幅的快波转化为高振幅的慢波时，则表示皮层抑制。

成人在不同状态下，四种波形均可出现。在婴儿期一般只见δ波和θ波，10岁后出现α波，若12岁以上儿童在清醒睁眼时出现δ波，证明智力发育欠佳。临床上有些脑部病变的患者常可出现特殊的脑电波形。

因此，脑电图的描记不仅是研究脑功能的重要方法，同时，也是临床上对某些脑部疾病（如癫痫、肿瘤等）有一定诊断价值。

四、觉醒与睡眠

觉醒与睡眠周期是机体最明显的昼夜节律之一，是两个必要的生理过程。机体在觉醒状态下进行各种活动，而通过睡眠则可使精力和体力得到恢复。睡眠有障碍时，可导致中枢神经系统，尤其是大脑皮层功能的失常，进而引起其它疾病的发生。可见睡眠对机体是十分重要的。正常人每天所需要的睡眠时间随年龄、工作性质、个体差异而不同，成年人一般需要7~9小时，老年人需5~7小时，儿童需10~12小时，新生儿需18~20小时。根据脑电波的不同，把睡眠分为两个时相：

（一）慢波睡眠

脑电波呈同步化慢波，故又称同步化睡眠。主要表现感觉功能减退，骨骼肌运动反射及肌紧张减弱，心率和呼吸减慢，血压下降，代谢降低等副交感神经系统功能增强和发汗功能增强。同时，在该时相生长素分泌增多。有利于体力恢复，消除疲劳；有利于生长发育。慢波睡眠时相，胃酸分泌增多，对于正常人有利于消化、吸收；对于因胃酸增多的溃疡病人，往往使症状加剧，故用抑酸药物治疗时，以睡前服药为宜。

（二）快波睡眠

快波睡眠表现为睡眠加深，而此期脑电波却表现为去同步化快波（β波），故也称为异相睡眠。人体的各种感觉功能进一步减退，以致唤醒阈升高，骨骼肌反射活动（包括肌紧张）进一步减弱，肌肉几乎完全松弛，还可能有间断的阵发性表现，例如，部分肢体抽动、血压升高、心率加快、呼吸快而不规则，特别是可出现眼球快速运动，所以又称为快速眼球运动睡眠。此外，做梦也是异相睡眠的特征之一。异相睡眠期间，脑血流量增多，脑内蛋白质合成加快，因此认为异相睡眠与幼儿神经系统的成熟有关，并有利于建立新的突触联系，而促进学习记忆和精力恢复。但异相睡眠期间也会出现一些阵发性的表现，这可能与某些疾病易于在夜间突然发作有关。例如心绞痛、哮喘、阻塞性肺气肿的缺氧发作等。

在整个睡眠过程中，慢波睡眠与异相睡眠互相交替出现。成年人睡眠时，一般先进入慢波睡眠。持续 80~120min 后转入异相睡眠，后者持续 20~30min，又转入慢波睡眠。在整个睡眠期间，如此反复交替 4~5 次，越接近睡眠后期，异相睡眠持续时间越长。

第十一章 内分泌

第一节 概述

一、内分泌系统的概念与组成

内分泌系统是由内分泌腺和散在的内分泌细胞组成。内分泌腺是结构上独立的器官，如甲状腺、肾上腺等；内分泌细胞则散在地分布于其它组织器官之间，为单个细胞或细胞团块，如消化道黏膜内和脑、心、肾等器官组织的内分泌细胞。内分泌系统与神经系统相互配合，密切关联，共同调节机体各种功能活动，从而维持机体内环境的相对稳态。

二、激素的概念与分类

（一）激素的概念

由内分泌腺或散在的内分泌细胞所分泌的高效能生物活性物质，称为激素。激素不通过导管而直接进入血液，经血液循环有选择地输送到某一器官、组织或细胞，发挥其调节控制作用。

（二）激素的分类

激素的种类繁多，来源复杂，按其化学性质不同主要分为含氮激素和类固醇激素两大类。

1. 含氮激素 在激素分子组成上含有氮元素的一类激素称含氮激素。①蛋白质激素：主要包括胰岛素、甲状旁腺激素及腺垂体激素等。②肽类激素：主要包括下丘脑调节肽、神经垂体激素、降钙素和胃肠激素等。③胺类激素：主要包括甲状腺激素、肾上腺素和去甲肾上腺素等。此类激素分子量较大、脂溶性较小，除甲状腺激素外，此类激素易被消化液分解、破坏，故一般不宜口服，需注射给药。

2. 类固醇激素 此类激素是由肾上腺皮质和性腺分泌。包括糖皮质激素、醛固酮、雌激素、孕激素和雄激素等。此类激素分子量较小，脂溶性较高，口服容易吸收。

三、激素作用的一般特征

（一）信息传递作用

激素是一种化学信使，其作用方式犹如信使传递信息，将某种信息以化学方式传递给靶细胞，从而调节其代谢过程和功能活动，使之加强或减弱。它既不能引起新的功能活动，也不为功能活动提供额外能量，只是作为细胞间的信息传递者，起着信使的作用。

（二）相对特异性

激素随体液分布至全身各处，与组织细胞虽有广泛接触，但它只是选择性地作用于某些器官、组织或细胞，这称为激素作用的特异性。激素所能作用的器官、组织或细胞称为靶器官、靶组织或靶细胞。各种激素作用的靶细胞数量和范围有很大差异，有些激素作用比较局限，如垂体分泌的促甲状腺素，只作用于甲状腺；有的激素作用比较广泛，如生长素、甲状腺素、胰岛素等，几乎对全身的组织细胞都发生作用。

（三）高效能生物放大作用

生理状态下，血液中激素的浓度很低，多为 nmol/L，甚至 pmol/L 水平，但可起显著作用，这是由于激素与受体结合后，在细胞内发生一系列酶促反应，逐级放大，形成一个高效能的生物放大系统。激素浓度必须保持相对稳定，才能保证机体功能的正常进行，若某内分泌腺分泌的激素过多或不足，便可引起机体的代谢或功能明显的异常，分别称为该内分泌腺功能亢进或功能减退。如甲状腺功能亢进、肾上腺皮质功能减退等。

（四）激素间的相互作用

1. 竞争作用 化学结构相似的激素可竞争同一受体位点，它取决于激素与受体的亲和性和激素的浓度。如黄体酮与醛固酮受体亲和性很小，但当黄体酮浓度升高时则可与醛固酮竞争同一受体而减弱醛固酮的生理作用。

2. 协同作用 指不同的激素对某项生理活动的调节结果类似。例如，生长素、肾上腺素、糖皮质激素等，虽然作用于代谢的不同环节，但都可使血糖升高，在升高血糖上起协同作用。

3. 拮抗作用 一种激素抑制或对抗另一种激素的作用称为拮抗作用。例如，胰岛素能降低血糖，这就与肾上腺素等激素升高血糖的作用相拮抗。

4. 允许作用 一种激素为另一种激素发挥生理作用而创造有利条件，称为激素的允许作用。如糖皮质激素本身并没有缩血管效应，但缺乏皮质醇时，去甲肾上腺素就难以发挥其缩血管效应。某些低血压患者单独应用去甲肾上腺素升压，效果欠佳，但同时给予少量的糖皮质激素，升压效果明显增强。

四、激素的作用机制

（一）含氮激素作用机制——第二信使学说

含氮激素到达靶细胞后，先与靶细胞膜上的特异性受体结合，激活细胞膜上的腺苷酸环化酶，经 Mg^{2+} 的参与，促使细胞内三磷酸腺苷（ATP）转换成环-磷酸腺苷（cAMP），cAMP 浓度增高，促使细胞内酶系统活化，从而改变靶细胞生理效应（图 11-1）。

上述作用有两次信息传递过程。激素作为第一信使，将调节信息从内分泌细胞传递到靶细胞膜；cAMP 为第二信使，由它再将信息传递到细胞内引起生理效应，cAMP 在细胞内可被磷酸二酯酶水解成 5-AMP 而失活。现已明确，除 cAMP 外，Ca^{2+}、环-磷酸鸟苷（cGMP）、磷酸肌醇等也是第二信使。

（二）类固醇激素作用机制——基因表达学说

类固醇激素分子量小，脂溶性高，到达靶细胞后，可透过细胞膜进入胞浆，与胞浆内

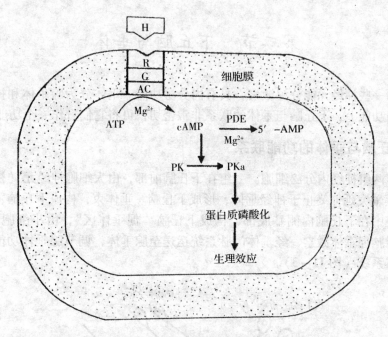

图 11-1 含氮类激素作用机制

的特异受体结合,形成激素-胞浆受体复合物。复合物发生变构,从而获得透过核膜的能力,进入核内与核内受体结合,转变为激素-核受体复合物,进而启动或抑制基因 DNA 的转录过程,从而促进或抑制 mRNA 的形成,并诱导或减少新蛋白质的生成,通过诱导蛋白质加强或减弱细胞原有的生理效应。这类激素靠启动基因而发挥作用,故称为基因表达学说(图 11-2)。

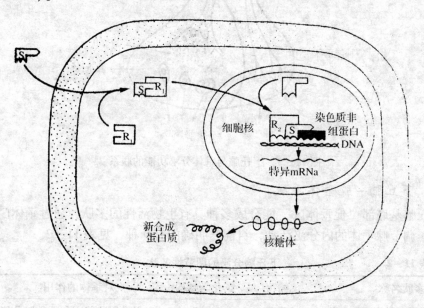

图 11-2 类固醇激素作用机制

第二节 下丘脑与垂体

下丘脑的一些神经元能分泌激素，具有内分泌功能。垂体分为腺垂体和神经垂体两部分，在形态与功能上，下丘脑与垂体的联系非常密切，可将它们看作一个功能单位。

一、下丘脑与垂体的功能联系

下丘脑有两组神经内分泌细胞。一组在下丘脑前部，由大细胞神经元（视上核和室旁核）组成，其轴突延伸终止于神经垂体，形成下丘脑-垂体束，构成下丘脑-神经垂体系统。另一组集中在下丘脑内侧基底部，构成下丘脑"促垂体区"，由小细胞神经元组成，其分泌的下丘脑促垂体激素，经垂体门脉系统运送至腺垂体，调节腺垂体功能，构成了下丘脑-腺垂体系统（图11-3）。

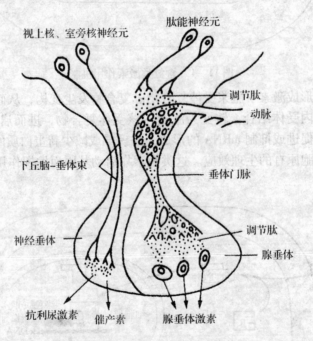

图11-3 下丘脑与垂体分泌功能的联系

（一）下丘脑-腺垂体系统

在下丘脑基底部"促垂体区"能合成多种具有生物活性的多肽，通过垂体门脉系统到达腺垂体，调节腺垂体的内分泌活动，目前已明确的有9种，见表11-2。

表11-2 下丘脑分泌的调节性多肽

调节性多肽名称	缩写	化学结构	对垂体的作用
促甲状腺激素释放激素	TRH	三肽	促进甲状腺素和催乳素分泌
促性腺释放激素	GnRH	十肽	促进黄体生成素和促素分泌

续表

调节性多肽名称	缩写	化学结构	对垂体的作用
生长抑素	GHRIH	十四肽	抑制黄体生成素和促卵泡激素分泌
生长素释放激素	GHRH	四十四肽	促进生长素分泌
促肾上腺皮质素释放激素	CRH	四十一肽	促进肾上腺皮质激素分泌
催乳素释放因子	PRF	未定	促进催乳素分泌
催乳素释放抑制因子	PIF	未定	抑制催乳素分泌
促黑激素释放因子	MRF	未定	促进促黑激素分泌
促黑激素释放抑制因子	MIF	未定	抑制促黑激素分泌

（二）下丘脑-神经垂体系统

下丘脑视上核主要合成血管升压素，室旁核则主要合成催产素，通过下丘脑-垂体束的轴浆运输至神经垂体贮存，在刺激作用下再释放入血而发挥作用。

二、腺垂体

腺垂体分泌7种不同的激素，它们分别作用于靶腺或靶细胞产生不同的生理作用。

（一）生长素

1. 生长素的生理作用

（1）促进生长作用：生长素（GH）经刺激肝脏产生生长素介质，促进蛋白质合成，胶原组织增生，软骨细胞分裂，基质增殖，从而促进骨骼和肌肉的生长。幼年期生长激素分泌不足将引起生长发育迟缓，身材矮小但智力正常，临床称为侏儒症；生长期分泌过多则可导致生长发育过度，引起身材异常高大称为巨人症；成年期若分泌过多，因长骨骨骺已闭合，故只能使短骨过度增粗，形成手大、指粗、鼻高、下颌突出等体征，称为肢端肥大症。

（2）对物质代谢的作用：生长素可增加蛋白质的合成，抑制蛋白质分解，形成正氮平衡；加速脂肪分解，促进脂肪酸释放入血，从而加强脂肪酸氧化，使酮体生成加快；生理量的生长激素还能刺激胰岛素的分泌，加强葡萄糖的利用而降低血糖，过量的生长激素则可抑制糖利用，使血糖升高，可出现糖尿，形成垂体性糖尿病。

2. 生长素分泌的调节 生长素的合成与分泌受下丘脑所分泌的生长素释放激素和生长抑素的双重控制。前者促进生长素分泌，后者则抑制其分泌。在正常情况下，生长素释放激素的作用占优势。有些因素如饥饿、低血糖、能量供应缺乏及应激性刺激等均可引起生长素分泌，以低血糖的刺激最强。蛋白质饮食或静脉注射氨基酸，亦可引起生长素分泌，加速蛋白质合成。

生长素的分泌还受运动和睡眠的影响。熟睡后1小时左右生长素可出现分泌高峰，与慢波睡眠时相一致，此时葡萄糖消耗减少，蛋白质合成增加，有利于机体生长发育。

生长素分泌增多可负反馈抑制下丘脑生长素释放激素的分泌，使生长素分泌减少。甲状腺激素对生长素有允许作用，在甲状腺激素协同下，生长素才能发挥作用。此外，雌激素及睾酮能促进生长素分泌，而孕激素则抑制其分泌。

（二）催乳素

1. 催乳素的生理作用

（1）对乳腺的作用：催乳素（PRL）能促进乳腺发育，并引起和维持泌乳。女性青春期乳腺发育主要受雌激素的影响，但生长素、孕激素、糖皮质激素及甲状腺激素也起协同作用。妊娠期间，催乳素、雌激素和孕激素等促进乳腺组织进一步发育，使乳腺具有分泌乳汁的能力，但并不泌乳，因妊娠期血液中的雌激素和孕激素浓度过高，与催乳素竞争乳腺细胞受体，故催乳素不能发挥泌乳作用。分娩后雌激素与孕激素水平大大降低，催乳素才能发挥作用，启动和维持泌乳。

（2）对卵巢的作用：催乳素有刺激卵泡黄体生成素受体生成的作用，小剂量对黄体酮的合成起允许作用，大剂量则抑制其合成。

（3）在应激反应中的作用：在应激情况下，如麻醉、剧烈运动、外科手术以及电休克时，血液中催乳素的浓度有不同程度增加，直至刺激停止数小时后才逐渐恢复正常水平。

2. 催乳素分泌的调节 催乳素的分泌受下丘脑催乳素释放因子和催乳素释放抑制因子的双重调节。前者促进其分泌，后者抑制其分泌。平时以催乳素释放抑制因子的抑制性影响为主。通过神经内分泌反射，吸吮乳头或触摸乳房可反射性地引起催乳素分泌。

（三）促黑激素

促黑激素（MSH）能促进皮肤、毛发、等处的黑色素细胞合成黑色素，使其颜色变深。

促黑激素的分泌受下丘脑促黑（素细胞）激素释放因子和促黑（素细胞）激素释放抑制因子的双重调节。前者促进促黑激素的分泌，后者抑制其分泌。

（四）促激素

1. 主要生理作用 各种促激素分别作用于各自靶腺，刺激靶组织增生、发育，并促进其激素的合成与分泌，其主要作用详见表11-3。

表11-3　　　　　　　　　　　几种促激素的主要作用

促激素名称	主要作用
促甲状腺激素（TSH）	1. 增加甲状腺激素分泌（加速甲状腺球蛋白水解，增加甲状腺激素的释放速率和合成率等） 2. 刺激甲状腺增生（细胞增大，数量增多）
促肾上腺皮质激素（ACTH）	1. 刺激肾上腺糖皮质激素的分泌（促进类固醇的合成和糖皮激素的释放） 2. 促进皮质细胞的增生，维持肾上腺皮质的正常活动和反应性
卵泡刺激素（FSH） （精子生成素）	1. 刺激卵巢卵泡发育和卵子成熟 2. 刺激曲细精管上皮发育和精子的发育与成熟

促激素名称	主要作用
黄体生成素（LH） （间质细胞刺激素）	1. 促进卵泡的最后成熟 2. 促进卵泡排卵 3. 促进黄体的形成 4. 刺激卵巢雌激素与孕激素的分泌 5. 刺激睾丸间质细胞分泌雄激素

2. 促激素分泌的调节

促甲状腺激素、促肾上腺皮质激素、促性腺激素这三种促激素都有各自的靶腺。因此，在下丘脑、腺垂体与靶腺之间形成三个功能轴：下丘脑－腺垂体－甲状腺轴、下丘脑－腺垂体－肾上腺皮质轴、下丘脑－腺垂体－性腺轴。这三个功能轴对分泌功能的调节有相似的规律。将在以后相应内容中详细叙述。

三、神经垂体

神经垂体可释放血管升压素（VP）和催产素（OXT）。

（一）血管升压素

血液中的血管升压素能增加肾远曲小管和集合管对水的通透性，促进水分重吸收，使尿量减少，故又称抗利尿激素。大剂量抗利尿激素能使全身小动脉及毛细血管收缩，使血压升高。但因它也能使冠脉血管收缩，引起心肌供血不足，导致心脏活动减弱，故一般不用于升血压，临床常用于肺出血、食道出血的止血治疗。生理剂量的抗利尿激素并无明显升压效应。

（二）催产素

催产素也是一种含有9个氨基酸的多肽，其化学结构与血管升压素极为相似，因此这两种激素的生理作用有交叉现象。

1. 催产素的主要作用 催产素具有促进乳汁排出和刺激子宫收缩的作用，以前者为主。

（1）对乳腺的作用：催产素可使乳腺周围肌上皮细胞收缩，使具有泌乳功能的乳腺排乳。此外，还有维持哺乳期乳腺不致萎缩的作用。

（2）对子宫的作用：催产素促进子宫收缩，但与子宫的功能状态有关，对非孕子宫作用较弱，对妊娠子宫作用较强，使之强烈收缩。雌激素增加子宫对催产素的敏感性，而孕激素的作用则相反。

2. 催产素分泌调节 吸吮乳头反射性引起下丘脑－神经垂体系统催产素的分泌与释放，催产素作用于乳腺中的肌上皮细胞，使其收缩导致乳汁排出，称为射乳反射。射乳反射是一种典型的神经内分泌反射，可建立条件反射。焦虑、烦恼、恐惧、不安等都可抑制排乳。此外，在临产或分娩时，子宫和阴道受到压迫和牵拉可反射性引起催产素的分泌与释放。临床上应用催产素主要是诱导分娩（催产）或防止产后出血。

第三节 甲状腺

甲状腺是人体内最大的内分泌腺,由许多甲状腺腺泡组成。腺泡壁的上皮细胞能合成和释放甲状腺激素。

一、甲状腺激素的合成与运输

甲状腺合成的激素有两种:即四碘甲腺原氨酸(T_4)和三碘甲腺原氨酸(T_3)。(T_4)又称甲状腺素。T_3分泌量较少,但生物活性是T_4的5倍。

甲状腺激素合成的主要原料是甲状腺球蛋白和碘。甲状腺球蛋白是由腺泡细胞合成,碘由食物供给。正常人每天从食物中摄取的碘通过吸收入血后,再通过甲状腺腺细胞上的"碘泵"将碘离子转运到甲状腺腺泡内,在腺细胞内的过氧化酶的作用下转变为活化碘。活化碘与甲状腺球蛋白的酪氨酸结合,再经过一系列变化分别形成T_4和T_3,贮存于腺泡的胶质中。T_4、T_3释放入血后,99%以与蛋白质结合的形式存在,仅1%以游离形式存在,且主要为T_3。只有游离型的甲状腺激素才能进入组织,发挥生理效应。血中游离的和结合的甲状腺激素可互相转化,并保持动态平衡。

血浆中T_4半衰期为7天,T_3半衰期为1.5天,T_4和T_3的20%在肝与葡萄糖醛酸或硫酸盐结合后,经胆汁排入小肠,进一步分解后随粪便排出。80%首先在外周组织脱碘,所脱下的碘可由甲状腺再摄取或由肾排出。临床上常根据甲状腺摄取和浓缩碘的能力来诊断和治疗甲状腺疾病。

二、甲状腺激素的生理作用

甲状腺激素主要调节物质代谢和促进生长发育,其作用广泛、缓慢而持久。

(一) 对代谢的作用

1. 能量代谢　甲状腺激素能促进体内绝大多数组织细胞内的物质氧化,提高耗氧量和产热量,使基础代谢率增高。据测算,1mg甲状腺激素可增加产热量4.184KJ。故临床上甲状腺功能亢进患者出现怕热多汗、食欲增加、体温偏高等表现;而甲状腺功能减退患者则出现基础代谢率降低,皮肤冷而苍白,体温偏低。

2. 物质代谢　甲状腺激素对物质代谢的作用复杂,剂量不同,组织器官不同,作用也不同,且与其他内分泌腺活动有密切关系。

(1) 蛋白质代谢:生理剂量的甲状腺激素可促进蛋白质合成。肌肉、肝、肾等器官蛋白质合成尤其明显,有利于机体的生长发育。如甲状腺功能亢进的病人,甲状腺激素分泌过多,加速蛋白质分解,特别是骨骼肌蛋白质大量分解,病人出现肌肉消瘦和疲乏无力。而甲状腺功能减退者,甲状腺激素分泌减少,蛋白质合成减少,皮下组织中黏液蛋白增多,出现黏液性水肿(也称非凹陷性水肿)。

(2) 糖代谢:甲状腺激素对糖代谢的作用呈双向性。一方面促进小肠对葡萄糖的吸收;增强肝糖原分解,使血糖升高;另一方面又加速外周组织对葡萄糖的利用,从而降低血糖。但是前者作用大于后者,故甲亢病人血糖升高,甚至可出现尿糖。

（3）脂类代谢：甲状腺激素可促进脂肪的合成和分解,但分解速度大于合成速度。甲状腺激素还能促进肝对胆固醇的降解,使血浆胆固醇降低。因此,甲状腺功能亢进者血浆胆固醇低于正常,而甲状腺功能减退者则胆固醇明显升高,易引起动脉粥样硬化。

（二）促进生长发育的作用

甲状腺激素对骨骼和脑生长发育影响最大。这种影响在出生后的头4个月最为明显。因此,幼儿时期甲状腺激素分泌不足,可导致骨骼生长迟缓,脑发育障碍,表现为身材矮小,智力低下,临床称为呆小症（也称克丁病）。

（三）其它作用

1. 对中枢神经系统的作用　甲状腺激素能提高中枢神经系统的兴奋性。因此,甲状腺功能亢进患者常有烦躁不安、易激动、喜怒无常和失眠多梦等症状。甲状腺功能减退时则相反,中枢神经系统兴奋性降低,出现记忆力减退,言行迟缓,表情淡漠和少动嗜睡等症状。

2. 对心血管系统的作用　甲状腺激素可使心率加快,心肌收缩力加强,心输出量及心肌耗氧量增加；另一方面,由于耗氧量增加而相对缺氧,致使小动脉扩张,外周阻力降低,舒张压稍低,导致脉压增大。甲亢病人由于心动过速,心肌收缩力增强,心输出量增加,往往引起心肌肥厚,严重者可导致充血性心力衰竭。

三、甲状腺激素分泌的调节

甲状腺功能主要受下丘脑-腺垂体-甲状腺轴的调节,此外,还可进行一定程度的自身调节。

（一）下丘脑-腺垂体-甲状腺轴

下丘脑分泌的促甲状腺激素释放激素（TRH）,经垂体门脉系统运送到腺垂体,促进腺垂体合成和分泌促甲状腺激素（TSH）。促甲状腺激素作用于甲状腺,促进甲状腺细胞增生、腺体增大,同时促进甲状腺合成与释放甲状腺激素。

当血中甲状腺激素浓度升高时,甲状腺激素可经负反馈作用,抑制腺垂体促甲状腺激素的分泌,同时抑制促甲状腺激素释放激素对于腺垂体的作用,使促甲状腺激素分泌减少,甲状腺激素分泌也随之减少。反之当血中甲状腺激素浓度降低时,这一负反馈抑制解除,使血中甲状腺激素随促甲状腺激素释放激素、促甲状腺激素分泌增加而提高。由此可见,下丘脑、腺垂体、甲状腺构成了一个自动控制环路,精确地调控甲状腺功能活动,使正常人血中甲状腺激素水平维持于一个相对稳定的正常状态（图11-4）。

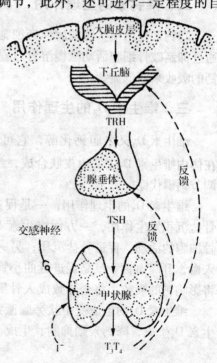

图11-4　甲状腺分泌功能的调节

（二）自身调节

甲状腺的自身调节，主要是适应食物中碘含量的增减。例如，当食物中缺碘时，甲状腺腺泡摄碘的能力增强，使所合成的甲状腺激素不至于因缺碘而减少。但是，甲状腺自身的调节能力是有限的，如果食物中长期缺碘，因原料不足，甲状腺不可能合成足够的甲状腺激素，致使甲状腺激素对腺垂体的反馈抑制作用减弱，引起促甲状腺激素分泌增多，导致甲状腺增生、肿大，临床上称为地方性甲状腺肿或单纯性甲状腺肿。

第四节　甲状旁腺和甲状腺C细胞

甲状旁腺分泌甲状旁腺激素（PTH），甲状腺C细胞分泌降钙素（CT）。

一、甲状旁腺激素的生理作用

甲状旁腺激素是由甲状旁腺的主细胞分泌的一种激素，其主要作用是调节钙、磷代谢，使血钙升高，血磷下降。甲状旁腺激素一方面加强破骨细胞的活动，动员骨钙释放入血，另一方面促进肾小管重吸收钙并抑制磷酸盐的重吸收，具有保钙排磷的作用。此外，甲状旁腺还能促进肾脏产生1,25-二羟维生素D_3，间接促进肠道吸收钙。在甲状腺手术中如不慎将甲状旁腺摘除，可导致甲状旁腺激素下降而引起血钙浓度降低，神经、肌肉组织兴奋性增高，出现四肢抽搐。

二、降钙素的生理作用

降钙素是由甲状腺的滤泡旁细胞（C细胞）分泌的一种肽类激素。其主要生理作用是通过抑制破骨细胞活动减慢溶骨过程而降低血钙。此外，还可通过抑制肾小管和胃肠道对钙的吸收来降低血钙。

三、维生素D_3的生理作用

维生素D_3又名胆钙化醇，它可由食物摄取，食物中以肝、乳、鱼肝油等含量丰富。在体内维生素D_3主要由皮肤合成，经肝、肾羟化后成为活性较高的1,25-二羟维生素D_3，调节钙磷代谢。

维生素D_3的生理作用：一是促进小肠黏膜上皮细胞对钙的吸收。二是对骨钙动员和骨盐沉积发生作用，一方面维生素D_3促进钙、磷的吸收，增加血浆钙、磷含量，增加成骨细胞的活动，促进骨盐沉积；另一方面当血钙下降时，提高破骨细胞的活性，动员骨钙入血，升高血钙。三是促进近曲小管对钙、磷的重吸收，升高血钙。如果维生素D_3缺乏，将影响钙的吸收，将会导致成人骨质疏松症和儿童佝偻病。

维生素D_3的生成受甲状旁腺激素和降钙素调节。甲状旁腺激素可促进1,25-二羟维生素D_3生成，降钙素则抑制其生成。

第五节 肾上腺

肾上腺由中央部的髓质和周围部的皮质组成，两者的形态、结构和功能均不相同。

一、肾上腺皮质激素

肾上腺皮质由外向内分别由球状带、束状带和网状带三层不同的细胞组成。肾上腺皮质分泌的激素属类固醇激素。按其生理作用分为：球状带主要分泌盐皮质激素，以醛固酮为代表；束状带主要分泌糖皮质激素，以氢化可的松为代表；网状带主要分泌性激素，以雄性激素为主，也有少量雌激素。

鉴于醛固酮的生理作用和分泌调节已在第八章作了介绍，性激素的内容将在第十二章中介绍，此处只讨论糖皮质激素的生理作用及其分泌调节。

（一）糖皮质激素的生理作用

1. 对物质代谢的作用

（1）糖代谢：糖皮质激素具有抗胰岛素的作用，能促进糖异生和增加肝糖原的贮存，使血糖浓度升高。因此，肾上腺皮质功能低下的病人（如艾迪生病），出现血糖降低，空腹时可出现低血糖昏迷；而肾上腺皮质亢进的病人（如库欣综合征），血糖升高，甚至出现糖尿。故临床上糖尿病患者需慎用或禁用。

（2）蛋白质代谢：糖皮质激素抑制肝外组织蛋白质的合成并加速其分解。若糖皮质激素分泌过多可出现肌肉萎缩、骨质疏松、皮肤变薄、创口不易愈合。

（3）脂肪代谢：糖皮质激素促进脂肪分解，但全身不同部位的脂肪组织对糖皮质激素的敏感性不同，四肢敏感性较高，面部、肩、颈、躯干部位敏感性较低。因此，若肾上腺皮质功能亢进或过量使用糖皮质激素可使患者体内脂肪重新分布，面部和肩颈部脂肪增多，呈现"满月脸"、"水牛背"，四肢脂肪相对减少，消瘦，形成特殊的体型，称为向心性肥胖。

（4）水盐代谢：糖皮质激素有类似醛固酮的保钠排钾的作用，但较弱。此外，糖皮质激素能增加肾小球滤过率，且能拮抗抗利尿激素的作用，使水排出增加。肾上腺皮质功能低下的病人，水代谢可发生明显障碍，甚至出现"水中毒"。

2. 在应激反应中的作用 当机体受到各种伤害性刺激（如感染、中毒、创伤、缺氧、疼痛、饥饿、寒冷、手术以及强烈的情绪变化等）常引起机体发生一种非特异性的全身反应，称为应激反应。此时，血中促肾上腺皮质激素浓度增加，糖皮质激素也相应增加，以增强机体对这些伤害刺激的耐受力，这对于维持正常生命活动具有十分重要的意义。

3. 对各器官组织的作用

（1）对血细胞的作用：糖皮质激素可增加骨髓造血功能，使红细胞、血小板数量和中性粒细胞数量增多。糖皮质激素还可使使淋巴细胞和嗜酸粒细胞数量减少。临床上可用来治疗淋巴性白血病或淋巴肉瘤。

（2）对心血管的作用：糖皮质激素对血管没有直接的收缩效应，但它能提高血管平滑肌对去甲肾上腺素、肾上腺素的敏感性，这种作用称为糖皮质激素的"允许作用"。

(3) 对消化系统的作用：糖皮质激素能增加胃酸分泌和胃蛋白酶的生成，提高胃腺细胞对迷走神经和促胃液素的反应，因而有加剧或诱发溃疡病的可能。因此，胃溃疡病人对糖皮质激素应慎用。

(4) 其他作用：糖皮质激素还有提高大脑皮层兴奋性、维持中枢神经系统正常功能的作用，所以肾上腺皮质功能低下患者常出现烦躁不安、失眠、注意力不集中等症状。

4. 药理作用 药理剂量的糖皮质激素有抗炎、抗过敏、抗中毒、抗休克的作用。

(二) 糖皮质激素分泌的调节

糖皮质激素的分泌主要受下丘脑－腺垂体－肾上腺皮质轴的调节，与前述甲状腺调节相似。下丘脑分泌的促肾上腺皮质激素释放激素（CRH），作用于腺垂体使其产生促肾上腺皮质激素（ACTH），促肾上腺皮质激素再作用于肾上腺皮质，使其组织细胞增生，分泌增强。当血中糖皮质激素浓度升高时，可经负反馈机制抑制下丘脑、腺垂体的活动，促肾上腺皮质激素释放激素、促肾上腺皮质激素水平下降。反之，血中糖皮质激素水平降低时，这种负反馈抑制减弱，促肾上腺皮质激素释放激素、促肾上腺皮质激素分泌增加，肾上腺皮质分泌量加大，以保持血液糖皮质激素水平的相对稳定。

应该指出的是，当机体受到各种伤害性

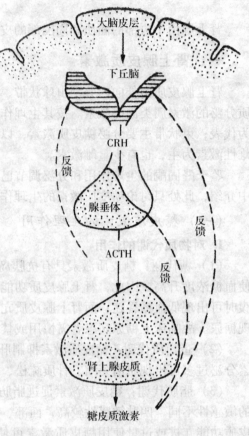

图 11-5 糖皮质激素分泌功能的调节

刺激时，血中糖皮质激素浓度升高所产生的负反馈作用暂时失效，此时，促肾上腺皮质激素与糖皮质激素继续分泌，从而增强机体对有害刺激的适应能力（图 11-5）。

二、肾上腺髓质激素

肾上腺髓质分泌的激素主要有肾上腺素（E）和去甲肾上腺素（NE），它们属于儿茶酚胺类化合物。

(一) 肾上腺髓质激素的生理作用

1. 对心血管的作用 两者对于心血管的作用既相似又有所不同。肾上腺素主要是使心率加快，心肌收缩力增强，心输出量增多；使皮肤、内脏血管收缩，但使冠状血管和骨骼肌血管舒张，使全身动脉血压有所升高。临床上肾上腺素常作为"强心剂"被用于抢救心脏骤停病人。去甲肾上腺素则通过体内减压反射减慢心率，稍增强心肌收缩力，除冠状动脉外，强烈收缩全身血管，因此具有显著的升高血压的作用，当低血压病人在补足血容量后血压仍不见升高时，可用去甲肾上腺素作为"升压药"。

2. 在应急反应中的作用 肾上腺髓质接受交感神经的支配和控制,两者关系密切。当机体内、外环境急剧变化时,如剧烈运动、低血压、创伤、寒冷、恐惧等紧急情况,这一系统立即调动起来,肾上腺素与去甲肾上腺素分泌大大增加。这些激素作用于中枢神经系统,提高其兴奋性,使机体反应灵敏;同时心率加快,心肌收缩力加强,心输出量增加;呼吸频率增加,每分肺通气量增加;促进肝糖原与脂肪分解,使糖与脂肪酸增加;为骨骼肌、心肌等活动提供更多的能源。这些变化都是在紧急情况下,通过交感肾上腺髓质系统活动的加强所产生的适应性反应,称为应急反应。应急反应有利于机体随时调整各种功能,以应付环境急变。

"应急"与"应激"是两个不同的概念,两者既有区别又有联系。引起应急反应的刺激实际上也是引起应激反应的刺激。但应急反应是交感-肾上腺髓质系统活动增强,使血液中肾上腺髓质激素浓度明显升高,从而充分调动人体的贮备能力,适应环境变化对人体造成的影响;应激反应是下丘脑-腺垂体-肾上腺皮质系统活动增强,使血液中促肾上腺皮质激素和糖皮质激素浓度明显升高,以增加人体对有害刺激的耐受能力。两者相辅相成,共同提高人体抵抗病害的能力。

(二)肾上腺髓质激素分泌调节

肾上腺髓质直接受交感神经节前纤维的支配,交感神经兴奋时,节前纤维末梢释放乙酰胆碱,作用于肾上腺髓质,使肾上腺素和去甲肾上腺素分泌增加。

此外,促肾上腺皮质激素主要通过糖皮质激素促进肾上腺髓质激素的合成,也可直接促进肾上腺髓质激素的合成。

第六节 胰 岛

胰岛是散在于胰腺外分泌细胞之间的许多内分泌细胞群的总称。胰岛细胞中主要有 A 细胞,A 细胞占胰岛细胞的20%,分泌胰高血糖素;B 细胞约占75%,分泌胰岛素;D 细胞约占5%,分泌生长抑素。

一、胰岛素

胰岛素是由51个氨基酸组成的小分子蛋白质。1965年我国生物化学家人工合成胰岛素,成为人类历史上第一次人工合成生命物质的创举。

(一)胰岛素的生理作用

胰岛素是体内合成代谢的激素。可促进糖、脂肪、蛋白质的合成和贮存。具体表现为:

1. 对糖代谢的作用 胰岛素能促进全身各种组织对葡萄糖的摄取和利用。加速肝糖原合成和糖转变;并抑制糖原分解和糖异生,从而增加血糖的去路,减少血糖的来源,使血糖浓度降低。当胰岛素分泌不足时,血糖升高,超过肾糖阈,大量糖随尿排出,称为真性糖尿病。患者可出现多食、多饮、多尿和体重减少的"三多一少"的症状。

2. 对脂肪代谢的作用 胰岛素可促进脂肪合成与贮存,又能抑制脂肪分解。当胰岛素缺乏时，脂肪的合成贮存减少，分解增加，导致血脂升高。大量脂肪酸在肝内氧化，以致生成大量酮体，引起酮血症与酮性酸中毒。由于大量脂肪酸氧化，产生大量乙酰辅酶A，为胆固醇合成提供了原料，加以肝脏利用胆固醇能力降低，故糖尿病患者常伴有胆固醇血症，易发生动脉硬化及心、脑、血管系统疾病。

3. 对蛋白质代谢的作用 胰岛素能促进蛋白质合成与贮存，从而有利于机体生长。并且，在胰岛素的共同作用下，生长激素才能发挥其合成蛋白质，促进生长发育的作用。此外，胰岛素还能促进K^+进入细胞内，使血钾浓度降低。临床使用胰岛素时，应注意给病人补钾。

（二）胰岛素分泌的调节

血糖浓度是调节胰岛素分泌最主要的因素。血糖浓度升高时，胰岛素分泌增加，使血糖浓度降低；当血糖浓度降低时，胰岛素分泌减少，使血糖回升。

胃肠道激素、胰高血糖素、生长素、皮质醇等可促进胰岛素的分泌，肾上腺素抑制其分泌。

迷走神经促进胰岛素分泌，交感神经抑制其分泌。

二、胰高血糖素

（一）胰高血糖素的作用

胰高血糖素是促进分解代谢的激素。它对肝糖原分解和糖异生有强烈的促进作用，使血糖明显升高；还能促进脂肪分解，使酮体生成增多；使氨基酸加速进入肝细胞，为糖异生作用提供原料。

大剂量的胰高血糖素，能使心率加快，心肌收缩力加强，冠状血流量增多，临床已试用于治疗某些心脏疾病。

（二）胰高血糖素分泌的调节

血糖浓度是调节胰高血糖素分泌最主要的因素。血糖降低，胰高血糖素分泌增加；血糖升高，分泌减少。此外，还受胰岛素的调节。胰岛素可通过降低血糖而间接刺激胰高血糖素的分泌，也可通过旁分泌，直接作用于A细胞抑制其分泌。交感神经促进胰高血糖素的分泌，而迷走神经则抑制其分泌。

第十二章 生 殖

生殖是生物体生长发育到一定阶段后,能够产生与自身相似的子代个体并借以繁衍种族的生理功能,称为生殖。高等动物的生殖由两性器官活动来实现,包括两性生殖细胞(精子和卵子)的形成、受精、着床、胚胎发育和分娩等环节。人类的生殖活动比较复杂,不仅是一个生物学问题,而且还涉及政治、经济、伦理等一系列社会问题。本章只讨论男女两性的生殖功能以及生殖的基本过程。学习和掌握好这部分知识,对于指导临床工作和社区计划生育有着十分重要的意义。

第一节 男性生殖

在高等动物的生殖系统中,能产生生殖细胞的性器官为主性器官,男性的主性器官是睾丸,附性器官有附睾、输精管、前列腺、精囊、阴茎等。

一、睾丸的功能

睾丸具有产生精子和内分泌的功能。

(一) 睾丸的生精功能

睾丸主要由曲细精管和间质细胞组成。曲细精管是精子发生和发育成熟的场所。曲细精管上皮又由生精细胞和支持细胞构成。原始的生精细胞为精原细胞,紧贴于曲细精管的基膜上。到了青春期后,精原细胞分阶段发育形成精子。整个生精过程大约历时两个半月。

支持细胞为各级生殖细胞提供营养,并起着保护与支持作用,为生精细胞的分化发育提供合适的微环境。

精子生成需要适宜的温度,阴囊内温度比腹腔内温度低1℃~8℃,适合于精子的生成。如睾丸由于胚胎发育障碍而停留在腹腔或腹股沟内,不能下降到阴囊,称为隐睾症,由于腹腔内的温度较高,会影响精子的生成过程,是男性不育症的原因之一。此外,X线的过度照射也能破坏睾丸的生精功能。

(二) 睾丸的内分泌功能

睾丸间质细胞分泌的雄激素主要为睾酮。支持细胞能分泌抑制素。睾酮的主要生理作用:

1. 刺激生殖器官的生长发育,促进男性副性征出现并维持其正常状态。
2. 维持生精作用,睾酮自间质细胞分泌后,可经支持细胞进入曲细精管与生精细胞相应的受体结合,促进精子的生成过程。

3. 维持正常的性欲。

4. 促进蛋白质合成,特别是肌肉和生殖器官的蛋白质合成,同时还能促进骨骼生长与钙磷沉积和红细胞生成等。

二、睾丸功能的调节

睾丸曲细精管的生精功能和间质细胞的内分泌功能均受下丘脑-腺垂体的调节。下丘脑、腺垂体、睾丸在功能上密切联系,互相影响,构成下丘脑-腺垂体-睾丸轴调节系统。下丘脑分泌的促性腺激素释放激素(GnRH)经垂体门脉系统到达腺垂体,促进腺垂体合成和分泌促性腺激素,包括促卵泡激素(FSH)和黄体生成素(LH)。在男性,黄体生成素主要作用于睾丸的间质细胞,调节睾酮分泌;促卵泡激素主要作用于曲细精管,包括各级生精细胞和支持细胞,调节生精过程。

1. 睾丸内分泌功能的调节 睾丸的内分泌功能直接受 LH 的调节。腺垂体分泌的 LH 经血液运输到达睾丸后,可促进间质细胞分泌睾酮。血液中睾酮的浓度反过来对下丘脑和腺垂体产生负反馈作用,抑制 GnRH 和 LH 的分泌,从而使血液中睾酮的浓度保持在一个相对稳定的水平。

2. 睾丸生精功能的调节 睾丸的生精功能既受 FSH 的调节,又受 LH 的调节,两者对生精功能都有促进作用,只是 LH 的作用是通过睾酮实现的。因此,生精过程不是只靠 FSH 所能完成的,必须有 LH 和雄激素的协同作用。另外,在 FSH 的作用下,睾丸还可产生抑制素。抑制素可通过负反馈作用抑制腺垂体分泌 FSH,从而使 FSH 的分泌稳定在一定水平(图12-1),保证睾丸生精功能的正常进行。

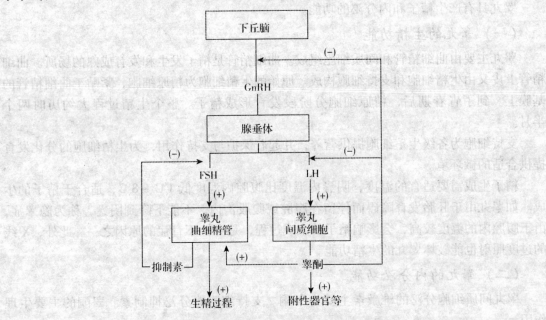

图12-1 下丘脑-腺垂体-睾丸激素系统的功能及睾酮负反馈作用示意图
+表示促进　-表示抑制

睾丸的功能除受体内的激素调节外,还受一些其他因素的影响。如前所述,睾丸的温度可影响精子的生成过程。对于某些动物来说,光照对睾丸的功能也具有一定的调节作用。

第二节 女性生殖

女性的主要性器官卵巢,附性器官有输卵管、子宫、阴道、外阴等。卵巢的功能是产生卵子和内分泌功能。

一、卵巢的功能

女性从青春期开始,下丘脑-腺垂体-卵巢轴调控系统建立,使卵巢和子宫内膜呈现周期性变化,卵巢的周期性变化是月经周期形成的基础。

(一) 卵巢的生卵功能

卵子是由卵巢内的原始卵泡逐渐发育而成的。虽然女性在出生时卵巢内即含约200万个原始卵泡,但到青春期时卵巢所含有的原始卵泡数降至30万~40万个,但女性一生中仅有约400个卵泡可在生育期成熟排卵。卵泡在青春期以前处于静止状态。从青春期开始,在腺垂体促性腺激素的影响下,部分静止的原始卵泡开始发育,在每个月经周期中,起初有15~20个原始卵泡同时发育,但一般只有一个卵泡能发育成熟并排卵,其余的则先后退化形成闭锁卵泡(图12-2)。每个卵巢周期中,卵泡的发育过程又可以进一步分为两个阶段:①卵泡期,是卵泡开始发育到成熟的阶段,又称为排卵前期;②黄体期,是排卵后卵泡塌陷转化为黄体的阶段,又称为排卵后期。

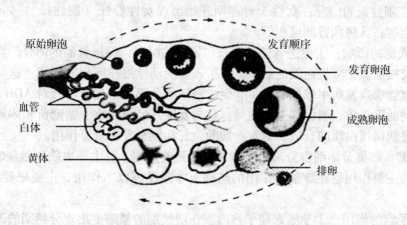

图12-2 卵泡发育示意图

1. 卵泡期 每个原始卵泡内含有一个初级卵母细胞,周围被一层卵泡细胞(颗粒细胞)所包绕。在此期,原始卵泡的发育经过初级卵泡阶段(颗粒细胞增殖)到次级卵泡阶段(颗粒细胞之间出现卵泡腔,腔内充满透明黏性的卵泡液)最后发育为成熟卵泡。在卵泡成熟的过程中,颗粒细胞可向卵泡腔中分泌卵泡液,其中含有高浓度的雌激素。

卵泡成熟后破裂,卵细胞和它周围的放射冠等随卵泡液一起排入腹腔,这个过程称为排卵。

2. 黄体期 排卵后卵巢破裂口被纤维蛋白封闭,卵泡壁内陷,血液填充卵泡腔并凝固,形成血体。同时残存的卵泡组织继续演化发育,卵泡的内膜细胞和颗粒细胞迅速增殖,并取代血体中的血液而转化为黄体,卵巢周期由此进入黄体期,此称为月经黄体。排卵后的7~8天,黄体发育到顶峰,若排出的卵未受精,黄体则在排卵后第10天开始退化,最后细胞被结缔组织所代替,成为白体(图12-2)。月经黄体的寿命一般为14天。若排出的卵受精,在人绒毛膜促性腺激素的作用下,黄体继续长大并维持一定时间,以适应妊娠的需要,此称为妊娠黄体。

(二) 卵巢的内分泌功能

卵巢是一个重要的内分泌腺,它可以分泌多种激素,其中主要有雌激素、孕激素和少量雄激素。

1. 雌激素 体内的雌激素主要由卵巢分泌(包括卵泡和黄体),在妊娠期,胎盘也可分泌雌激素。人体内分泌的雌激素有三种:雌二醇、雌酮和雌三醇,均属于类固醇激素,其中雌二醇的分泌量最大,活性也最强,雌酮和雌三醇的活性较弱。雌激素的主要生理作用是:

(1) 促进女性性器官的生长发育:①促进子宫肌的增生,提高子宫平滑肌对催产素的敏感性;②促使子宫内膜发生增殖期的变化,内膜逐渐增厚,血管和腺体增生,但不分泌;③使子宫颈口松弛,分泌大量清亮、稀薄的黏液,有利于精子的通过;④促进输卵管平滑肌的蠕动,有助于精子和卵子的运输;⑤促进阴道上皮细胞增生、角化并合成大量糖原。增强阴道抗菌的能力,从而维持阴道的自净作用。

(2) 对乳腺的作用:雌激素促进乳腺导管和结缔组织增生,是青春期促进乳腺发育的主要激素。

(3) 促进副性征的出现:女性于青春期开始出现女性特征(副性征),如音调较高、骨盆宽大、脂肪在乳房和臀部堆积等。

(4) 对代谢的影响:①促进骨骼的生长和钙盐的沉积,促进骨骺的闭合。女性在绝经后易患骨质疏松症。②降低血液的胆固醇水平,抑制动脉粥样硬化的形成。这与女性在绝经前心、脑血管疾病发病率较低有关。③促进醛固酮分泌,增加肾小管对ADH的敏感性,促进对水和钠的重吸收,增加细胞外液量。这与女性月经前的水、钠潴留和体重增加密切相关。④促进肌肉蛋白质的合成,对青春期的生长和发育发挥重要作用。

2. 孕激素 卵巢黄体细胞分泌的孕激素主要是黄体酮。肾上腺皮质和胎盘也可产生。

孕激素的主要作用是在雌激素作用的基础上才能发挥以下作用,主要靶器官为子宫、乳腺。

(1) 对子宫的作用:①孕激素使子宫内膜在增殖期的基础上出现分泌期的改变,即进一步增生变厚,且有腺体分泌为胚泡的着床提供良好的条件。②使子宫平滑肌的兴奋性降低,并降低子宫对催产素的敏感性从而减少子宫平滑肌的活动,抑制母体的排斥反应,保证了胚胎有一个适宜的生长发育环境;③孕激素还可减少子宫颈黏液的分泌量,使黏液变稠,不利于精子穿透;④减弱输卵管节律性收缩。总之,孕激素对子宫的综合作用是保证妊娠过程能安全顺利的进行。在临床上可以见到,如果孕激素缺乏,有早期流产的危险。

(2) 对乳腺的作用:促进乳腺腺小叶和腺泡的发育,在雌激素作用的基础上,孕激素进一步促进乳腺导管的分化，为分娩后泌乳创造条件。

（3）产热作用：孕激素可促进机体产热，使基础体温升高。在月经周期中，排卵后基础体温升高 0.5℃ 左右，这与其对体温调节中枢的作用有关。临床上利用测定基础体温，作为监测排卵、指导避孕的方法之一。

二、卵巢功能的调节

卵巢功能的调节和睾丸类似，既受下丘脑也受腺垂体的调节，靶腺（卵巢）激素对下丘脑和腺垂体也有负反馈作用。不同的是，当血中雌激素的水平升高时，对垂体 LH 的分泌也有正反馈效应。三者功能上的相互影响构成下丘脑 - 腺垂体 - 卵巢轴，从而保持卵巢内分泌功能正常及稳定。

三、月经周期及其形成机制

（一）月经周期的概念

女性从青春期开始，在整个生育期内（除妊娠和哺乳期外）生殖系统的活动呈规律性的月周期变化，称为生殖周期（或性周期）。正常女性在生育期，子宫内膜发生周期性脱落，伴有阴道流血，称为月经。女性的生殖周期称为月经周期。

月经周期的长短因人而异，平均为 28 天，范围为 20~40 天，但每个女性自身的月经周期相对稳定。我国女性成长到 12~14 岁左右出现第一次月经，称为初潮，初潮后的一段时间内，月经周期可能不规律，约一年左右逐渐规律起来，到 50 岁左右，月经周期停止，称为绝经。

（二）月经周期中卵巢和子宫内膜的变化

在月经周期中，子宫内膜会出现一系列形态和功能的变化，根据子宫内膜的变化可将月经周期分为三期：即子宫内膜剥落出血的月经期，历时约 3~5 天；子宫内膜修复增生的增殖期，历时约 10 天；子宫内膜血管充血、腺体分泌的分泌期，历时约 14 天。

1. 增殖期 从月经停止到排卵为止，即月经周期的第 5~14 天，这段时间称为增殖期，也称排卵前期。在此期内，随着卵巢中的卵泡不断发育和成熟，并不断分泌雌激素。雌激素促使子宫内膜增生变厚，其中的血管、腺体增生，但腺体尚不分泌。此期末，卵泡发育成熟并排卵（图 12-2）。

2. 分泌期 从排卵日起到月经到来之日止，即月经周期的第 15~28 天，这期间称为分泌期，也称排卵后期。在此期内，残存的卵泡细胞形成黄体，继续分泌雌激素和孕激素，尤其是孕激素进一步促使子宫内膜增生变厚，血管扩张充血，腺体迂曲并分泌。同时，子宫内膜变得松软并富含营养物质，为胚泡着床和发育准备好有利条件。

3. 月经期 从月经开始至出血停止，即月经周期的第 1~4 天，称为月经期。本期的主要特点是子宫内膜脱落、阴道流血。在此期内，由于排出的卵子未受精，黄体开始退化、萎缩，分泌的孕激素、雌激素迅速减少。子宫内膜由于突然失去这两种激素的支持，使子宫内膜血管痉挛，导致内膜缺血、坏死，脱落和出血，即月经来潮。月经期一般持续 3~5 天，出血量约为 50~100ml，剥脱的子宫内膜混于月经血中。月经期内，子宫内膜脱落形成的创面易感染，应注意保持外阴清洁和避免剧烈运动。

如果排出的卵子受精,黄体则生长发育形成妊娠黄体,继续分泌孕激素和雌激素,从而使子宫内膜不但不脱落,而且继续增厚形成蜕膜,故妊娠期间不来月经。

(三) 月经周期形成的机制

月经周期的形成主要是下丘脑-腺垂体-卵巢轴活动的结果(图12-3)。

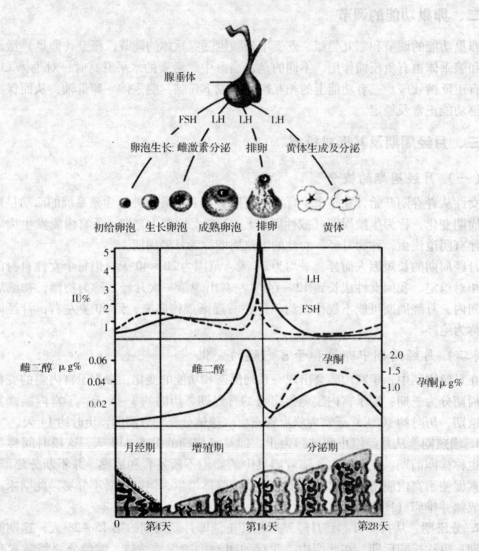

图12-3 月经周期形成示意图

1. 增殖期的形成 青春期前,下丘脑-腺垂体发育尚未成熟,促性腺激素释放激素分泌很少,使腺垂体的FSH、LH分泌极少,不能引起卵巢和子宫内膜的周期性变化。随着青春期的到来,下丘脑发育成熟,下丘脑分泌的GnRH增多,使腺垂体分泌FSH和LH也增多,FSH促使卵泡生长发育成熟,并与LH配合,使卵泡分泌雌激素。在雌激素的作用下,子宫内膜发生增殖期的变化。在增殖期末,也就是相当于排卵前一天左右,雌激素在血中的浓度达到最高水平,通过正反馈作用使GnRH分泌进一步增加,进而FSH特别是LH增加,在高浓度的LH作用下,已发育成熟的卵泡破裂排卵。

2. 分泌期和月经期的形成 卵泡排卵后，在 LH 的作用下，其残余部分形成黄体，继续分泌雌激素和孕激素。这两种激素，特别是孕激素，使子宫内膜发生分泌期的变化。随着黄体的不断增长，雌激素和孕激素的分泌也不断增加。到排卵后的第 8~10 天，它们在血中的浓度达到高水平，通过负反馈作用使下丘脑和腺垂体受到抑制，使 GnRH、FSH 和 LH 分泌减少。由于 LH 的减少，黄体开始退化、萎缩，因而雌激素和孕激素的分泌突然减少，使它们在血中浓度迅速下降到最低水平。子宫内膜由于突然失去雌、孕激素的支持脱落出血，形成月经。

随着血中雌激素、孕激素浓度的降低，对下丘脑、腺垂体的抑制作用解除，卵泡又在 FSH 和 LH 的共同作用下生长发育，新的月经周期便又重新开始。到 50 岁左右，卵巢功能退化，卵泡停止发育，雌激素、孕激素分泌减少，子宫内膜不再呈现周期性变化，月经停止，进入绝经期。

由此可见，子宫内膜的周期性变化是卵巢分泌的激素引起的，其中增殖期的变化是雌激素的作用所致，分泌期的变化是雌激素和孕激素共同作用的结果，月经期的出现是子宫内膜突然失去雌激素和孕激素支持的结果。卵巢的周期性变化，则是在大脑皮层控制下由于下丘脑-腺垂体调节的结果。因此，内外环境变化的刺激可通过大脑皮层作用下丘脑-腺垂体-卵巢轴的功能活动而影响月经周期。故强烈的精神刺激、过度的精神紧张、生活环境变化和体内其他系统的严重疾病等因素，均可引起月经失调。

第三节 妊 娠

一、受精与着床

妊娠是指在母体内胚胎的形成及胎儿的生长发育过程。包括受精、着床、妊娠的维持、胎儿的生长发育及分娩。

受精是精子与卵子的结合过程。正常情况下，受精的部位一般是在输卵管的壶腹部。因此，只有精子和卵子都能适时地到达这一部位，受精过程才有可能顺利实现。

（一）精子的运行

精子在女性生殖道内运行的过程较为复杂，需要穿过子宫颈管和子宫腔，并沿输卵管运行相当长的一段距离，才能到达受精部位。精子运行的动力一方面依靠其自身尾部鞭毛的摆动，另一方面借助子宫舒张造成宫腔负压的吸入以及女性生殖平滑肌的运动和输卵管纤毛的摆动。一次射出的精液中一般含有亿个精子，但能到达部位的只有 15~20 个。这是因为精子在向受精部位运行的过程中，要受到多种因素的影响。如宫颈黏液的黏度、阴道内的酸性液体（pH 为 4）等都对精子的运动有一定影响，精子从阴道运行到受精部位大约需要 30~90 分钟。

（二）精子的获能

精子在女性生殖道内停留一段时间后，获得使卵子受精的能力，这一过程称为精子的获能。精子在附睾内虽然已经发育成熟，但尚不具备使卵子受精的能力，因为男性的生殖管内可产生某种物质,对精子的受精能力有抑制作用,女性生殖道内,尤其是子宫,其次是输卵管内,含有解除这种抑制作用的物质,使精子表面被卵子识别的部位暴露。因此,在正常情况下,精子只有进入女性生殖道以后,才能获得受精的能力。

(三) 受精过程

卵子由卵泡排出后,很快便进入输卵管的伞端,依靠输卵管平滑肌的运动和上皮细胞纤毛的摆动将卵子运送到受精部位。精子与卵子在女性生殖道中保持受精能力的时候很短,精子约为1~2天,卵子仅为6~24小时。受精过程是一个复杂的生物学变化过程。当精子与卵子相遇时,精子的顶体会释放出多种酶,这一反应称为顶体反应。在顶体反应中释放出的酶,可协助精子进入卵细胞。当精子进入卵细胞后,卵细胞表面的性质即发生变化,如产生某些物质,封锁透明带,使其他的精子难以进入。因此,到达受精部位的精子虽然有数十个,但一般只有一个精子能与卵子结合(图12-4)。

(四) 着床

受精卵在运行至子宫腔的途中,继续进行细胞分裂。大约在排卵后的第4天抵达子宫腔,此时,受精卵已经形成胚泡。进入宫腔后,开始时处于游离状态,大约在排卵后的第8天,胚泡吸附在子宫内膜上,并通过与子宫内膜的相互作用而逐渐进入子宫内膜,于排卵后10~13天,胚泡被完全进入子宫内膜中。胚泡植入子宫内膜的过程,称为着床(也称植入)。胚泡与子宫内膜的同步发育是成功着床的关键。

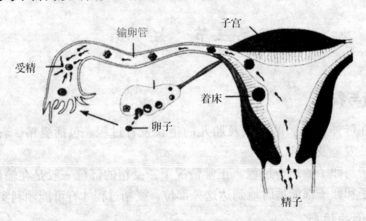

图12-4 排卵、受精与着床示意图

二、胎盘的内分泌功能

胚胎着床后,其最外层的一部分细胞发育为滋养层,其他大部分则发育成胎儿。滋养层细胞发育很快,不久就形成绒毛膜,其绒毛突起可吸收母体血液中的营养成分以供给胎儿。与此同时,子宫内膜也增生为蜕膜。这样,属于母体的蜕膜和属于子体的绒毛膜相结合而成为胎盘。通过胎盘,既可以实现母体与胎儿之间的物质交换,又可以起到屏障作用,同时,胎盘还可提供维持妊娠所必需的一些激素。因此,虽然正常妊娠的维持是由多种因素共同完成的,但胎盘在其中起着极重要的作用。下面仅就胎盘的内分泌功能予以讨论。

人类胎盘可以产生多种激素。主要有人绒毛膜促性腺激素、雌激素、孕激素和人绒毛膜生长素等。因此,胎盘是妊娠期间一个重要的内分泌器官,对维持正常妊娠起着关键性的作用。

(一) 人绒毛膜促性腺激素 (HCG)

HCG 是一种糖蛋白,其生理作用主要有:①与黄体生成素的作用相似,在妊娠早期刺激母体的月经黄体转变为妊娠黄体,并使其继续分泌大量雌激素和孕激素,以维持妊娠过程的顺利进行;②可以抑制淋巴细胞的活力,防止母体产生对胎儿的排斥反应,具有"安胎"效应。

HCG 在受精后第 8~10 天就出现在母体血中,随后其浓度迅速升高,至妊娠 2 个月左右达到顶峰,然后又迅速下降,在妊娠 20 周左右降至较低水平,并一直维持至分娩。由于 HCG 在妊娠早期即可出现在母体血中,并由尿排出,因此,测定血中或尿中的 HCG 浓度,可用来作为诊断早期妊娠的最敏感方法之一。

(二) 雌激素和孕激素

胎盘和卵巢的黄体一样,能够分泌雌激素和孕激素。在妊娠两个月左右,HCG 的分泌达到高峰,此后开始减少,妊娠黄体逐渐萎缩,由妊娠黄体分泌的雌激素和孕激素也减少。此时胎盘所分泌的雌激素和孕激素逐渐增加,可接替黄体的功能以维持妊娠,直到分娩。

在整个妊娠期内,孕妇血液中雌激素和孕激素都保持在高水平,对下丘脑-腺垂体系统起着负反馈作用。因此,卵巢内没有卵泡发育、成熟和排卵,故妊娠期不来月经。胎盘所分泌的雌激素中,主要是雌三醇。雌三醇是胎儿和胎盘共同参与合成的。如果在妊娠期间胎儿死于子宫内,孕妇的血液和尿中雌三醇会突然减少,因此检验孕妇血液和尿中雌三醇的水平,有助于判断是否发生死胎。

(三) 人绒毛膜生长素 (HCS)

HCS 也是一种糖蛋白,它的化学结构、生理作用、生物活性以及免疫特性与生长素相似,故被称为人绒毛膜生长素。HCS 的主要作用是:①促进胎儿的生长,但作用远小于生长素;②调节母体与胎儿的物质代谢过程,包括糖、脂肪和蛋白质的代谢,促进蛋白质合成;降低母体对胰岛素的敏感性,抑制葡萄糖的利用,为胎儿提供大量葡萄糖。妊娠第 6 周母体血中可测出 HCS,以后稳步增多,到第 3 个月开始维持在高水平,直至分娩。它的分泌量与胎盘的重量成正比,可作为监测胎盘功能的指标。

三、分娩与哺乳

分娩是指成熟胎儿及其附属物从母体子宫自然产出的过程。人类的孕期约为 280 天,妊娠末期,子宫平滑肌的兴奋性渐渐提高,最后发生强烈而有节律的收缩,它是分娩的动力,驱使胎儿离开母体。分娩过程是一个正反馈过程,分娩时,胎儿机械刺激子宫颈及阴道可反射性地引起催产素的释放,催产素可加强子宫肌的收缩。使宫颈受到更强的刺激。这种正反馈过程不断加强,直至胎儿娩出为止。膈肌和腹肌的收缩可以增加腹压,有助于胎儿娩出。至于为什么胎儿发育成熟后就会自然发生分娩,其机制至今尚未完全弄清。

妊娠后,由于催乳素、雌激素、孕激素分泌增加,使乳腺导管进一步增生分支,并促进腺泡增生发育,但尚不泌乳,因为此时血中雌激素、孕激素浓度过高,能抑制催乳素的泌乳作用（见内分泌章）。分娩后，由于胎盘的娩出，雌激素和孕激素的浓度大大降低，对催乳素的抑制作用解除，于是，乳腺开始泌乳。在哺乳过程中，婴儿吸吮乳头的刺激，可反射性引起催乳素和催产素分泌增多，从而有利于泌乳。

由哺乳引起的高浓度催乳素，对促性腺激素的分泌具有抑制作用。因此，在哺乳期间可出现月经暂停，一般为 4~6 个月，它能起到自然调节生育间隔的作用。但其中也有部分妇女，以上抑制作用较弱，在相应激素作用下，卵泡又开始发育并排卵，此时也可能不出现月经，但仍有受孕的可能。这种现象在计划生育工作中应予注意。

第十三章 老年生理

生、老、病、死是生命活动中不可避免的客观规律。每个人都会经历童年、青年、中年和老年。在不同的年龄阶段，人体将会发生一系列的生理和心理变化，特别是老年人机体各器官、组织结构、生理功能和心理行为等均会发生不同程度的改变，因此，揭示老年人生命活动的规律，为防治老年疾病、增进老年人健康、延长人类寿命，以及提高老年人的生活质量等，已成为老龄化社会的重要课题。

第一节 概 述

一、寿命、衰老、老年的概念

一个人从出生经过生长发育成熟直到死亡的整个生存时间称为寿命。以年龄（岁）为度量单位。衡量人类寿命有两大指标：一个是平均寿命又称平均期望寿命，是指一个国家或一个地区人口的平均存活年龄；另一个是最大年龄（又称寿限），是指不受外界因素干扰的条件下，从遗传学而言，人类可能存活的最大年龄。据科学家推测，人类的寿限可达百岁以上。有资料表明我国人均寿命已由1949年前的33岁增长到1990年的68.92岁，尽管与发达国家水平（日本男性平均寿命为76.11岁，女性平均寿命为82.11岁）比较还有一定的距离，但增长趋势是显而易见的。目前，国内外报道的百岁老人并不罕见，我国2000年统计现有百岁寿星万余人。

机体各器官功能随年龄增长而逐渐地、全面地降低的过程称为衰老，又称老化。衰老是生物体在其生命后期缓慢发生的、全身性的、多方面的、十分复杂的、循序渐进的退化过程。这种退化过程导致机体适应能力和储备能力日趋下降。这是生命发展的规律，属于生理衰老，如果患有疾病或其他因素加速了衰老过程，则称为病理性衰老。

"老年"只能是个概括的含义，很难准确界定个体进入老年的时间。世界卫生组织（WHO）对老年人的划分有两个标准：发达国家将65岁以上的人群称为老人；而亚太地区等发展中国家则将60岁以上的人群称为老人。60~74岁称为年轻老人，75~89岁称为老年人，90岁以上称为长寿老人。

二、老化因素

随着人类平均寿命普遍延长，人口老化日益明显。老化的根本原因可分为遗传因素和非遗传因素两类。

(一) 遗传因素

遗传因素学说认为，人的寿命是由遗传因素决定的。其主要表现在家系与性别两个方面。长寿家族其子女一般长寿。据调查，双亲在 60 岁前死亡的子代，比双亲在 75 岁以上死亡的子代死亡率高。女性的寿命长于男性 2～6 岁。这些均与遗传密切相关。按照遗传因素学说，老化是机体固有的，随着年龄增长而发生的退变过程，即机体的生长、发育、成熟、老化和死亡都是按照早就拟定好的遗传程序进行的必然结果。有些学者认为，人体细胞核染色体 DNA 链上有一种特殊遗传信息称为"衰老基因"，是老化发生的物质基础。所以，有人提出了衰老的差错学说，根据分子生物学中心法则，认为是在生物信息的复制、转录、翻译过程出现了差错，合成了有缺陷的蛋白质，从而导致了细胞的老化和死亡。

(二) 非遗传因素

1. 生理因素 神经系统、内分泌系统、免疫系统随年龄增加，其结构和功能将产生退行性改变，从而导致机体整体功能下降而出现衰老。

2. 疾病 疾病是人类死亡的直接原因。当今老年人主要死因是循环系统疾病、肿瘤、呼吸系统疾病；死亡率最高的年龄是 60 岁以后。专家们认为，如能控制这三类疾病，人的平均寿命可望增加 12 年。此外，由于老年人听、视等感觉功能减退或消失，反应迟钝，动作迟缓，易招致意外事故而死亡。

3. 心理因素 动物实验表明，不良心理刺激可使大脑皮层处于过度兴奋状态，加速大脑皮层萎缩，使神经系统不能有效地发挥对机体的调节控制功能，导致疾病的产生，加速衰老。心情舒畅者健康长寿，而情绪波动、抑郁者则易患各种心身疾病，加速衰老进程。

4. 环境因素 世界五个著名的长寿地区（我国新疆和广西巴马，前苏联高加索和达斯格多，厄尔多瓜的伟尔卡班巴，巴基斯坦的丰乍）均处于山区或边缘地带，这些地方自然条件优越，良好的水土资源、宜人的气候、新鲜的空气、优雅的环境，加上长年素食和较多的体力活动，有助于延缓衰老和长寿。

5. 社会因素 经济状况、家庭生活、社会制度、职业类型、宗教信仰、人际关系等社会因素直接和间接影响着衰老的进程。

6. 行为因素 起居无常、饮食无节、挑食厌食、吸烟酗酒等不良生活行为，均易导致代谢紊乱，加速衰老的进程。而良好的生活行为则有益于长寿和延缓老化过程。

三、老化过程的生物学机制

(一) 自由基学说

1956 年 Harman 发现射线照射动物时，体内产生一类性质极为活泼的自由基，如超氧离子自由基、氢自由基、有机自由基、脂质自由基等，同时发现实验动物寿命缩短。假如预先给实验动物使用抗氧化剂（自由基消除剂），减少自由基的产生，对射线具有防护作用。另外给实验动物饲料中增添抗氧化剂，可使其寿命延长。由此提出老化是由于代谢过程中自由基产物有害作用结果的自由基学说。自由基可使类脂质发生过氧化，破坏生物膜并形成脂褐素，从而导致细胞老化和死亡；自由基还可使蛋白质发生羟基化和巯基化丢失,从而使蛋白质分解,导致酶的失活;此外,自由基可使 DNA 碱基变化,单链断裂,导致老化。

(二) 差错灾难学说

这一学说认为,老化是从 DNA 复制到最终生成蛋白质的遗传信息传递过程中的错误累计造成的。在 DNA 转录复制过程中,如果错误的核苷酸进入 DNA 或 mRNA,就会产生错误的 DNA 或 mRNA,从而导致合成错误或有缺陷的蛋白质。此外,在 mRNA 翻译蛋白质时,若有错误的氨基酸进入,也会产生错误的蛋白质。非正常的蛋白质逐渐增多,就会导致细胞生理功能的破坏,给机体带来灾难。

(三) 基因程控学说

这一学说认为老化过程是受精卵的基因程控的。它可以较满意解答为什么同一物种具有较恒定的年龄范围,这是因为同一物种的基因大致相同,其中控制老化的基因也大致相同;而不同种的动物基因差别较大,与老化有关的基因也有很大差异,从而老化速度不同,其寿命也就不同。

(四) 体细胞突变学说

这一学说认为体细胞可因物理的(射线等)、化学的(药物等)乃至生物的因素引起突变,这种突变意味着细胞内功能基因的减少和变异,结果引起细胞正常生理活动破坏,从而加速了老化的进程。

第二节 老年人的生理变化

一、内脏器官的变化

人进入老年后,机体各器官的生理功能普遍减退,对外界环境的适应能力以及对有害因素的抵抗力均明显降低。主要表现在内脏器官的生理变化和调节系统的功能变化。

(一) 心血管的老化

老年人心肌组织脂肪成分增加,肌纤维相对减少,心肌收缩力不同程度下降,因此老年人心脏每搏输出量减少,心输出量仅为年轻人的 70% 左右。当机体活动增强、代谢增加时,主要依赖加快心率以提高心输出量来满足机体代谢的需要。因此,老年人在劳累、发热、贫血、输液等心脏负荷加大时极易出现心力衰竭。老年人动脉管壁纤维化、钙化,管壁增厚,弹性降低,因此收缩压升高;若伴小动脉硬化,舒张压也会升高。老年人静脉血流缓慢,静脉回流差,加上管壁弹性减退,易发生静脉淤血。老年人颈动脉窦、主动脉弓压力感受器的敏感性降低,使血压保持稳定的调节能力较差,故血压易受体位改变和环境温度的影响而波动。

(二) 呼吸系统的老化

随年龄增长,胸廓逐渐趋于桶状,呼吸肌收缩力减弱,呼吸幅度变小。同时,老年人肺的回缩力减少,小支气管萎缩,通气时呼吸道阻力增加。此外,老年人的肺气肿变化,使肺泡腔变大，肺泡壁变薄，弹性下降，生理无效腔增大，肺活量减少，功能余气量增加，导致换气量减少，特别是肺泡壁的融合和肺毛细血管数目下降，导致通气/血流比值失调，换气效率降低。因此，老年人从事强体力劳动和体育活动时，容易出现呼吸困难。老年人气管、支气管纤毛运动减弱，肺泡壁上的尘细胞吞噬功能下降，呼吸道自卫能力降低，所以老年人容易患慢性支气管炎、肺炎和肺癌等呼吸系统疾病。

（三）消化系统的老化

牙齿脱落是衰老征象之一，使食物在口腔内咀嚼受限。同时消化腺分泌的消化酶减少，消化道平滑肌运动功能减退，导致机体消化、吸收功能整体下降，容易继发营养不良、缺铁性贫血和骨质疏松症。由于胃肠道蠕动的减慢、变弱，所以老年人容易出现便秘。老年人肝细胞萎缩、结缔组织增生，酶的活性下降，导致肝脏的合成、解毒等功能下降，为此，老年人的临床用药剂量应适当减少。老年人胆囊变小而增厚，弹性降低，胆汁浓缩，胆固醇沉积可形成结石，并易患胆囊炎。

（四）肾脏的老化

肾实质特别是皮质明显萎缩，肾单位数目相应减少，肾血管退化变性弹性降低，小动脉紧张性增强，肾血流阻力增大，血流量减少，导致肾小球滤过率下降，肾小管、集合管的重吸收和分泌功能减弱，肾小管和集合管上皮细胞对抗利尿激素的敏感性降低，尿的浓缩功能下降，故老年人容易出现多尿和夜尿。男性老年人还常有前列腺增生、肥大，引起排尿困难。

二、生殖与感觉器官的变化

（一）生殖器官

老年人睾丸和卵巢萎缩，功能退化，生殖功能减退或停止。男性精子生成减少，精子活力降低。女性卵巢排卵不规则，月经不调，直至排卵停止、闭经，失去生育能力。由于老年人下丘脑－腺垂体－性腺功能活动减弱，血中性激素水平逐渐下降，从而导致生殖功能减退，女性于45~50岁之间因雌激素水平逐渐下降而月经紊乱，直至绝经，称为更年期。此期因内分泌功能失调伴有面部潮红、焦虑失眠、记忆力减退、出汗、畏寒、骨质疏松、发胖等更年期综合征表现。

（二）感觉器官

随着感觉器官的结构萎缩退变，感觉功能减退。眼的老化主要表现为晶状体弹性降低、视近物时调节能力减弱，出现老视，同时视野缩小，暗适应延长。角膜边缘类脂质沉着形成白色的老年环。老年人中耳鼓膜、听骨链僵硬，可使听力降低，甚至引起老年性耳聋。鼻腔嗅黏膜萎缩，嗅神经纤维减少，嗅觉减退甚至丧失。

三、调节系统的变化

（一）神经系统的老化

随着年龄的增加，神经细胞的结构和功能发生退行性变化，老年人的脑组织日趋萎缩，脑内递质合成与释放量减少，神经元之间突触联系减退，从而导致神经元之间信息联系削弱，造成脑的高级神经功能障碍。所以，老年人随年龄增加可逐渐出现记忆力减退、反应迟钝、运动不够精确等功能改变。脑血管的增龄性硬化，可引起脑组织缺血缺氧，造成老年人神经精神功能紊乱。

（二）内分泌系统的老化

内分泌系统的结构和功能随年龄增加而出现逐渐的退化，如甲状腺功能随年龄增加有逐渐降低趋势，因此老年人代谢水平呈现增龄性下降，导致怕冷、皮肤干燥、心率减慢、容易疲倦等"甲减"表现。老年人肾上腺皮质功能的下降，可导致老年人对创伤、感染、饥寒等有害刺激的应激能力降低。随年龄增加，胰岛分泌胰岛素逐渐减少，导致老年人糖尿病发病率较年轻人为高。

第三节 老年人的生物化学变化

随着老化的进行，机体可发生一系列复杂的生物化学变化，这些生物化学变化导致了各种各样的老化现象的发生。

一、代谢的改变

（一）物质代谢的改变

蛋白质是机体主要组成成分，是生命活动的主要物质基础，随年龄增加蛋白质合成减少，蛋白质的种类也发生变化，表现为机体含氮量呈现增龄性下降（表13-1）。

表13-1　　　　　　　　　　不同时期体含氮量情况

	体氮总量	每千克（kg）体重含氮量
足月新生儿	66	19
儿童	615	19
成人	1320	18
老年人	1070	15

老年人组织中，蛋白质的总含量无明显的改变，但氨基酸的种类有所增减。研究发现，老年人血清中丝氨酸、羟丁氨酸、组氨酸、鸟氨酸和赖氨酸含量减少，而酪氨酸、胱氨酸和苯丙氨酸含量增加。这说明老年人所需氨基酸与中青年不同。因此，对老年人而言，蛋白质的氨基酸种类比蛋白质含量更重要，优质蛋白质更有利于老年人机体内的代谢需要。

（二）脂类代谢的改变

机体对脂类的消化、吸收随年龄增加而下降，与老年人酯酶和胆酸活性降低及肠黏膜摄取脂肪和酯化能力增龄性下降有关。血中总胆固醇、甘油三酯及低密度脂蛋白含量均呈现增龄性增加，从而加大动脉硬化发生的可能性。

(三) 糖代谢的改变

葡萄糖是机体主要供能物质,正常情况下,机体通过神经、内分泌的调节、保持血中葡萄糖浓度的相对恒定。老年人随神经、内分泌功能的下降和肝、肾功能老化而引起糖代谢紊乱,血糖浓度升高,糖耐受量下降,糖尿病发病率增加。

二、能量代谢的改变

随年龄增长,老年人逐渐出现基础代谢率(BMR)的下降。研究表明,维持老年人生理活动所必需的基础代谢率呈现增龄性下降趋势,可能与老年人活动减少、交感神经和甲状腺功能减退有关。

三、酶的改变

有研究资料表明,在性成熟之后,体内 Na^+-K^+-ATP 酶、胆碱乙酰化酶、乙酰胆碱酯酶、超氧化物歧化酶,以及单胺氧化酶等酶的活性呈现增龄性下降趋势。

第四节 延缓衰老

人类要延长寿命必须防止意外死亡、病死和老死,尤其以防止老死最为重要。因为个体即使不生病,不发生意外,大多数到了85岁左右就因器官功能明显下降而难以继续生存。延缓老年生理变化和增进老年健康的途径,归纳起来大致有以下几个方面:

一、良好的情绪和心理状态

情绪是一种心理活动,心情则是情绪的反映。情绪活动常伴有一系列的生理变化,包括自主神经功能、躯体运动功能、内分泌功能,以及心理活动的改变,并影响人的行为。例如,愉快、喜悦的情绪,办事效率高;悲哀、愤怒的情绪,常使人消沉或丧失理智,并损害健康。研究表明,人精神愉快、从容温和、乐观开朗、能促进机体分泌有益于健康的激素、酶和乙酰胆碱等,可调节组织血流量、增强神经细胞的兴奋过程,使机体处于良好的功能状态。相反,不愉快的情绪使大脑功能紊乱,内脏活动失调,机体稳态破坏,从而招致各种疾病。例如,在发怒时,交感-肾上腺髓质系统活动增强,可使心跳加快、血压急剧上升、血糖升高等,常引起冠状动脉闭塞或发生脑血管意外,这是老年人的主要致死原因之一。

老年人生理的变化带来了不同程度的心理变化,如记忆力下降、适应能力下降、产生衰老感、担心死亡等,对自然环境和社会环境的适应性降低,加之机体的免疫功能衰退、抗体减少,容易遭受病原体的侵袭而引起疾病,加速衰老。因此,老年人应力求保持良好的心理环境。首先,要避免情绪剧烈起伏,做到遇喜不狂,遇悲节哀。第二,要心胸开阔、坦荡,保持乐观、舒畅的心情。第三,要充满自信,相信自身的抵抗力和生命的潜力;要充满朝气,积极创造生活的乐趣。第四,要有追求,有精神寄托和生活目标,做到"活到老、学到老、做到老",使生活充实而有意义。

二、适当的劳动和运动

科学合理的运动和劳动是祛病延年、健康长寿的重要因素。调查表明，80%的长寿老人都是坚持劳动者，有的从事体力劳动达60～70年之久。坚持科学、适量的劳动和运动，经常使机体承受一定的体力负荷，可改善新陈代谢过程，增强各器官、系统的生理功能及其对体力负荷的适应性，减轻老年人退行性改变的程度，延缓衰老的进程。经常的劳动和运动还可以控制发胖或减轻体重，从而减轻心脏负担，避免动脉粥样硬化和脑血管意外等。

各种体力劳动的躯体肌肉活动都有局限性，而体育运动则可使全身关节、肌肉等都得到锻炼。所以体力劳动者也应该进行必要的体育锻炼。至于脑力劳动者，则更应坚持体育锻炼，以增强体质，并使中枢神经系统得到休整。实践证明，平时无锻炼习惯的老人，在进入晚年后开始锻炼，为时并不晚。不过老人的运动要做到科学、适量，量力而为，循序渐进，坚持不懈，合理安排，注意安全。

三、合理的休息和睡眠

休息和睡眠可以解除疲劳，促进精力、体力和疾病的恢复。

合理休息的方法有很多。从范围来说，有局部休息和全身休息。从性质来说，有消极休息和积极休息。所谓消极休息，就是在疲劳后坐一坐或睡一觉。积极休息是指在日常活动中按时更换活动内容。例如工作或劳动两三个小时后，该做另一种不同性质的事情，如读书、看报或进行某种有兴趣的文娱活动等。这样可使大脑皮质各部分的兴奋和抑制过程不断轮换，保持动态平衡，促使大脑得到积极休息，从而加速疲劳的解除，减少疲劳对身体的损害。实践证明，从事有兴趣的劳动，不仅工作效率高，而且不易感到疲劳。

但是，积极休息不能完全代替睡眠。睡眠使机体维持正常生命活动所必需的生理过程。睡眠能使大脑皮层和皮层下中枢受到广泛的抑制，使机体的代谢和各种生理功能普遍降低，使骨骼肌松弛，整个机体均处于休息和恢复状态。因此，睡眠是一种全面的休息。长期失眠将会导致中枢神经系统尤其是大脑皮层活动失常。

四、科学的饮食调养

在影响寿命的许多因素中，饮食占极重要的地位。科学的饮食调养能为老年人的健康提供可靠的保证。老年人各种器官的生理功能减退，消化吸收能力减弱，特别需要富有营养并易于消化的平衡膳食。所谓平衡膳食，就是根据机体代谢特点进行营养选择和饮食调配。老年人的平衡膳食的主要特点如下。

（一）热量

老年人活动少，代谢缓慢，耗热量小。因此热量的供应一般应比正常成人低10%～20%。由于机体热量主要由糖类供应，因此如果食糖过多，多余的糖可转变为脂肪贮存，使体重增加，心脏负担加重，并可导致高血压、脑血栓和肾病等。

（二）蛋白质

老年人的物质代谢分解过程大于合成过程，呈现负氮平衡，需要较丰富的完全蛋白质来补偿组织蛋白的消耗。完全蛋白质在瘦肉、乳类、蛋类、鱼、虾和豆类中含量丰富，其中鱼和豆制品含不饱和脂肪酸较多，最适于老年人。老年人每日蛋白质的需要量为每kg体重1~1.5g。

（三）脂肪

老年人食用过多的脂肪可引起消化不良，并对心血管和肝脏产生不良影响。老年人一般脂肪的摄入量为每日每kg体重1g。应该选择含不饱和脂肪酸多的菜籽油、豆油和花生油等。

（四）无机盐

老年人缺钙、易发生骨骼脱钙及骨质疏松，所以钙的摄入量不能低于正常成人水平。老年人循环机能减退，器官血流量减少，需要较多的铁质，以增加血红蛋白的合成。老年人每日食盐摄入量不能超过10g。食物过咸，钠离子过多，可导致钠、水潴留，增加心、肾负担。

（五）维生素

维生素E能抑制氧化物的生成；维生素A和C有一定抗衰老作用；维生素D可以促进钙的吸收。其他B族维生素也是维持老年人正常新陈代谢所不可缺少的。所以，老人应多吃蔬菜、水果，以保证足够的维生素供应。

（六）水和纤维素

老年人结肠、直肠萎缩、收缩力降低，黏液分泌减少，易发生便秘，故应多饮水，多吃汤羹。多吃富含纤维素的蔬菜，以避免大便秘结，减少直肠癌的发生。

此外，老人应一日三餐，定时定量；早不空腹，晚不过饱；忌暴饮暴食，要细嚼慢咽；食物要松软；味要清淡可口；不吃熏烤食物；饮食不要过冷、过热或过于辛辣；应忌烟，可少量饮酒，饮茶要淡。

五、积极防治疾病

影响人寿命的个体因素中，最重要的是疾病。一般学者认为生理死亡应在100岁以后；大多数老年人的死亡多属于病理性的。某些疾病，如心脑血管疾病、癌症、炎症等，侵袭机体某一器官或系统，影响其主要功能时，就可能夺走人的生命。老年人由于抵抗力降低，一些对青壮年人来说能治愈的疾病，在老年人却难以治愈。因此，老年人应该按时进行健康检查，使疾病能早期发现，早期治疗，做到无病防病，有病早治。

六、创造良好的社会环境

社会环境对人的健康和寿命有重要影响。因此，必须创造良好的社会环境，大力提倡尊老爱幼的社会风尚，使全社会都关心老年人。要建立健全老年福利、医药、卫生、保健和文化娱乐等机构，如敬老院、休养所、老年医院、老年大学、和老年俱乐部等，使他们能老有所养、老有所为、老有所学、老有所乐。